DECODING THE HUMAN BODY-FIELD
THE NEW SCIENCE OF INFORMATION AS MEDICINE
PETER H. FRASER AND HARRY MASSEY WITH JOAN PARISI WILCOX

ヒューマン・ボディフィールドを解読する

情報医療という新しい科学

ピーター・フレーザー／ハリー・マッシー［著］
ジョアン・パリーシー・ウィルコックス［協力］
寺岡里紗［監修］／高橋たまみ［訳］

ナチュラルスピリット

DECODING THE HUMAN BODY-FIELD

The New Science of Information as Medicine

by Peter H. Fraser and Harry Massey with Joan Parisi Wilcox

Japanese translation rights arranged with
Inner Traditions International, Vermont through Tuttle-Mori Agency,Inc., Tokyo

本書は、物質の真のエネルギー波構造に基づいて、人体の生物医学的構造を明らかにしていく革新的なすばらしい本です。
この本は、医学の新しい分野の基礎となるでしょう！

ミロ・ウルフ（物理学博士）
『Exploring the Physics of the Unknown Universe（未知の宇宙の物理学を探る）』著者

私たちは今まさに、医学と健康のルネッサンスを迎えようとしています。

そこでは、広範囲に及ぶエネルギー分析とバランスの乱れの是正が組み合わされるのです。

伝統的な医学による治療にはしばしばリスクが伴い、急性症状に比べると、慢性的な症状にはあまり効果がありません。しかしフレーザーの理論は非常に包括的、かつ統合的です。

NESは安全であり、ゆくゆくは実質的な効能も研究によって証明されるでしょう。

C・ノーマン・シーリー（脳神経外科医）
『Life Beyond 100（100歳を超える人生）』著者
アメリカホリスティック医学協会創立会長
ISSSEEM（アイシーム）（サトルエネルギーとエネルギー医学研究の国際協会）会長

西洋医学界における革命の機が熟した今、この本は、その方向性を私たちに示してくれます。情報は、エネルギーと同じくらい宇宙にとって大切なものですが、フレーザーとマッセーは、人体にとっても情報が大切なものであることを明らかにしました。

宇宙の情報フィールドが、その中で起きる自然のプロセスを指揮するように、生物の中では、バイオフィールドが体の働く仕組みを指揮するのです。つまり、「情報というソフトウェア」が、生物の「エネルギーというハードウェア」を指揮するのです。

情報がどのように生体のプロセスを指揮するかによって、病気になったり、健康になったりします。著者らは、この基本的な洞察をもとに、効果的な健康維持ツールを作ることに成功しました。彼らが作り上げた、情報に基づいた分析システム、情報がコード化されたレメディ液は、未来の医学の基礎となるでしょう。

アーヴィン・ラズロ(哲学者)

『Science and the Akashic Field: An Integral Theory of Everything』(邦訳『叡智の海・宇宙―物質・生命・意識の統合理論を求めて』日本教文社)著者

† 目次

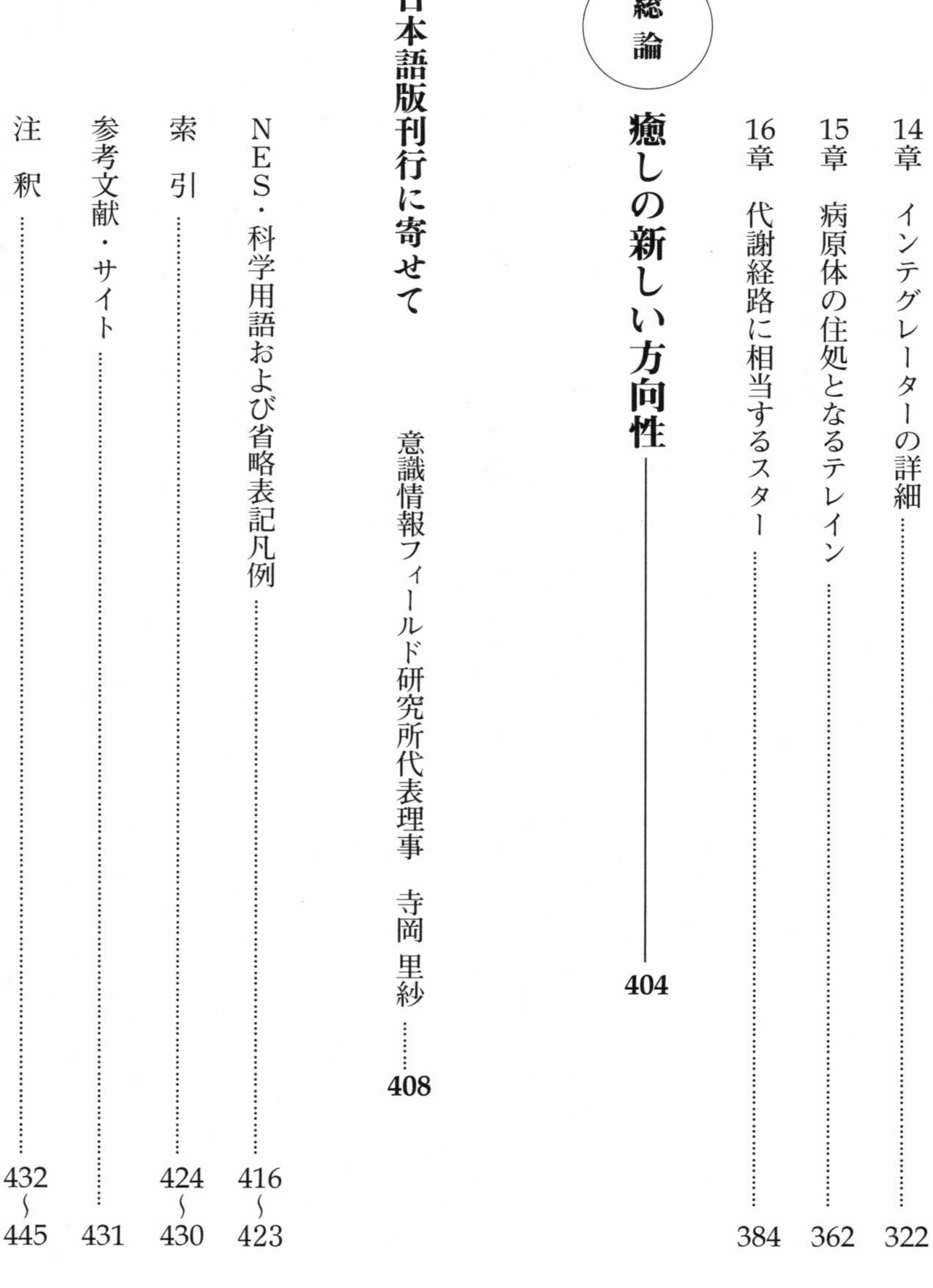

著者から読者の皆様へ

本書は、情報提供を目的としています。本書に記載されている救済策、アプローチ、および手法は、専門家による医療または治療を補完するものであり、その代わりとなるものではありません。資格のある医療専門家と事前に相談することなく、深刻な病気の治療に使用することはできません。

NESは、病気を診断、予防、治療、治癒させるものではありません。医学的な症状や問題がある場合は、適切なヘルスケアの専門家にご相談ください。

NES及びその主張は、政府規制機関によって承認されているものではありません。また、NESプラクティショナーから寄せられた症例は、クライアントの許可を得て掲載されています。しかし、すべてのクライアントの名前は、プライバシー保護のため、変更されています。

なお、本書は一部伝記的な性質があり、ピーターの研究活動の一側面を語るにはたいへん時間がかかるため経緯を要約しています。

著者からの謝辞

愛犬ペドロ、謎解きのための長い散歩に付き合ってくれてありがとう。

チェタン、海岸でディジュリドゥ[脚注]を演奏してくれてありがとう。

ハリー、人々を救うことを使命にしてくれてありがとう。

それから、時間を惜しまず、細やかに、本書のために働いてくれたジョアン、ありがとう。

ピーター・H・フレーザー

NESと、それから本書を実現化するために、この10年間サポートしてくれた数多くの人に感謝します。特に、次の人たちに感謝の意をあらわします。

私の家族、特に、私が病気だったときも文句を言わずに耐え、最初にNESに資金援助してくれた母。

当初の困難な時期を乗り切るために助けてくれた多くのビジネスパートナー。

私を癒してくれたピーター。
私たちのシステムを信じてくれたNESプラクティショナーとクライアントに、
そして、NESが世に理解されるよう、困難な仕事を引き受けてくれたジョアンとブルースに感謝します。

ハリー・マッシー

NESをアメリカに広めるため、精力的に働いてくれたジョイス・ケアリーと、NESの研究をこんなにわかりやすく整理してくれたブルース・ロバートソンに、特別な感謝の意をあらわします。
私を信頼してくれたピーターとハリーの友情にも、心から感謝します。
私のソウル・パートナー、ジョンの30年間に及ぶ愛、サポート、成長に深謝します。

ジョアン・パリーシー・ウィルコックス

（脚注）オーストラリア大陸の先住民アボリジニがユーカリの木で作る楽器

序章

あなたは〝体〟について考えるとき、筋肉や骨など、重量のある物質的なものを思い浮かべるでしょう。病気や体の不調について「どこが悪いんだろう」と自問するときも、文字通り、物質としての自分の体について言及しています。お腹を壊したり、頭がずきずきしたり、膝や肘が痛んだり、喉がひりひりしたりするのであって、自分の体について、細胞や分子、原子など別のレベルで考えることは普通ありません。糖尿病の人が「ベータ細胞の調子が悪いんだ」などとこぼすのを、聞いたこともないでしょう。

私たちが自分の体を、細胞や分子の広大なネットワークとして捉えることは、ほとんど不可能です。相互に影響しあう粒子や波動のネットワークとして捉えることなど、とてもできません。しかし、もっとも根本的なレベルにおいて、私たちはまさに波動と粒子からできているというのが、自然の美しい神秘です。

私たちの知覚やもののスケールの問題から、私たちの日常生活では、粒子や波動といったものが何の関係もないように見えているのです。しかし、量子物理学によって明らかになったように、すべてはつながっています。世界はお互いにつながり合い、関係し合う広大なネットワークなのです。ところが、私たちは自分で自分をそこから切り離してしまっています。私たちはかつて体は機械のようなものであり、心とは独立して自己制御されていると考えていましたが、今では研究によって、思考や信念、感情、心の持ち方といったものは、細胞や内臓、免疫系に甚大な影響を与え、私たちの健康状態や、健康であるという感覚に肝心なプロセスであることが明らかになっています。心身医学により、人間の思考や信念、希望、欲求など非物質的な側面が、体の化学的性質に影響することは否定できなくなりました。あらゆる物理的側面に影響を与える関係性のネットワークを無視することはできないのです。

この新しいものの見方とともに、私たちは、体や健康をずっと深く理解するようになります。私たちという存在のあり方を定義し決定づけるメカニズムやプロセス、ルール、関係性を見つけたいと思うようになるのです。

ピーター・フレーザーという革新的人物の仕事を通じて〝体〟のさまざまな側面をマクロからミクロへ、さらに原子より小さなレベルへと掘り下げていくと、それぞれのレベルで根本的に異なる〝体〟を発見することができます。そして深く調べるほどに、〝体〟の実体は少なくなっていくのです。組織や内臓は、分子や原子に細かく分かれ、もっと深く調べていくと、素粒子(編注:原子を構成する粒子)の曖昧な〝雲〟に取って代わられます。その実粒子と仮想粒子のうち、無の中から飛び出てきた仮想粒子は、つかの間存在し、また無の中へと戻っていきます。

原子より小さな領域を探っていくと、体としての脳や血液、骨などは、目に見えないフィールド(場)や力(フォース)、粒子に取って代わられます。粒子間の相互作用は、人体だけではなく、あらゆる物質の基礎をなしています。分子は原子に取って代わられ、原子は素粒子の中に溶解します。私たちの体は、日常的な化学の法則だけでなく、逆説的に、量子電磁力学*の法則にも支配されているのです。

こういうレベルで人体を探求すると、私たちが抱く実際的な疑問は、形而上的な様相を帯びてきます。

量子粒子の〝雲〟から、人類という〝考えて、感じて、創造する知的な存在〟がどのようにして生じたのでしょうか。化学の決定論的な法則が、量子物理学の気まぐれで確率論的な法則に取って代わられる境界線は、どこにあるのでしょうか。病気は、生命のどのレベルで最初の足場を築くのでしょうか——、電子とフォトン*(光子)といった量子のレベルでしょうか、それともDNAや細胞のレベルでしょうか。**量子的健康**(quantum health)といったようなものは存在するのでしょうか。もし存在するなら、私たちはそれに何か影響を及ぼすことはできるのでしょうか。どういったメカニズムによって、私たちの体は健康な状態から病気に変化し、また健康になったりするのでしょうか。これらは、数多くの疑問の一部ですが、生物学や医学の研究者たちは、こういった質問に駆り立てられて突き進み、人体の仕組みに関する理解を広げ、その過程において新たなヘルスケアを創り上げてきたのです。

NESについて

ニュートリ・エナジェティックス・システム*(以下**NES**[脚注])は、ピーター・フレーザーの長年の研究とハリー・マッシーとの共同作業で生まれたヘルスケア・システムで、21世紀の健康革命を切り開いていくものです。**NESのヒューマン・ボディフィールド*・モデル(HBFモデル)**は、物理学と生物学を統合し、体の仕組みに関する驚くべきヴィジョンを明らかにしています。ピーターの25年に及ぶ研究によって、体には、相互に依存しあう二つの側面があるということが、より明らかになりました。つまり、ほとんどの近代西洋医学の基盤である生化学的側面と、補完代替医療の領域とされる**生体エネルギー的**側面の二つです。

体とその生理機能を刺激するのは、胎児が成長するに従って臓器から生まれてくる**エネルギーフィール**

ドで、**NES**では**エナジェティック・ドライバー***（編注：本書では**ドライバー**または**ED**）と呼びます。

無数の化学反応を起こす情報を調整し、正しい情報が体の特定の場所に必要な時に正確に届くようにするのは、経絡（けいらく）(編注：中国伝統医学でツボとツボを結ぶ道)のようなチャネルで、**NES**では**エナジェティック・インテグレーター***（本書では**インテグレーター**または**EI**）と呼びます。

私たちがウイルスや細菌のような病原菌や微生物にさらされたとき、それらを集められるような組織内の環境を作るのが**生体エネルギーフィールド**で、**NES**では**エナジェティック・テレイン***（本書では**テレイン**または**ET**）と呼びます。

エナジェティック・スター*（本書では**スター**または**ES**）は、**ボディフィールド***の中に情報ルートの小さなネットワークを作り、特定の生理学的問題に関係する歪みに対処します。

NESモデルに従って健康について考えると、肉体の中にあるすべてのものには、エネルギー的および情報的な対応物が存在しているのです。私たちは、体のエネルギー環境を見つけ出し、監視して変えることができます。そして、健康状態に直接、影響を与えることができるのです。

歴史を通じて、神秘主義者やヒーラーたちが、「私たちはエネルギー的存在である」と主張してきました。それに関しては、無数の本やサイトで取り上げられているので、ここでは繰り返しません。この長い歴史を振り返ってみたいという方は、中国伝統医学やインドのアーユルヴェーダから始めるとよいでしょ

（脚注）Nutri-Energetics System。頭文字のNESは、女性名Tessと同じ韻で〝ネス〟と発音しますが、アメリカでは、草創期のプラクティショナーやクライアントの多くは、文字を一つずつ〝エヌ・イー・エス〟と発音していました。なお、本書は共著であり、特に第2部では各々の健康への旅路とNES誕生に至る共同作業を語っているので、ところどころ誰の話をしているのかわかりにくくなることがあります。この問題に対処するため、自分たちのことを三人称で、ピーターとハリーと呼ぶことにしました。

う。古から現代にいたるまで多くの開拓者や先見の明のある人物が、体の根本にあるエネルギーをもっと理解しようと専心してきました。

現代の人物としては、エドウィン・バビット、ハロルド・サクソン・バー、セント＝ジェルジ・アルベルト、ライク・ゲールト・ハマー、ロイヤル・ライフ、サミュエル・ハーネマン、ラインホルト・フォル、ヘルムート・シンメル、ヴィルヘルム・ライヒ、イーダ・ロルフ、ロバート・O・ベッカー、フリーマン・コープ、ヘルベルト・フレーリッヒ、ジェームズ・オシュマン、フリッツ＝アルバート・ポップ、メイワン・ホー、ウォルター・シェンプ、ピーター・マーサー、エドガー・ミッチェル、ウィリアム・ティラー、キャンディス・パート、ブルース・リプトンといった医者や科学者、研究者を、そのごく一部として挙げることができます。

多かれ少なかれ生物物理学の研究のほとんどは断片的で、研究者たちは人体の**生体エネルギー学**のごく一部に取り組んでいるにすぎません。**NES**で**ヒューマン・ボディフィールド（HBF）**と呼ぶ、エネルギー生理学の統合的モデルを作ろうという試みがなされたことはほとんどありませんでした。それに一番近いのは中国伝統医学（編注：原書ではＴＣＭ〈Traditional Chinese medicine〉も使われていますが、本書では中国伝統医学としています）ですが、その詳細なシステムにもかかわらず、現代生化学の人体に関する知識との確たる接点がありません。**NES**の**HBFモデル**は、生化学と**生体エネルギー学**の間に初めて真の意味で包括的で理路整然とした架け橋をかけたのです。

NESは、いい意味での〝ホリスティック（全的）〟なシステムです。**NES**は、実際的な人体の生化学的プロセスを否定したりはしません。生化学の考え方に基づいた対症療法（編注：原書ではアロパシー。ホメオパシーに対して、症状と逆向きの力を誘導して病気を治そうとする従来型の医療観、逆症療法のことで、本書では現代西洋医学のことを指します）の価値を否定したりもしません。しかし、私たちは、体には化学以上の何かがあることを示します。生化学的な体を統制しコントロールする複雑なエネルギーシステムが存在するのです。真の健康、つまり長期にわたって健康であるには、**HBF**という複雑なエネルギー構造の中にある歪みや詰まりを正さなければなりません。

HBFとは、自己組織化され、自発的で知的なシステムであり、体の遺伝的、化学的、生理学的プロセスにとって非常に重要な情報の流れを方向付けます。

NESの**ボディフィールド・モデル**を理解するには、ある意味で生物学を忘れなければなりません。患者の症状に基づいた病気の診断にばかり注意を向けるのをやめなければならないのです。症状とは、生化学的プロセスの破綻の結果です。しかし、化学反応とは、原子より小さな粒子や波動の相互作用によって引き起こされます。補完医療の療法家の多くが言うように、病気の根本原因はエネルギー準位とあなたの体の情報にあるのです。

NESの研究によって、**HBF**モデルの詳細を明らかにし、それがあなたの体の生化学的プロセスを決定するエネルギーや情報をうまく管理しているかどうか測定することができるようになりました。私たちは、**ボディフィールド**の中に問題を見つけ出し、その深刻度や修正の必要度を測定する**NESプロフェッショナル・システム***(編注：現在のBWSシステム。「日本語版刊行に寄せて」参照)というバイオテクノロジー技術を作りました。また、**インフォシューティカル***と呼んでいるコード化された液体レメディのシリーズも作りました。このレメディは、**ボディフィールド**に直接働きかけ、物理的な体にとって不可欠な情報の処理方法を修正することができます。

こうして、体の生化学的システムと調和して働き、体自身の自己治癒能力を直接的に引き出す新しいヒーリング・システムが生まれたのです。まだ長い研究の道の途上にありますが、**NES**の**HBFモデル**は、ヘルスケアの新時代の到来を告げるものだと、私たちは信じています。
私たちの理論が体の**生体エネルギー的**システムをもっとも正確に解明すると信じ、私たちのシステムは、どんな療法やバイオテクノロジー、薬よりも直接的に**ボディフィールド**の障害を修正すると信じているのです。

NESの根本原則

NESのHBFモデルは、次の10の前提に基づいています。これは、**NES**の概要とも言えます。本書を読みながら、このリストを参照していただければと思います。

1. 宇宙は相互につながる情報とエネルギーのネットワークであり、人体はフィードバックを繰り返すことを介してこの関係性のネットワークの一部です。健康は、体がこの情報とエネルギーを正しく処理できるかどうかにかかっています。
2. 遺伝学と細胞化学は人体の仕組みの重要な側面ですが、体にはもっと深い本質があり、物理学、特に量子電磁力学の分野が生理機能を司ります。量子波の相互作用はエネルギーと情報をやり取りし、**NES**の**HBF**にコード化され、人体のホログラフィックな鋳型*(テンプレート)として機能します。
3. 情報は、多様なエネルギーや、周波数*と位相関係を通じて体内に送られます。エネルギーには、電磁エネルギーや振動エネルギー(音の量子であるフォノン*)も含まれます。

4. 胎児が発達するに従い、臓器は**ドライバー・フィールド**を作り出します。これは、**ボディフィールド**に、そして体に器質的エネルギーを与えます。

5. **ボディフィールド**の中に、少なくとも12の**インテグレーター・フィールド**が存在し、包括的なコミュニケーション・ネットワークを形成しています。そのネットワークは、体が正しく機能するよう、情報を適切なタイミングで、体の中の適切な場所に送り届けます。

6. **テレイン**は、特定の体の組織の中におけるエネルギー障害です。これは、ウイルスや細菌のような微生物にとって好ましい環境を作り出します。現実の微生物と、バーチャル微生物（実際の微生物ではなく、微生物の**エネルギーフィールド**）が含まれますが、それらは**ボディフィールド**にとって、たいへん破壊的なものです。

7. 病気の症状は、肉体的なものであっても感情的なものであっても、物理的な肉体の中ではなく、**HBF**の根本的エネルギーと情報の中に、歪みや詰まりとして、まずあらわれます。

8. ホログラフィックな**HBF**を分析することで、健康に影響を与えるエネルギーと情報の流れに歪みや詰まりがないか、判断することができます。

9. 物質や液体に、情報をコード化したり、インプリントしたりして、**ボディフィールド**のエネルギー状態、さらには物理的肉体にも影響を与えることができます。**NES**の**インフォシューティカル**は、この原理に従って作られています。（編注：インプリント＝転写、刻印。本書では、液体などに情報やエネルギーを記録する状態を指します）

10. **HBF**の歪みを修正することは、体が均衡を保とうとする働きであるホメオスタシス*（恒常性）を取り戻すことに役立ち、この過程は、体自体が自己回復する能力に依存します。

本書について

本書では、**NES**の**HBFモデル**と、**ボディフィールド**が健康に及ぼす影響について、多くの読者の方に理解していただくため、専門的になりすぎないようにご説明します。巻末の「NES・科学用語および省略表記凡例」で、聞き慣れない言葉やコード番号を解説しましたので、必要に応じて参照してください。**NES**の誕生についてなど個人的なエピソードも第2部に盛り込みましたが、ほとんどの読者にとって、第1部で述べる物理学と**生体エネルギー学**に関する予備知識が必要になることと思います。

このような知識は日常生活の中で取り上げられることはありませんが、すでに始まっているヘルスケア革命に興味がおありなら、このワクワクする革命について、すべてを知りたいと思うことでしょう。心配はいりません。あなたの体が本当はどんなもので、もっとも深いエネルギーレベルでどのように機能するのか知るために、物理学者や生物学者になる必要はありません。必要なのは心を開くことと、健康的な好奇心だけです。

第1部を飛ばして、第2部、第3部に進むこともできますが、第1部を読んで、新しいものの見方を手に入れれば、自分自身に対する見方が変わり、世界の中で自分がどこにいるのかに関しても新たな見方を得られるでしょう。第1部に書かれていることをきっかけとして、**NES**の元となる基本的体系だけでなく、自分は肉体以上のものであることを理解し、自然に対する驚異の念を養ってほしいのです。

読者の中には、自分の体内で原子より小さなレベルでは、実際、何が起こっているのか理解するのに苦しむ方もいるでしょう。私たちにもその難しさはよくわかります！　特にピーターは、自分の信念体系をまるごと見直さなければならなくて苦労しました。ピーターの行った実験のいくつかは、非常に興味をそそるけれど奇妙な結果をもたらしたので、それを理解するのは、決して容易なことではありませんでした。ほとんどの読者にとっても、私たちの体の中でこんなにも多くのことが、こんなにも微細なスケールで起きているということを理解するのは難しいでしょう。

見慣れた世界から未知の世界へできる限りスムーズに導くため、私たちはまず、人体を巡る旅へ皆さんをお連れします。これは、あなた自身の内なるスペースを巡る、畏敬の念を起こさせる旅です。私たちがいうところの「あなたには、自分で想像しているより、ずっと多くのものがある」ということが文字通りの意味だと、あなたは気づくでしょう。

次に、**HBF**は量子力学的プロセスによって統治されていると考えられるため、量子物理学の基礎を専門用語を使わずに説明します。

最後に、体のエネルギーと健康のエネルギー的側面に関する興味深い研究を見ていきます。

私たち、そして世界の**HBF**に関する研究は、まだ、ごく初期の段階にありますが、体が自然のエネルギーを利用する驚くべき神秘を明らかにしています。

第2部と第3部は、**NES**の**HBFモデル**とヘルスケア・システムを説明することにもっぱらページを割いています。この情報によって、真の健康とは何なのか、**NES**によって長期的な健康をどのようにして維持できるのか理解していただけると思います。また、この新たな知識によって、あなたが自分の体と**ボディフィールド**の偉大さに深く気づくことを願います。

第2部では、どのような必要に迫られて**NES**が生まれたのかをお話しします。というのも、私たち二人は深刻な病気を患い、対症療法（アロパシー）からも補完医療からも持続的な効果を得られないでいたからです。次に、HBFの本質と健康におけるその役割を理解するまでの、時に混乱することのあるピーターの長い旅路についてお話しします。そして最後に、ハリーの理想とピーターの研究がどのようにして一つになり、NESの誕生に至ったのかをお話し、第2部を締めくくります。

第3部では、**生体エネルギー的**健康に関するNESモデルをさまざまな側面から詳しく説明し、NESによって救われた何千人もの世界中の人たちの中からたくさんのエピソードを紹介します。

HBFの謎を解く

体が何からできているのか、ヒーリングはどのように起こるのかについて、あなたが今、どのような考えを持っているとしても、最終的な決定権は常に自然が握っているのです！

このことを、今一度、思い出していただいて序章を締めくくりたいと思います。

自然の真実が、やがて私たちの真実になるのです。科学者や研究者、ヒーラーが、自然の導く方向に進んで従えばいいだけのことです。しかし、科学と医学の歴史においてしばしばそうであったように、科学者や研究者は、ずっと探し求めてきた〝すべてを解明する理論〟を見つけたと思った瞬間、自然には明らかにされるべき秘密がまだあることを知らされるのです。

私たちはHBFの複雑な謎を解こうとして進んできましたが、まだ、その謎の基本的な部分を見つけたに過ぎません。NESや**生体エネルギー学**全般が示すものをより多くの研究者たちが探求するよう、私たちは働きかけています。また、ヘルスケアの療法家やクライアントが、私たちのシステムを試すよう働きかけてもいます。私たちはNESがヒーリングの真の突破口であると確信しているのです。

ある理論が自然の根本的な真実を発見したと証明するには、無作為で混沌しているようにさえ見える下位レベルのプロセスから、どのように上位の秩序が生じるかを、その理論によって説明できるかが、基本的なポイントとなります。**NES**の理論には、それができます。ピーターが行った実験を通して自然が明らかにした**生体エネルギー学**理論は、美しいというよりエレガントでさえあります。それは複雑ですが、その複雑さは自らを構造化された全体性へと秩序立て、すべてを包括する単一性が明らかになるのです。私たちはまだ全体像のごく一部を把握したに過ぎませんが、私たちの発見がヘルスケアに与える影響は驚くべきものであり、今後の研究も計り知れぬほど豊かなものとなるでしょう。

しかし、もっとも大事なのは、何千ものクライアントが証言するように、**NES**には効果があるということです。**NES**は万能ではありません。そんなヘルスケア・システムは存在しません。しかし、**NES**を用いれば、体の中の知性、自己治癒能力を直接的、具体的に働かせることができます。**NES**の健康に対するアプローチは体ではなく、さまざまなエネルギーと情報のネットワークに根差しています。これは、体の中に表現された自然のネットワークです。私たち自身の体を媒介として、宇宙との相互のつながりを新たな方法で体験させてくれるのです。

宇宙のエネルギーは私たちの中を流れています。それは形而上的なものではなく、本当の世界、つまり自然のフィールド（場）や力（フォース）であると思われます。**NESプロフェッショナル・システム**を用いれば、自分の**ボディフィールド**の状態を素早く正確に分析することができます。そして、**インフォシューティカル**を用いて、エネルギーの状態を直接的に変えることもできます。病気であれば健康状態を改善し、すでに健康であればその状態を維持する能力を増進させるのです。

何千人もの人が**NES**を見つけて、それを役立てています。この機会に、皆さんに感謝の気持ちをお伝えしたいと思います。皆さんがいなければ、私たちの研究はこんなに早く進まなかったでしょう。そして、HBFの理論がこれほど構築されることもなかったでしょう。

第 1 部

体の本質

1章 ❖ 体という宇宙

だから、あなたが営んでいる、この命というものは、たんに全存在の一部であるだけでなく、ある意味において、それ自体、全体であるのです。しかし、この全体というものは、ひと目で見当がつくものではないのです。

物理学者　エルヴィン・シュレーディンガー

医学の歴史は例外に満ちています。合理的に説明できないケースや、医学の天才の頭脳も悩ませるようなケースに満ちているのです。ほとんどの場合、医学の専門家は、自然寛解のような例外は無視し、たとえ報告するとしても、医学雑誌で取り上げられるとしても、こういうケースは脚注に追いやられてしまいます。しかし、こういう例外を、説明できないからと言って退けるのはひどく残念なことです。なぜなら、こういう例外的ケースによって、体の奥深く隠された部分に、心と体が自分自身を癒す能力があると、本能的に知ることができるからです。次のような医学的例外について、考えてみましょう。

ケース1　ある女性は、何十年も多発性硬化症（編注：中枢神経系の難病）に苦しみ、車いすに拘束され、脚全体に固定具を装着しないと直立できず何歩も歩けないほど脚の構造が変形していました。医師が膝頭につながる腱を切断せざるをえなくなるまで痛みが悪化しました。やがて脚の組織と神経は回復不能に損傷し、右膝蓋骨がずれ、足首から下は麻痺してしまいました。彼女はこの苦しみを長年にわたって耐えていましたが、ある晩、不思議なことに〝回復できる〟という声が聴こえたのです。翌日、彼女は、足がチクチクとして、熱を感じました。つま先を小さく動かせることに驚いて足を見てみると、右膝が変形していません。彼女は急いで固定具を外し立ち上がりました。びっくりして家の中を走り回り、興奮して叫びながら階段を駆け上りました。さまざまな医師が検査や診察を行いましたが、もはや多発性硬化症であることを示す脳の損傷は見つかりませんでした。腱が切断されているにもかかわらず、彼女の脚には正常な反射神経がありました。医師の多くは、この驚くべき回復に感動しつつも混乱し、まったく医学的説明がつかないと言いました。多発性硬化症が改善して治るということは医学的にあり得ないので、彼女を長年診察してきた医師の一人は、とても動揺して怯えてしまい、彼女を詐欺師と呼んで病院から追い出してしまいました。〈注1-1〉

ケース2　数学の優等生である男子大学生が、脳のスキャンを受け、脳がほとんどないことが明らかになったとき、医師は衝撃を受けました。知性や知覚意識、記憶を司る脳皮質が1ミリメートルほどの厚さしかありませんでした。それまで診断されていなかった水頭症（編注：髄液が過剰に溜まり脳室が拡大した病態）によって押しつぶされていたのです。しかし、この重要な脳の部分がなかったにもかかわらず、この学生はいつも正常に活動していて、平均以上の知能指数でした。〈注1-2〉

ケース3　全身性エリテマトーデス（編注：免疫の異常が原因と言われている膠原病の一つ。SLEとも。原書ではlupus）を患っていた少女は、治療法がなく、多くの副作用がある薬を使っても部分的にしかコントロールできなかったのですが、バラの香りを嗅ぎ、肝油を飲みながら薬を摂取する条件付けをし、時間をかけてこの条件付けを強め、薬の量を減らしていきました。数年後、彼女はバラの香りや肝油の味を感じるだけで、薬のすべての効能を得られるようになり、薬を完全にやめることができたのです。〈注1-3〉

このような話は、医学雑誌や本によく記載されています。これらの話には、細かいところに違いはあるものの、微妙な共通点があります。つまり、体はその物理的状態を変えることができるということです。体がどのようにそれを成し遂げるのかは、いまだ議論の途中ですが、本書では、一つの可能性を提案します。

ケース1の場合、この女性の〝心と体の関係〟を理由にして、多発性硬化症の寛解を説明できると思うかもしれませんが、信念体系や心の持ち方によると説明しようとしても、この場合、彼女は何の意識的努力もしていないのに治癒が起きています。〝心と体の関係〟とは何なのでしょうか。思考、信念、希望、夢といったものには形がないのに、どのように心が体に影響するのか説明しようとすると、意識とは何なのかについて考えないわけにいきません。最新の研究によると、意識とはフィールド（場）おそらく**量子フィールド**（量子場）とされています。フィールドとは何かというと、エネルギーと情報を伝えます。

ケース2を西洋医学の基準に照らし合わせれば、この若者が正常な精神を保っていることすらあり得ません。彼の知性や言動に欠陥がなかったのは、通常、脳皮質が処理する機能を、脳の他の部分が代行していたと推測することができますが、この説明も脳の適応性に関する疑問を残します。通常は知性や意識のコントロールにかかわらない脳の部分が、必要だからといってそうした機能を引き継ぐことができるのでしょうか。脳のそのような可塑性は、現代の生物学理論によって可能とされている限界を超えています。

ケース3の例は、心が体の生化学作用に働きかけた効果として、またはプラシーボ（偽薬）効果として説明できます。プラシーボ効果によって、心に深く抱いた意図（インテンション）や期待が実現されたというわけです。しかし、ここで再び私たちは、心とは何だろうという疑問に戻ります。もし、心がそんなにパワフルなもので、体の状態も変えられ、医薬品に似た効果も得られるというのなら、なぜ医学は、この自然な治癒能力を長い間、無視して馬鹿にして、退けてきたのでしょう。なぜこの力を探求し利用するための特別プロジェクトが存在しないのでしょう。

実際はこうしたケースによって、心や思考、あるいは**情報フィールド**のように無形なものが健康にどのような役割をはたすか、はっきりとわかります。こうした奇跡のように見える話が現実にある（医学文献に何百と載っている）という事実は、ヒーリングが体の物理的な問題だけに依存しているのではないことを確信させます。私たちはしばしば、組織化された量子レベルの自然の**情報フィールド**といったものがやりとりするメカニズムを形而上的な領域に委ねがちですが、そうすべきではないということが窺い知れます。量子宇宙のレベルでは、すべてはつながり、関係しています。そのつながりがどれほど強いかは議論の余地がありますが、すべては他のすべてに影響を与え、影響を受ける可能性があります。**情報フィールド**は物理的な世界を管理しているように見えます。私たちも物理的世界の一部ならば、何百万年もの進化発展の中で私たちの体がこうした根本的エネルギーや**情報フィールド**へのつながりを内在させていると考えるのは、それほど大きな論理の飛躍ではありません。一部の科学者たちはこの謎に注目し、意志と資金を集めてそれを探求しています。

情報の力

私たちは、「情報」が抽象的で、実体がなく非物質的なものであると考えがちです。しかし、科学者たちは、情報がフィールド（場）や力（フォース）、エネルギーのようにリアルなものであると考え始めています。科学記者のマーク・ブキャナンはニュー・サイエンティスト誌で、多くの物理学者や他の科学者たちは「情報とは、ある種の微細な物質であり、物理的なものの背後に存在していると信じている」と書いています。〈注１－４〉

情報研究は、人工知能をはじめとして多くの新たな研究分野を生んでおり、システム理論や複雑系理論、カオス理論、フラクタル幾何学、ゲーム理論などを通じて発展してきましたが、ここに挙げたものは、そのごく一部にすぎません。情報理論は、新しいテクノロジーを創造するために活用されています。その中には、ｆＭＲＩ（磁気共鳴機能画像法）を行う装置のように完全に実現されたものから、量子コンピューターのようにまだ理論上のものまであります。情報理論は、エコロジー経済学、生物学、社会学のような他の研究分野も刺激しています。

物理学者のヤコブ・D・ベッケンシュタイン(１９４７～２０１５年)は、次のように私たちに呼びかけます。

誰でもいいから、物理的な世界は何からできているのかと尋ねてみてほしい。物質とエネルギーという答えがきっと返ってくるだろう。しかし、私たちがエンジニアリングや生物学、物理学から学ぶことができるのは、情報もまた物質やエネルギーと同じくらい重要な材料だということだ。〈注１‐５〉

また、物理学者のアントン・ツァイリンガー（１９４５年～）は、情報は宇宙の中で一番深いリアリティを持っているかもしれないと考えています。だから、物理学自体も、エネルギーと物質の理論ではなく、情報の理論として扱われるというわけです。〈注１‐６〉

情報とは自然の中の先導する力、組織化する力であると最前線の理論家たちは考えています。つまり〝システム〟を作り出す力です。科学において、もっとも一般的な意味で、システムとは情報を組織化し整理するものです。しかし、情報はシステムを動かすと同時にシステムの中からあらわれるものでもあります。情報は原因にも結果にもなり得るのです。システム理論では、最初は混乱や無秩序に見えるものの中から、一貫したパターンがあらわれるので、スケールが重要な意味を持ちます。システムのさらに微細な構造を見ていくことにより、より深く内部を調べていくと、パターンの中にパターンがあることに気がつきます。システムは、こうしたパターンに関する情報を、自分自身に刻み込んでいるように見えます。だから、システムには〝記憶〟があると考えることができます。

アリゾナ大学人間エネルギーシステム研究所の、心理学と医学の教授ゲイリー・シュワルツ(１９４４年～)と、医学の助教授であるリンダ・ルセックは、非システム概念とシステム概念との違いを次のように説明しています。

非システム概念＝独立分離、静的、閉鎖的、断片的、直線的、無作為、状態依存的ではない、部分、固定

システム概念＝相互依存、動的、開放的、双方向的、非直線的、創発的、[*]状態依存的、全体、柔軟、創造的

この説明は、ニュートン物理学に基づく従来型の還元主義的科学と、情報と量子に基づく最新の統合的な科学の違いをも説明しています。〈注1－7〉

たとえば、〝シンク〟（ＳＹＮＣ、同期・同調）という新たな科学分野では、コヒーレント（干渉しあう性質をもつ）振動を研究します。これは、二つ以上のシステムが共鳴し、互いに情報を与え合うとき、起こります〈注1－8〉。ある特定の種の蛍が仲間同士、完全に一致して光を点滅させる現象の仕組みも、コヒーレント振動によって説明がつきます。橋を渡る人々の足踏みが一致して橋が崩壊する現象の仕組みや、二つの電子がひと組になり一致して動いて、電気的抵抗が完全になくなる超伝導という現象を起こす仕組みも、これで説明できます。

システム理論では、情報とは独自にエネルギーを動かし、物質に影響を与えることができる力（フォース）のような存在だと考えます。この見方は、生物学と医学の様相を一変させます。生物学は、生命について研究するだけでなく、フィールドやエネルギー、情報が生命を形作っていく仕組みについて考え始めています。

医学の分野で、今、もっとも議論を呼んでいるトピックの一つは、胚性幹細胞の利用についてです。これは特別な細胞です。というのも、この胚性幹細胞は、ほとんどすべての種類の細胞になることができる前駆細胞だからです。胚性幹細胞がどうして肝臓や心臓、筋肉、神経細胞などある特定の種類の細胞になる方法を知っているのか、科学者にはわかりません。胚性幹細胞は、どこからそういう情報を得るのでしょう。胚性幹細胞が変化するプロセスは生化学反応やＤＮＡによって導かれますが、そのプロセス自体、情報に依存しているので、生化学反応やＤＮＡによって完全な答えを得ることはできません。

あなたの体の中で無数の化学的プロセスが行われ、相互につながり合う、もつれたネットワークを形成し、

酵素やタンパク質、ホルモンなど、体が正しく機能するのに必要なものを作ります。こういうプロセスはすべて、絶妙のタイミングで行われなければなりません。そして、酵素やタンパク質などをある特定の量だけ生産し、適切な細胞に正しく届けなければなりません。この複雑な生物学的ダンスには、振付師が存在すると考えるのが妥当に思われます。この振付師こそ、情報です。

私たちの生命そのものにとって、情報がどれだけ重要なものかを知るには、私たち自身の体の仕組みを探るのが、一つの方法です。ほとんどの人が、火星の地形に不案内なように、物理的自己についてもよく知りませんが、それは驚くことではありません。ですから、私たち自身の体がどのように働いているのか調べることで、情報の重要性を実感しましょう。細胞は、生物のもっとも小さな単位です。まずは、細胞に注意を向けてみましょう。私たちの物質的な部分はすべて、細胞からできています。だから、私たちの健康状態は、細胞がどのように機能しているかにかかっているのです。

生物学的体を探求する

人間の体は何個の細胞からできているか、誰も正確に知りませんが、その数は想像を超えています。誕生時、あなたの体は約1京の細胞を持っています。しかし、その数は、成長とともに急激に減るので、大人になるころには、50兆から100兆の細胞が体にあります。これらの細胞は、約200種類の異なるグループに分けられます〈注1-9〉。このような膨大な数を理解しようとするのは不可能です。しかし、その感覚をつかむには、針が振れるたび音が鳴るメトロノームを持っていると想像してみてください。メトロノームの針が左に振れるたび、カチと鳴ります。右に戻ると、カチ。1秒ごとに音が鳴るとすると、1兆回音が鳴るには、3万1546年かかります。もし、体中の細胞一つひとつのために、1秒ごとにカチッと音が鳴るとしたら、控えめな値の50兆で計算したとしても、150万年以上、音を聞いていなければなりません！〈注1-10〉（編注：

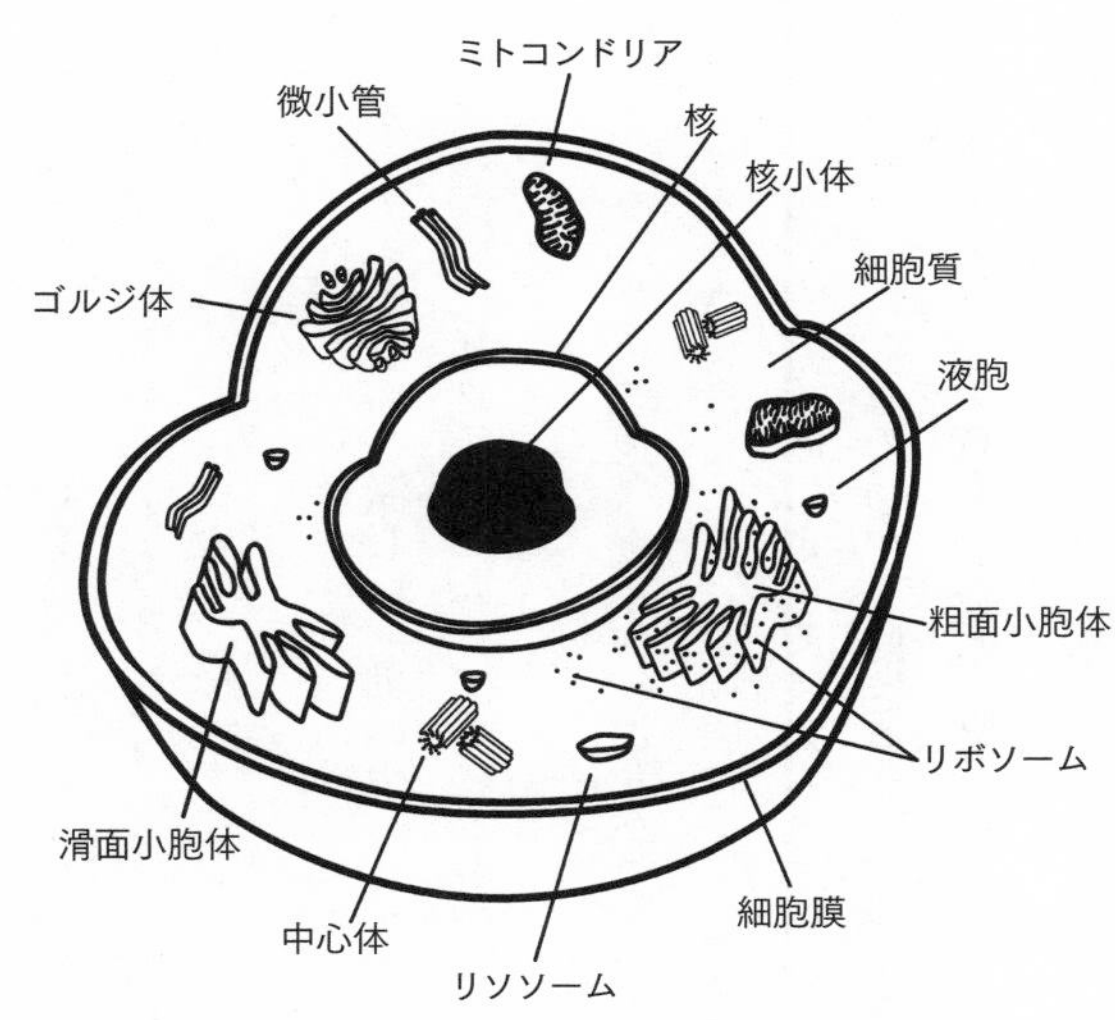

【図1－1】
細胞は信じられないほど小さいが、複雑に組織化されている。その中には、より小さな構造物が多数、機能しており、何千ものプロセスを統括している。

誕生時の人の細胞数や、その他細胞の計算上の数値はさまざまな説がありますが、ここでは原書のままとしています。巻末の注釈も参照）

しかし、骨や組織のような、体の固形部分を作っているのは、これらの細胞の約10パーセントにすぎません。約40パーセントの細胞が、血液やリンパ液のような非固形部分を作っています。あなたの体の中では、約30兆の赤血球細胞と、約5億の白血球細胞が循環しています。リンパ系も同様に混み合っていて、およそ1兆のリンパ細胞とその他の免疫細胞があります。そして、あなたの体の残りの半分の細胞は細菌細胞であり、そのほとんどは有益なもので、消化器系に住んでいます。正確な数を知るには、眼球や口、鼻、耳、肌などに住んでいる100兆の微生物の細胞を、その中に含めるかどうか決めなければなりません。実際、こういう有機体にとって私たちの体は巨大なエコシステムであるのです。それらの多くが体にとって重要な機能を果たしているので、私たちは、それらなしには生きていけません。〈注1－11〉

体の中に何兆もの細胞があるからには、細胞とはとても小さなものに違いありません。では、どれくらい小さいのでしょう。幅は平均して、約20ミクロン（20マイクロメートル。0・02ミリメートル）です。平均的な人間の細胞がどれくらい小さいか理解するには、紙の上に25ミリメートル（1インチ）ほどの長さの印をつけてみてください。もし、平均的なサイズの細胞を並べて、この長さに達するには1270個の細胞が必要です〈注1-12〉。ほとんどの人は、こんなに小さいものを想像することはできないでしょう。こんなにも小さくて、ほとんど無と言っていいようなものが、複雑に組み立てられ、大量に詰め込まれていると考えるのは、衝撃的なことです。しかし、化学のスケールでは、細胞は巨大なものです。細胞の中には1ダース以上の構造物があり、表面にはもっとあります。そして、細胞は、無数の分子の宿主であり、毎秒ごとに、分子が出たり入ったりしています。【図1-1】

すべての細胞が、激しい活動の中心にあり、あなたを生存させておくのに必要なすべてのことをしています。サイエンスライターのビル・ブライソン（1951年～）は次のように雄弁に説明しています。

> あなたが細胞内を訪れることができたとしても、それはいやなところだろう。原子を豆粒ほどの大きさにたとえると、細胞はおよそ800メートル幅の球体で、細胞骨格と呼ばれる複雑な梁のような骨組みによって支えられている。その中で、バスケットボールほどの大きさの物や車くらいの大きさの物が、何百万も弾丸のようにびゅんびゅんと飛んでいるのだ。どこに立っていても、あらゆる方向から毎秒、何千回も撃ち抜かれ、引き裂かれずにはいられない。〈注1-13〉

細胞は、なぜこんなに忙しいのでしょうか。それはもちろん、細胞の種類によりますが、私たちの細胞は、よく働く機械以上のものです。細胞生物学者のフランクリン・M・ハロルド（1929年～）は、一つひとつの細胞が「複雑で洗練された化学工場」であると言っています。さらに、ハロルドはこう続けます。

もっとも単純な細胞の中でも、大きなものから小さなものまで、何千もの分子の共同作業が行われており、何百もの合同的化学反応が必要なのだ。こういう作用によって、栄養素の分解、エネルギーの抽出、前駆体の生産、構成要素の組み立て、遺伝的指令の識別や実行が行われ、そして、こうした大忙しの活動のすべてが調整されている。〈メタボリズム〉という言葉で、こういう化学的プロセスすべての総計をあらわせるが、この言葉はギリシャ語の〈変化〉を意味する語から来ている。〈注1－14〉

ハロルドの細胞の説明は、エレガントです。つまり、細胞は、変化を司っているのです。しかし、一つの細胞が司らなければならない変化の速度を知るのはきわめて困難です。ここで私たちは、生命のスピードというトピックに突き当たります。

私たちの体の中の活動は、通常のマクロの世界においては比べるもののないスピードで行われています。毎秒、数百万の細胞が死んでいますが、それらの細胞を識別し、分解し、体から排出し、それと同時に、新しい細胞が生まれてきて、置き換えられます。体の中の赤血球細胞を例にとってみましょう。毎秒、３００万近い赤血球細胞が死に、新しいものが作られ、死んだものに取って代わります。

今述べたことは、１種類の細胞及び1秒間に起きている1組の関連活動に過ぎません。あなたの体の中では、他にも何百万の活動がわずかな間に起きており、秒という単位が永遠に感じられてきます。腎臓では、特殊化した細胞が塩分と水分の濃度を監視し、ホルモンを分泌し、老廃物を取り除きます。アミノ酸は自らを紐状につなぎ合わせ、体が特定の時に必要とする特定のタンパク質を正確な分量だけ作ります。そして、タンパク質は、自らを複雑な立体構造に畳み込み、自らの機能を決定します。各々の配置によって機能が異なるのですが、どういうわけか、タンパク質は、どの形をとるべきか知っているのです。

リボ核酸（ＲＮＡ）は、ＤＮＡの二重螺旋を解いて、何百万もの遺伝情報の〝文字〟をコピーします。ＤＮＡが複製される時には、校正作業が行われ、発見されたすべての誤りが修正されてから、新しいＤＮＡ鎖が完成します。メッセンジャーRNAは、DNAからのメッセージを受け取り、それらを伝達します。そして酵素やその他の分子の生産を指示します。心臓は1分間に1リットル以上の血液を送り出します。T細胞や他の免疫細胞は、細菌やウイルスのような異物を識別し、攻撃破壊しますが、無害な微生物はそっとしておきます。おそらく体の中で最も活発な分子であるアデノシン三リン酸（ATP）は、細胞を活性化させるエネルギーを供給するために分解されます。実際、体の中の何百万もの細胞では、それぞれ毎分約5億のATP分子を消費し、それと同じ数だけ、新たなATP分子が作られて細胞の中で入れ替わるのです。

ニューロンでは活動電位の発生とともに、たくさんの神経伝達物質が放出されます。それらは、細胞の表面の受容体の鍵穴にぴったりはまります。細胞の表面には、異なる受容体がたくさん散りばめられていますが、それ自体、活発で時とともに姿を変え、体内環境の状態に合わせて、特定の分子の鍵だけを受け取り、他は拒否するのです。毎日毎分あなたの知らないところで、あなたの健康と命にとって欠かせない何千もの活動と何百万もの化学反応が起きているのです。

想像できないほど小さなスペースで、こういった大忙しの活動が、とてつもないスピードで行われているわけですが、これも、体内の分子より小さなレベルで起きていることに比べたら何でもありません。量子レベルで起きている活動に比べたら、化学反応のスピードは眠気を催すものに、細胞は巨大な部屋のように見えてきます。ここで、化学は物理学に道を譲ります。物理学は、とても小さなもの（原子より小さなもの）や、とても速いもの（光速＝秒速30万キロメートルとほぼ同じ）を研究します。

分子生物学者のP・W・アトキンズ（１９４０年〜）は化学について、このように書いています。

> 化学というものは、一方では生物学を扱い生命のプロセスを説明する。もう一方では、物理学と混ざり合い、宇宙の根本的プロセスと粒子の化学的現象を説き明かす。〈注1-15〉

化学反応が起きるのに必要な相互作用の正確さに、アトキンズは驚嘆の意をあらわします。

一つか二つの原子によって、燃料が毒になったり、色が変わったり、食べられないものが食べられるようになったり、きつい悪臭がいい香りになったりする。一つの原子を変えるだけで、こんな結果が引き出されるのは、化学の世界の不思議なところだ。〈注1－16〉

当然ながら、なぜそのような変化が起きるのか、なぜある原子ではなくこの原子が選ばれるのか、という疑問が浮かんできます。何が必要なものを選択しているのでしょうか。この種の疑問に答えるには、化学から物理学へと視点を転じなければなりません。しかし、ほとんどの化学者が、生化学者でさえも、物理学にあまり関心を持っていません。今日の生命科学においては、化学がすべてを支配しているのです。遺伝学でさえ、ＤＮＡの化学的性質に基づいています。

しかし、化学を物理学のレベルまで探求することなく、体内で起きていることの重要かつ基本的側面をすべて知ることなどできるでしょうか。科学者たちが体の量子的な側面に注意を払い始めたのは、比較的最近のことです。量子生物学や生物物理学は今、エネルギーと情報という量子のプロセスについての研究を新たな分野として認めています。これは、化学の根底にあるものです。しかしながら、こういった分野は、伝統的な科学の世界においては、まだまだ周辺領域に留まっています。

もちろん、補完代替医療と科学には、体をエネルギーという視点から見る、とても豊かで長い歴史があります。この見方こそ、実は根本的に物理学そのものなのです。中国伝統医学とインドのアーユルヴェーダ医学は、体のエネルギーを長年にわたり探求してきました。鍼治療とホメオパシー（同種療法）は、アジアとヨーロッパで広く行われており、イギリスには、ホメオパシー専門病院が少なくとも四つのあります。アメリカや他の地域でも、徐々に受け入れられつつあります。従来とは異なる技術や理論に関する関心が高まりつつあります。

化学によって体のメカニズムについて多くのことがわかりましたが、化学だけでは体の統合的な働きを説明することはできません。そのことに、科学は気づき始めたのです。

医師であり、講演や著作も多いディーパック・チョプラ（１９４６年〜）が巧みに論じるように、体はあまりにも複雑なので、化学だけが体を統治しているということはあり得ません。つまり、何かもっと深いプロセスがあり、それがすべてのものを、体が要求する正確さで動かし続けているのです。

ヒーリングのメカニズムは、この総体的な複雑さの中のどこかにあるが、それはとらえどころのないものだ。癒しの臓器といったようなものはない。それでは、損傷を受けたとき何をすべきか、体はどうやって知るのだろうか。医学には、明快な答えはない。体の表面の傷の治癒には、血液の凝固など、さまざまなプロセスが関係しているが、どれをとっても信じられないほど複雑なのだ。だから、もしこのメカニズムが、血友病などの場合のように破綻すると、高度な医学をもってしても、損なわれた機能を再現することはできない。医師は、欠損している血液凝固因子の代わりとなる薬を処方できるが、これは一時的、人工的なもので、多くの副作用がある。関連するプロセスが絶妙に調整されることも、体へのタイミングがちょうど良いということもない。人が作った薬というものは、たとえて言うなら、全員が血縁者の土地にやって来たよそ者のようなものだ。皆が生まれながらに持っている知識を共有することはできない。〈注１-17〉

化学の限界に関するチョプラ博士の見解は、多くの生物学者が渋々ながら認めているものです。体を分析するため、科学者たちが化学から物理学へと移行する際、直面する困難の一つは、彼らの知的能力や測定装置の不備ではなく、問いかけ方です。アルベルト・アインシュタイン（１８７９〜１９５５年）の言葉を言い換えると、私たちは、尋ねると決めた質問に対する答えだけを受け取ります。私たちの質問は、私たちの世界観、基本的な考え方によって制限されます。もし科学者たちが、化学と遺伝学が体に関するすべてだと信じていれば、彼らはその二つしか調べようとしないでしょう。けれども、彼らが生命の材料（物質）から生命の過程（エネルギーと情報）へと視点を変化させれば、体の中にまったく新しい世界を見つけるでしょう。

医学の現在の主流は遺伝学です。病気の遺伝的要素に関して、昨今の研究によってわかったことは非常に啓発的で、この20〜30年の間に、医療は確実に進歩しました。しかし、体を単なる化学工場として扱い、体が完全に、もしくは大部分、遺伝的〝青写真〟に隷属すると考えると、科学、ひいては医学が達成できることには、根本的な限界があるように思われます。ヒトゲノム計画の最前線にいたエリック・ランダーズ（１９５７年〜）は、ゲノムを部品リストと呼んでいました。部品リストだけ持っていても、どれが何のためのもので、どのようにそれらが組み合わされて役に立つものになるのかはわかりません〈注1-18〉。そういうことを理解するには、情報のテンプレートが必要です。

ＤＮＡは、たった4文字のアルファベットで書かれています。それは、アデニン、チミン、シトシン、グアニンという化学物質（塩基）ですが、この四つの塩基の組み合わせによって、多くのことが決定されると、私たちは教わります。ほとんどのことが決まるとまでは言わなくても、目の色や、ある種の病気にかかりやすい傾向など、中心的な特質が決まってしまうというのです。しかし、ＤＮＡ解読が進んでいるとは言え、科学者たちはまだ、ＤＮＡの95パーセントはその機能がわからないので、ジャンクＤＮＡであると考えているのです。当初、この非コードＤＮＡの大部分は、その名が示すように、進化の名残であると考えられていました。別の生き物、つまり、進化の途上における私たちの先祖のＤＮＡの残り物だと考えられていたのです。しかし、最近になって、科学者たちは、この〝分子のごみ〟が体の重要な調節機能を司っているかもしれないという手がかりをつかみ始めました。実際のところ、このジャンクＤＮＡに何か用途があるかもしれないということを最初に発見した科学者たちは、ＤＮＡを分析するために言語学の理論を適用したのです！　彼らは非コードＤＮＡの中に生物学の文法と原理である〝メッセージ〟を発見しました。この〝メッセージ〟は、遺伝子の機能や、遺伝子の細胞プロセスに対する影響に、作用を及ぼしている可能性があるのです〈注1-19〉。ですから、どこから見ても、科学者たちにはまだまだ長い道のりが待っています。まずはDNAの何パーセントが役に立つのか解明しなければならず、DNAの体内における機能を解明するどころではないのです。

現在の対症療法と生物学の観点から言うと、病気を治すには、DNAを操作することが、最も前途有望な道です。しかし、遺伝学の研究が急速に進むにつれ、科学者たちは将来の見込みに関して、もっと冷静になりつつあります。というのも、多くの人の死因となる心臓病やがんのような病気のほとんどには、1対1の遺伝学的対応関係があるわけではないらしいと、わかってきたからです。嚢胞性線維症や鎌状赤血球貧血症のような、いくつかの病気は、間違いなく遺伝子に関連していますが、他の病気に関しては、関連性はわずかです。ほとんどの遺伝子異常は、ある遺伝子が欠落しているために起きます。もしくは、一つ以上の遺伝子について、欠陥のあるコピーを持っている場合、起こります。後者の場合、遺伝学が患者に対して言えることは、その人がある特定の病気にかかりやすいということだけです。病気が発症するには、関連する欠陥遺伝子が〝発現〟しなければなりません。たとえば、結腸がんには五つの遺伝子異常が関連しています。アメリカでは毎年、14万5000件の新たな結腸がんが報告されていますが、このうち、たった5パーセントの人が欠陥遺伝子の一つを持っています。ちょっと混乱する話ではありますが、この場合、欠陥遺伝子を持っているということは、その病気にかかる確率が高いということです。しかし、この病気に実際かかった人たちのほとんどは、この遺伝子を持っていないのです〈注1-20〉。大多数の患者にとって、明らかに遺伝子の突然変異以外の何らかの要素が、結腸がんを引き起こしたのです。

多数のがんやその他の病気を引き起こすものは、何なのでしょうか。アメリカ国立衛生研究所が、一つの手がかりを示しています。同研究所のヒトゲノム計画のサイトによると、環境因子が、ある遺伝子異常が発現するかどうかを決める唯一、かつ最も重要な引き金であるかもしれないそうです。

私たちは皆、病気や障害を起こす可能性がある突然変異遺伝子を5から50個持っていると科学者は概算している。自分が持っている変異遺伝子による否定的な影響を受けない人たちもいるが、それは、病気などが起きる前に死んでしまったり、関連する環境的な引き金にさらされなかった可能性がある。〈注1－21〉

双子に関する興味深い研究も、がんと環境因子の強い関連性を示しています。一卵性双生児というのは同じDNAを分け合っているので、遺伝子と疾病リスクの関係を調べるために重要な対象です。この研究の研究者たちは、さらに既知のリスク要因をすべて考慮に入れ、なぜ双子の片方だけががんになったのか予測する、唯一最大の因子は、環境有害物質の影響と、喫煙などの生活習慣だという結果にたどり着きました〈注1－22〉。第3部で見ていきますが、NESのヘルスケア・システムでは、地球磁場や電磁波汚染から化学毒素や食事まで環境因子も考慮に入れ、あなたのボディーフィールドを分析し、健康状態について真に総合的な全体像を提供します。

量子の体を探求する

分子標的薬（編注：病気の原因となっているタンパク質などの特定の分子にだけ作用するように設計された治療薬のこと）や遺伝子治療、より厳しい環境基準など、健康と医学における進歩にもかかわらず、従来型の科学は体の複雑さを解明するところまでいっていません。私たちが見過ごしている体の側面の一つは、量子的な性質です。しかし、NESの健康理論は、体の中の原子より小さなレベルで起きていることに基盤を置いています。物理が化学の基盤であり、物理が化学を動かしてさえいるのです。だから体の中で本当に起きていることを理解するには、知られる限り最小のスケールで起きていることを理解しなければなりません。これは、電子、陽子、フォトン、クオークといったスケールで、量子物理学の〝粒子の動物園〟そのものと言えます。

こうしたスケールは皆、相対的です。だから、体の階層、レベルを理解することが重要になってきます。物理学者のケネス・W・フォード（1926年〜）はこう書いています。

ほとんどの人にとって、原子は小さなものです。しかし、ある科学者にとって、原子は巨大なものです。こういう原子物理学者や素粒子物理学者などの科学者は、原子よりもずっと小さな空間、原子の中心にある小さな核よりも小さな空間で起きていることに関心があります。私たちはこの世界を、原子よりも小さな〈素粒子の世界〉と呼んでいます。〈注1-23〉

科学的な定義によれば、原子とは物質の単位であり、プラスの電荷を持つ核があり、電子に囲まれています。原子はとても小さく、およそ10のマイナス8乗センチメートルです〈注1-24〉。この数字が何を意味するのか理解するには、1000万個の原子が横に並んでいるところを想像してください。それは十分の一インチ（編注：約2・5ミリメートル）にも達しません〈注1-25〉。しかし、これは原子についての話であって、私たちは素粒子の世界について語ろうとしているのです。これは陽子や電子といったものの世界です。こういったものは、かろうじて〝物〟と呼ぶことができますが、それらは原子よりも小さいのです。量子物理学はきわめて明白で直接的ですが、量子の世界は、まったくもって不思議なものなのです。古典的物理学に関しては2章で論じますが、ここで一つ指摘しておきたいのは、量子の世界の粒子の多くは、実際のところ〝物〟ですらありません。

電子やクオークのような基本的な粒子は――基本的なというのは、それ以上小さなものに分けることができない、ということを意味します――通常の肉眼的基準で計測することはできません。科学者は電子の構造を探求していますが、10のマイナス18乗以下というスケールで見ても、何もみつかりません。量子の世界の〝物〟を、直接的に理解することはできないので、量子レベルの粒子の性質を推察するための実験が必要なのです。本当のところ、基本的な粒子はあまりにも小さいので、構造を持っていると考えることはできないのです。だから、それらを物質であると考えることはできません。計測と観察という言葉は科学においてよく使われますが、これらの概念は量子力学において特別な意味を持ちます。量子の世界の実体は、物ではなく確率の波（確率波）なのです。つまり、電子はビリヤードの玉のような固形物というより〝雲〟、可能性の霧のようなものです。電子は計測される前、その霧の中のあらゆる場所に存在する可能性があります。電子は計測されたときに（もっと正確に言うと探知されたとき。なぜなら電子などの粒子は計測されるべき長さや深さなどの物理的性質を持っていないからです）、初めてはっきりとした位置を持つと言えます。

　量子の領域は想像できないくらい小さいので、そこで起きる出来事も、想像できないくらい速いスピードで起きます。従来型の生物学において、体の化学的反応の一部は、10億分の1秒で起きますが、量子のスピードには及びません。それに、一つの細胞の構成要素はたいへん小さなもので、たとえば４００メートルのＤＮＡは、句読点ほどの大きさに丸めることができます〈注１-26〉、それでも、量子レベルの粒子の大きさに比べれば、巨大なものなのです。しかし、化学の根本を理解するには量子理論が必要だと、故リチャード・ファインマン（１９１８～１９８８年）のような物理学者たちは言っています。量子の世界の極小スケールから、分子や細胞の顕微鏡的世界、組織や器官といったマクロの世界まで、異なるスケールの物質を扱うには異なるルールが必要ですが、このことから生じる混乱を避ける一つの方法は、創発と相転移という生物学における二つの重要な特性について考えることです。

　創発というのは、基準となるスケールを大きくしていくと生じる自然界のパターンを指します。簡単に言うと、部分的な現象の和より全体としての現象のほうが大きいことです。創発特性はしばしば奇跡のように見えます。というのも、スケールを大きくすると、一見混沌として見えるプロセスから、秩序と調和が生まれるからです。たとえば、荒れ狂う吹雪の中で個々の氷の結晶が集まって雪の結晶を作り、何百万ものニューロンの電気的・化学的インパルスが集まって思考になるということです。数学者のイアン・スチュアート（１９４５年～）は、自然のパターンについて、次のように感嘆の意をあらわしています。

（自然のパターンは）ボッティチェリのヴィーナスが貝殻からあらわれるように、複雑さの海からあらわれる。それは思いがけなく不意にあらわれ、もともとの状態を超越している。〈注1-27〉

ノーベル賞を受賞した物理学者のロバート・B・ラフリン（1950年〜）は、自然の中のいたるところに存在し、生命の根本を成す、この現象について、次のように異なる側面から説明しています。

創発とは、単純な規則から複雑な組織構造が発生することです。それは、ある種のもののあり様にとって確たる必然です。小さな事象が大きくなることで甚大な質的変化を引き起こすという意味で、創発とは予測不可能ということです。〈注1-28〉

原子がどのように集まって分子になるかは、化学結合で説明がつきます。分子が集まって細胞になり、細胞が集まって組織になり、組織が集まって器官になり、そうと知らぬ間に、生物があらわれるというわけです。どのレベルにおいても、これが「生命」であるという、一つの器官や活動を見つけることはできません。しかし、これらすべての構成部品を一つにすると、そして生命を維持するのに必要な栄養や光などを供給する外部環境も付け加えると、大腸菌や蚊、鮭、孔雀、犀、人間などが生まれます。生命とは、もっとも壮大な創発特性なのです。

先ほど述べた生物学における二つの重要な特性のもう一つは、相転移です。巨視的世界において、相転移はとてもなじみ深いものです。水は室温では液体です。温度を十分に下げると、水は氷になります。温度を十分に上げると、水は気体になり、蒸気として空中に消えます。相転移は素粒子の世界でも起こります。ある限界を超えると、原子は個別性を失い、集団的に振る舞います。生命自体、原初のスープの中で分子が凝集した後、相転移が起きて、自己組織化し自己複製する有機体としてあらわれたのかもしれません。健康を失ったり、また取り戻したりするのも、人体における相転移として考えることができます。がんの自然寛解も、従来型の科学では、腫瘍が数日、もしくは一晩で消える理由が説明できないので、相転移と捉えることができるでしょう。病気の原因を特定することの難しさの一つは、環境有害物に長期間さらされるなど小さなインプットが積み重なって、体が限界点を超え、突然システムが破綻することです。日常世界の物理によって支配されている古典的システムは、通常その変化のパターンに従って時間をかけてゆっくりと蓄積し、その後、限界点に達します。これらは、規則的で連続したコースに従う傾向があるので、線形システムと呼ばれます。非古典的システムは、非線形です。つまり、とるに足らないように見える小さなことが原因となって、ドラマチックな変化が突然、起きることが多いのです（非線形性のわかりやすいたとえとして〝東京で蝶が羽ばたくとダラスの天気が変わる〟というたとえを聞いたことがあるでしょう）。体は、量子的とも言える非線形システムであり、小さな入力によって急激な変化が感じられるシステムです。

生物物理学者のジェームズ・オシュマンは、次のように私たちに呼びかけます。

（人体のような）協同的なシステムにおいては、小さなエネルギーの入力によって、大きな変化が突然、急激に起きることがある。〈注1-29〉

ここで、創発と相転移について述べたのは、体の神秘に関する新たな見方を提供したかったためです。こうした現象によって、自然においては、物質とエネルギーだけでなく情報も重要なのだということが証明されます。

情報の生物学

情報がどのようにエネルギーと物質を動かすのかという例を挙げるために、水について考えてみましょう。今現在、生物学における最も興味深い問いかけの一つは、水が体内でどのように働くかということです。体内に集まった水の分子は、どのように情報伝達ネットワークとして働き、ほとんどすべての生理機能に影響を与えるのでしょうか。水はもちろん、生命にとって欠かせないものです。私たちの体の70パーセント以上は水です。しかし、体内の水は普通の水ではありません。それは、生物に命をふきこむというユニークな特質を持っています。たとえば、最新の研究によると、ＤＮＡと遺伝子は、水の助けがないと、機能を果たすことができません。

ケンブリッジ大学のフェリックス・フランクス（１９２６～２０１６年）は、ニュー・サイエンティスト誌の「The Quantum Elixir（量子の霊薬）」という記事で、次のように語っています。

水がなければ、すべては化学です。しかし、水を加えると生物学になります。〈注１－30〉

生物の中にある水は、生体水と呼ばれます。この種の水には、情報を刻み込んで伝達する能力があるのでしょうか。そして、水には記憶があるのでしょうか。これらは、最先端の生物学者たちが直面している革命的な疑問の一部ですが、どの問にも「イエス」という答えをみつけています。「The Quantum Elixir」という記事は、生物活性における水の役割、ＤＮＡ周辺や細胞内など、体の中で水がどのように働いているかについて論じられたものです。この記事の中で取り上げられた研究によると、生体水は、ゼロポイント・エネルギー（ＺＰＥ）といわれる量子エネルギーによって支配されています。これは、量子系において可能な限り最も低いエネルギー状態です。このＺＰＥはしばしば、空っぽの空間、真空状態と同じものとみなされます。しかし、私たちが空っぽの空間と呼んでいるものは実際のところ、量子レベルでは、振動の泡なのです。生体水の研究によると、体内の水分子は、このＺＰＥの振動に影響されて、驚くべき性質を帯びると考えられます。特に、水素分子が酸素分子などと結合する際、そうであると思われます。また、生体水はどういうわけか、タンパク質がある特定の配列の遺伝子とだけ結合するよう、情報を伝えることができるらしいのです。それだけでなく、水分子は、近くに損傷したＤＮＡがあるとタンパク質に警告したりもするらしいのです。情報伝達ネットワークとしての生体水の奇妙な性質に、科学者たちは驚かされた、と言うだけでは十分ではありません。この記事を書いたロバート・マシューズ（1959年〜）は、このように言っています。

単刀直入に言うと、あなたは水の量子効果のおかげで存在しているのです。この水の量子効果に比べれば、最も風変わりなニューエイジ理論も退屈に見えてきます。

歴史を振り返れば、かつては不可能だと考えられていたことが、後で可能だとわかるといったことがしばしば起こっています。たとえば、この生体水の量子的性質に関する記事で取り上げられている科学者たちの一人は、証拠をたどっていけばホメオパシーにたどり着くと考えています。現代の西洋科学は、ホメオパシーをインチキであるとして、ほとんど忘れ去ってきましたが、世界中で何百万もの病気の人たちが、ホメオパシーに助けられてきたのです。水に情報を刻み込むことができる、つまり、水には記憶があるというホメオパシーの主張は正しいのではないかと、この科学者は提案しています。〈注1-31〉

ホメオパシー薬は、鉱物や植物といった物質から作られます。こうした物質を液体（通常、ほとんど水分）に入れ、震盪（しんとう）*といって激しく振る操作をします。そして、その液体をさらに希釈し、もともとの物質の分子が薬の中からなくなるまで、この工程を繰り返します。薬の中に残るのは、情報だけです。実際、ホメオパシー薬は、治癒効果がある物質の情報を記憶しており、体はそれを認識し、使用することができるのです。

NESはこの理論を研究、発展させ、独自のレメディを開発しました。これは**インフォシューティカル**と呼ばれ、情報がエンコード（編注：符号化、データ化。エンコード後それを解除するのがデコード）されていますが、希釈・震盪するホメオパシーのやり方とはまったく異なるやり方で作られています。もし、現在主流の科学者たちによる新たな実験結果が、今後もホメオパシーと**NES**に有利なものであり続ければ、型にはまった従来型の科学者たちも彼らの意見、さらには彼らの科学を変えなければならないかもしれません。

「私たちは何者で、私たちの体はどのように働いているのか」と、私たちが問いかけるたびに、自然は新たな問いかけ、新たな手がかりを、私たちの鼻先にちらつかせてからかいます。そして、体がどのように自らを統制しているのか、新たな可能性を私たちに示します。ばかばかしく見えること、旧世代には不可能に見えることに対しても心を開き続けるよう、自然の創造性と徹底した革新性は私たちを促します。

科学史の教授、故トーマス・クーン（1922～1996年）は、科学的思考がどのように体系立てられ、時とともに変化していったのかについて研究したことで有名です。こういう考え方の枠組みは、洞察が増していくにつれて徐々に変化するのではなく、突然、凝り固まった古い概念や体系から離脱します。しかし、歴史を振り返って見れば、科学的認識における、真の意味で根本的な飛躍は、ほとんどの場合、最初は拒絶されました。真に新しい洞察は、あまりにも過激で、これまでの理論を覆したり、商業的・学術的利益を脅かしたりするので、公平に評価されないことがあるのです。細菌説、プレート理論、量子電磁力学、ひも理論などについて考えてみれば、すぐにわかります。こういう、今日、広く受け入れられている概念でさえ、一昔前の科学者たちは、常軌を逸していると言って退けたのです。

19世紀に、最初の近代電気理論を打ち立てたマイケル・ファラデー（1791～1867年）は、製本屋で見習い修業をし、正式な科学教育は受けていませんでした。しかし、ファラデーの理論が起動力となって、のちに電気磁気の研究は大躍進を遂げました。ファラデーが最初に理論を公表したとき、アカデミックな科学者たちはそれを拒絶しました。ファラデーの理論の中身ではなく、ファラデーの身分によって、拒絶したのです。大学教育を受けていないファラデーを「ラプラス物理学に挑戦する前に、高校数学をやり直すべきだ」と偉そうに批判した人までいました〈注1-32〉。同様に、クレア・パターソン（1922～1995年）も、鉛が人体に有害であると証明するため、石油産業や他の企業、政府の利害とも対立し、生涯にわたって戦い続けました。パターソンのたゆまぬ努力はやがて実を結び、ガソリン、ペンキなど消費製品への鉛の使用が禁止され、大気中の鉛レベルに関する基準も厳しくなりました〈注1-33〉。物理学者のジョージ・ツワイク（1937年～）は、

1964年にクオークの実体（その後、素粒子の中で最も基本的なものとして実証された存在）に関する最初の理論を提案した一人ですが、アメリカの大学で職を得ようとして拒まれたことがあります。というのも、ある高名な大学教授が、ツワイクの研究はペテンだと主張したからです〈注1-34〉。

〝科学を研究すること〟の困難は、今日でも残っています。おそらく事態はかつてなく悪いでしょう。科学を研究するにはお金がかかるし、自分の研究を世間に知ってもらうには、論文審査のある専門誌で発表しなければなりません。主流派に受け入れられないと、自分の考えに耳を傾けてもらうこともままなりません。たとえ聞いてもらえたとしても、世の評判通り、科学の進歩はとてもゆっくりとしたものなのです。医学界をうろたえさせたのは2001年、アメリカの医学研究所が「新たな科学知識が日常的な医学の現場にまで行き渡るには、平均して15年から20年かかる」と報告したことです。〈注1-35〉

科学の根本を変えてしまうような理論の変化が、広く世に知られ、受け入れられるには、もっと時間がかかるでしょう。生理学者のギルバート・リン（1919～2019年）は、たとえ、革新的な理論が、再現可能で、非の打ち所がない実験によって立証されたとしても、科学はすぐには変わらないことを考えさせられる例を提供しています〈注1-36〉。リンは細胞論を修正しようとして、40年間、戦いを繰り広げてきました。ほとんどの生物学者はまだ、細胞とは液体の入った袋のようなもので、半透膜に包まれていると考えています。そして、細胞膜には小さなポンプがあって、酸素や栄養素など、細胞膜を通過できるものの選択をコントロールしていると考えているのです。しかし、リンは細胞がこの膜ポンプ理論に従って機能しない可能性があることを示しました。その理由は複雑なのでここでは説明しませんが、一つ例を挙げると、カエルの筋肉細胞を使った実験で、細胞が、細胞膜のチャネル-ポンプを経由してナトリウムのような重要なイオンを出し入れするには、利用可能なエネルギーの15～30倍以上が必要だとわかりました。

リンの研究によって、多くの研究者が〝ポンプ問題〟と呼んでいる問題を解決するだけではなく、細胞生物学者を悩ませてきた多くのプロセスについて説明できる代替のメカニズムが明らかになったのです。余談ですが、リンの研究では、細胞内の水には普通の水〈非生体水〉とは異なるたいへんユニークな性質があり、量子領域の特徴を持っていることが、最新の研究で確かめられています。

こうした重要な実験結果にもかかわらず、「集合誘導仮説(association–induction hypothesis)」と呼ばれているリンの仮説は、なかなか受け入れられていません。それは何故でしょうか。細胞とは要するに、生命の基本的構成要素です。その機能は健康に大きな影響を及ぼしますが、その理由の一つとして、ほとんどの医薬品は細胞レベルで働くということが挙げられます。医薬品は、破壊するつもりではない細胞も破壊してしまうので、しばしば予期せぬ副作用が伴うのです。生物学者たちは、細胞の機能を十分に理解していないので、この予期せぬ副作用をなんとかすることができません。細胞内部の仕組みをもっと明らかにし、医薬品の効能に革命をもたらすようなモデルがあれば研究者たちは大歓迎するだろうと、あなたは考えるでしょう。しかし、リンも主張しているように、問題となるのは、彼と同僚の研究ではなく、彼らが打ち立てた新しいモデルが、生物学を生業としている多くの人たちにとって脅威となり得るということなのです。ある特定の生物学的モデルを基盤として、自分のキャリアを築き上げてきた科学者は、そのモデルに欠陥があることを立証するモデルをすぐに受け入れることはできないのです。

科学界の現状を脅かすという理由で、初め拒絶されていた科学者たちの名を、まだ他にもたくさん挙げることができます。あまりにもたくさんの証拠が集められて、彼らの理論を受け入れざるを得なくなるか、もしくは、文化的風潮が彼らに好意的な方向に変化するまで、彼らの考えは無視されるのです。科学とは公平で客観的なものであると理想的には考えられていますが、実際のところ、科学は文化的、政治的、個人的利害に影響されるものです。つまり、科学の進歩が、実際に対価を払って恩恵を受ける一般の人々のもとに届くには、何十年もかかるかもしれないのです。そのことを読者の皆さんにお伝えしたくて、前述の例を取り上げました。歴史を見れば、進歩は止められないこと、科学の進歩を推し進めてきたのは一般の人々であることがわかります。一般の人々が自らの運命を動かすべきだし、実際動かしているということは、補完医療に毎年何兆ドルものお金がつぎ込まれていることからわかります。

本章では生物学の最前線に注目してきましたが、これらの例を見れば、未来の生物学者は、生物学の純粋に化学的な側面から、量子的な側面へと焦点を変えなければならないことがわかります。特に、原子より小さなレベルで、情報がどのように体内で蓄積、伝達、管理されるのかについて、注意を払わなければなりません。生物学、化学、物理学の世界でも、体の正常な機能にはゼロポイント・エネルギーが関係しているということが明らかになりつつありますが、**ニュートリ・エナジェティックス・システム(NES)のヒューマン・ボディフィールド(HBF)モデル**を開発したピーター・フレーザーは、独自にこの結論にたどり着きました。**NES**モデルは、量子レベルにおける体内の情報統御プロセスの分析から発展しました。ピーターが言うように、医学には、二つの側面があります。つまり、生化学的側面と、**生体エネルギー的**側面です。**NES**は、健康におけるこの二つの側面を、初めて包括的に統合したのです。

生物学の場合の真実は、私たちの体には、従来型の科学が認めるよりもっと深い実体があるということです。私たちの健康と幸福に多大な影響を及ぼす主要なコントロール・プロセスは、量子レベルで見つかります。2章と3章では、こうした体のより根本的な側面を詳しく見ていきます。まず量子物理学の世界を掘り下げ、次に自然が導く道をたどってきた先駆的な科学者たちによる**生体エネルギー学**の研究を見ていきます。**NES**が提案するヘルスケアの根本的な革命である**NESプロフェッショナル・システム**(編注：現在のＢＷＳシステム)という臨床システムを理解するには、物理学と**生体エネルギー学**の基本を少し学ばねばなりません。さあ、体の、最も深く、最もとらえどころのない側面である、エネルギーと情報についての探求を続けましょう。

2章❖ミクロの世界とマクロの世界

物理学の標準モデルには、明らかに問題があります。しかし、そういう状態は、特別、不健全なものではありません。物理学の理論に何か問題があるのは、よくあることです。少なくとも、科学の最先端を行く理論にはよくあることです。もし何も問題がなかったら、理論的な考察も実験的研究もする必要がありません。次は何をしたらいいのか、物理学者たちにはわからなくなってしまうでしょう。

リチャード・モリス『The Edge of science』

歴史的な起源は古代ギリシャまでさかのぼることができますが、過去200～300年の間、西洋の科学に対するアプローチは還元主義的なものでした。細菌であろうと、ヒトの細胞であろうと、原子であろうと、科学者は研究の対象物を分解調査することで、それが何からできているか、どのように働くのか知ろうとします。

たとえば、物理学者は、量子レベルの粒子の特性を調べるため、原子や量子粒子の流れを加速させ、できる限り光速に近づけ、それからお互いに衝突させます。その力で粒子が対消滅（ついしょうめつ）し、それらを構成していたもっと小さな粒子が検出器に降り注ぎます。このようにして、物理学者は、どれが真の基本粒子なのか、どれが複合粒子なのかを知ります。基本粒子とは、それ以上小さな構成要素がない粒子で、複合粒子とは、たとえば陽子や中性子など、さまざまな種類のもっと小さな粒子（クオーク）からなる粒子です。物理学者の道具（加速器）が〝原子粉砕機〟と呼ばれるのには、それなりの理由があるのです！　物理学者たちはこのような、または似たような方法を使って、量子領域の〝粒子の動物園〟で400ほどの粒子を発見しました。

生物学においても、方法はあまり違いません。生物学者は細胞を溶液の中に溶かすか、すりつぶして構成要素を分離し、細胞を研究するために細胞を破壊します。これは還元主義的科学の頂点と言える素晴らしい方法です。細胞を分解することで、生物学者は、その複雑で込み入った構造を知ります。しかし、これは統合的な科学ではありません。

細胞生物学者のフランクリン・M・ハロルドは次のように書いています。

> 細胞は、個々の分子の集まり以上のものであることを、私たちは直感的に知っています。細胞は、組織・構造化され、目的を持った、進化する全体なのです。不運なことに、分析的なならわしによって、私たちは研究のために、生きた細胞の精妙な構造をどろどろにすりつぶさなければなりません。この半世紀の間、発達してきた分子的生命観には、統合的な視点が痛ましいくらい欠けているのも、何の不思議もありません。〈注2-1〉

統合的な科学は、全体を理解しようと努めます。全体の中には、創発特性があらわれ、下位のレベルでは解読することも検出することもできない機能やプロセスが明らかになります。統合的科学とは、システムにおけるつながり、全体として明らかになるパターン、複雑さの集まりから生じる単純さについての科学です。それは、総合的な科学なのです。

いまだ揺籃期にありますが、もっとも新しい医学のパラダイムは、〝統合医療〟と呼ばれています。それは、還元主義的ではない、ホリスティック(全的)な健康へのアプローチです。癒しと治療は質的に違うということ、人間は病気より大きなものであるということ、〝心と体の関係〟だけでなく、〝魂と心と体の関係〟があるということ。こういうことを理解しているのが、統合医療です。

医師で作家のラリー・ドッシー（1940年～）はこれを、第3世代の医療と呼んでいます〈注2-2〉。ドッシーは、近年の医学は三つの時代を経て進歩してきたと考えます。

第1世代は、医学が科学的になり始めたばかりの19世紀半ばに始まりました。この時代の医師たちは、体は機械であると考え、意識は脳の神経生理機能の創発特性であると考えました。

20世紀半ばまでに、医学は第2世代に突入します。科学者たちは、プラシーボ効果を研究し、心が体に影響することがはっきりと示されました。ストレスや感情など、心理的な状態が病気に影響を及ぼし、場合によっては病気を引き起こすこともあることが認識されました。生活習慣も、病原菌や毒素への接触、遺伝的要因と同じくらい、健康管理の重要要因になりました。どの患者が治療からいい結果を得るか予測する際、生きようとする意志や楽観的な考え方など、心の持ち方が重要な要因となることも認識されました。私たちはまだ、第2世代医療の真っただ中にいます。これは、心と体の医療と呼んでもいいでしょう。

私たちは、第3世代医療のかすかな曙光を見ているにすぎません。第3世代医療の特徴は〝非局在的な心〟です。非局在とは、遠隔作用、つまり、物や人々、出来事など、空間的にあなたから離れているものに対して、あなたの心が影響を及ぼすことができるということです。意識は体の外に存在することができ、集中して方向付けられた意図（インテンション）には癒しの効果があり、ある人のために祈ることでその人の健康状態に良い影響を与えたというようなエビデンスが増えていることに基づいて、第3世代医療は構築されています。まさにエネルギーと情報に基づいた医療なのです。

意識を集中させ、意図やエネルギーを方向付けることが未来の医療では重要な側面を成すと考えているのは、ドッシー一人ではありません。心臓外科医のメフメット・オズ（1960年～）は、手術をする際、西洋医学と中国伝統医学のテクニックを組み合わせていますが、瞑想やイメージ誘導を学んだり、鍼治療やリフレクソロジーのような補完療法も受けたりするほうが、多くの場合、手術を受けた患者の予後がいいと言明しています〈注2-3〉。鍼治療師のマイケル・ウェインは、著書『Quantum-Integral Medicine（量子統合医療）』〈注2-4〉の中で、患者は心を使って、体にもともと備わっている自己治癒能力を向上させることができると論じています。だから、私たちは自分で考えている以上に、自分自身の医者になることができるのです。物理学者のアミット・ゴスワミ（1936年～）は、著書『The Quantum Doctor（量子ドクター）』〈注2-5〉の中で、すべてのヒーリングは最終的に、肉体と意識の両方のエネルギーの正しい使い方にかかっていると述べています。おそらく、第3世代医療の提唱者として最も有名なのは、医師でベストセラー作家のディーパック・チョプラでしょう〈注2-6〉。

ほとんどの医科大学で教えられ、ほとんどの人が利用している従来型の医療システムである対症療法（アロパシー）では、統合的ヘルスケアとして、従来型のアプローチと、補完医療的アプローチの両方を使うようになってきています。対症療法の医師も、補完医療を受け入れ、あるいは少なくとも黙認するようになってきているのです。なぜなら、何百万人もの患者が、従来型の医療を受けつつ、補完療法も使っているからです。しかし、補完医療の医師・専門家にとって〝統合医療〟という言葉には、よりホリスティック（全的）な意味があります。つまり、体には、対症療法の医師が否定するような治癒能力があるということです。実際には、この二つのグループの間には、考え方に大きな違いがあります。対症療法の医師は生化学の領域で働き、自分たちを治療者だと考えています。彼らは体の中の壊れた部分を修復するための知識を身につけ、彼らの主な道具は手術と、体に不足しているものを補う医薬品と合成化合物です。補完医療の専門家は、多くの場合、自分たちは治療者ではないと考えています。彼らは、患者が患者自身の体の治療者だと考えているのです。補完医療プラクティショナーは自分たちのことを、患者が自身の内なるリソース（能力）を利用できるよう支援するファシリテーターであると考えています。こうした内なるリソースは基本的に、意識やエネルギーのどちらか、または両方に基づいています。その上、補完医療プラクティショナーは、体だけではなく、その人のライフスタイル、感情状態、環境、希望と夢、人間関係など、人として豊かに実り多く存在するために必要なすべてのことが含む患者全体に焦点をあてます。

ニュートリ・エナジェティックス・システム（NES）は、こうした構図のどこに当てはまるでしょうか。私たちは、〝心と体のつながり〟も、〝魂と心と体のつながり〟も認めますが、私たちの肉体的健康が完全に意識の状態に存在するところまではいっていません。意識が完全に健康を左右するのかもしれませんし、実際、私たちの研究からも、意識が体に影響を与える仕組みを窺い知ることができます。しかし、私たちの第一の関心は、体のエネルギーと、エネルギーを管理している情報なのです。**NESモデル**は、体の統合的エネルギー生理学を詳しく説明します。それには心の統合的エネルギー生理学も含まれます。というのも、感情と体は切り離すことができないからです。それから、どのように病気が進行し、そして回復するのかという、エネルギーの病理学も含まれます。

私たちが知る限り、**NESモデル**はとてもユニークなものです。それは、文字通り、真の統合的ヘルスケアです。私たちは、体の治癒能力を活性化するため、物理学と生物学を統合します。また、私たちの理論は、鍼治療やホメオパシー（同種療法）のような補完療法がなぜ効くのか説明するのにも役立ちます。と言っても、**NES**のヘルスケア・メソッドは、これらの療法とは異なりますし、鍼治療とホメオパシーもそれぞれ異なるものですが。

私たちが関心を持っているのは、肉体の**生体エネルギー学**です。**生体エネルギー学**という言葉には、少なくとも二つの異なる意味があります。従来型の生物学において、この言葉は、体の細胞が働く仕組みについての研究を指します。しかし、もっと一般的な文脈において、この言葉は、体の物理学的特性に関する比較的最近の研究を指します。これは、体の中で起きていると思われる量子的プロセスの研究です。私たちは複数の**量子フィールド（量子場）**――つまり**情報フィールド（情報場）**が相互交流して、複雑なシステムを形成すると信じています。このシステムが化学反応を起こし、もっとも奥深い生物学的メカニズムに影響を及ぼすのです。体内において、これらのフィールドには構造があり、情報とエネルギーの複雑なフィードバック・ループの中で、体と環境を結びつけたりもします。実際、こういう体内のエネルギーシステムが、主要な情報コントロールシステムを形成し、体の生化学反応や生理機能を管理していることが、私たちの研究からも窺われます。私たちの理論は、私たちが**ヒューマン・ボディフィールド（HBF）**と呼んでいるものの機能に関する理論です。ピーター・

フレーザーが、この**ボディフィールド**を詳細に調べたので、ピーターとハリー・マッシーが共同で**NESプロフェッショナル・システム**（編注：現在のＢＷＳシステム）というバイオテクノロジーを作り上げることができました。

このシステムは、**ボディフィールド**の相対的な状態を〝スキャン〟と呼ばれるプロセスにおいて分析し、機能レベルを調べます。**NESインフォシューティカル**は、特別に情報が刻み込まれた、すなわちコード化された液体で、スキャンで特定された**ボディフィールド**の歪みを修正します。歪みが修正されると、ボディフィールドは肉体がホメオスタシス（恒常性）の状態に戻るように仕向け、肉体は再び自らを健康な状態に保つことができるようになります。

人体の量子的プロセスと**エネルギーフィールド**が科学的に発見されたのは、比較的最近のことです。現在、この領域における研究は、まだ揺籃期にあります。しかし、実際のところ、体の本質がエネルギーであるという証拠は、何十年も前からあるのです。それに、研究所の実験結果だけでなく、スピリチュアルな形而上的叡智も考慮に入れれば、古の時代まで遡って、証拠を探すことができます。ここでその歴史を振り返ることはしませんが、代替療法に興味がある人なら、氣（chi）、プラーナ、エラン・ビタール（編注：生の飛躍という意味のベルクソンの概念）、経絡、チャクラといった、体のエネルギーをあらわす世界中の言葉を聞いたことがあるでしょう。これらの言葉はだいたいにおいて、宇宙に満ちる形而上的なエネルギーを指しますが、**NES**で扱うのはこういったエネルギーではありません。繰り返し申し上げますが、私たちが扱うのは、計測可能なエネルギーです。つまり、物質のエネルギーです。私たちは、現時点で科学が見落としている新しいエネルギーを定義づけようとしているわけではないのです。そうではなくて、すでに知られている物理的エネルギーやフィールドが人体で働く仕組みを発見しているのです。**NES**は、生物物理学のカテゴリーに当てはまります。というのも、私たちが関心を持っているのは形而上学ではなく物理学だからです。と言っても、生理機能に関する物理学ですが。

補完医療について語るとき、一般の科学者のほとんどは、こういったセラピーには実質的な基盤がないと批判します。つまり補完医療の実践家たちが扱っているのは幻のエネルギーであり、それは、生理学というより、スピリチュアリティに属している、というわけです。一般の科学者たちがこのように考えていることは間違いありません。なぜなら、多くの補完医療は、科学の言葉で説明できるようなモデルに欠けているからです。しかし、**NES**は、この点においても違っています。

私たちは、第2部と第3部で説明するとおり、量子的な**ボディフィールド**がどのように肉体のプロセスを管理しているのか統合的に説明するモデルを作り上げました。私たちが発見したことは、多くの補完療法に当てはめることができます。特に、中国伝統医学、ホメオパシー、鍼治療について、形而上的にではなく、物理学的に説明することができます。

しかし、ここまでお話ししてきた量子物理学とは、いったい何なのでしょうか。そろそろ、量子論の基本原則を皆さんにご紹介しましょう。スペースの制約上、キーとなるコンセプトをいくつか、お伝えすることしかできませんが、この素人による簡略的説明でも、**生体エネルギー学**によって体に対する見方がまったく変わってしまうことや、健康であることの意味が十分にわかるでしょう。

古典物理学と量子物理学

物理学は二つの主な理論に分けられます。一つめはニュートンの法則に基づいた古典的理論で、日常的なマクロの世界や、一般的に言うと、宇宙に当てはまる理論です。二つめの量子論は、量子の世界を扱う理論です。また、物質が、極端に速い速度で動いているとき、どのように振る舞うかも扱います。速い速度とはつまり、光速に近い速度です。だから、この理論も、宇宙に関連があります〈注2-7〉。しかし、量子論は一つだけではなく、複数あると言ったほうが、より正確でしょう。なぜなら、まったくもって不思議な量子の世界を説明しようとして、半ダースほどの理論が競い合っているからです。

もっとも広く受け入れられているのは、量子力学の標準モデルという理論で、これには４００以上の量子粒子が含まれ、物理学者はこれを〝粒子の動物園〟と呼ぶのです。標準モデルとは本質的に、基本粒子と、それらの相互作用を説明する量子論で、アインシュタインの一般相対性理論や特殊相対性理論など、古典的な理論とも整合性があります。どんな理論もそうですが、この理論も、一連の実験データ、数学的知識、理論的考察を解釈したものであると考えられています。

しかし、これから説明するように、標準モデルには多くの問題があるので、物理学者は量子の世界をよりよく解釈できる理論を探し続けています。

そのなかには、考え得るすべての行動が実際に行われているとする〝多世界理論〟が含まれています。人生ではあらゆる決定の際、特定の可能性を選び、他のすべてを除外しますが、多世界理論では、あらゆる可能性が実行されます。ただし、それらの個々の現実は互いにアクセスできない並列世界または次元に分割されるため、あらゆる選択肢のあらゆる結果を生きている無数のもう一人の自分に遭遇することは決してありません。

さらには、〝ひも理論〟という考えもあります。これは、世界がひも状の小さな振動するエネルギーのかたまりからできているという理論で、世界は多次元であると主張します。しかし、私たちの物理的な三次元（と時間1次元）以外の六つの次元（実際いくつ次元が存在するかについては、議論が分かれていますが）のほとんどは、空間の中に小さく丸め込まれているので、私たちが接触することはできません。ひも理論は20年以上前に脚光を浴び、標準モデルに代わる第一の選択肢になり、その後、M理論とも呼ばれる膜理論へと拡大されていきました。しかし、ひも理論は完全に数学的な理論です。加速器（前に述べた原子粉砕機）では、極端に速度を速めることはできないので、ひも理論を検証するために必要な巨大な大きなエネルギーを作ることができず、実際には検証できないかもしれません。そのため最近は人気に陰りがあります〈注2-8〉。

ここで述べたのは、量子物理学の数ある理論の中の二つにすぎませんが、これからは標準モデルについて主にお話ししていきます。これは、コペンハーゲン解釈と、ハイゼンベルグの不確定性原理に基づいています。

風変わりな量子の世界

量子の世界は、原子より小さな物質の世界です。それは、古典的なマクロの世界とはたいへん異なったルールに支配されている無生物の世界です。実際、ほとんどの物理学者は、量子の世界を完全に抽象的で数学的な〝影の世界〟だと言うでしょう。かなりつまらない哲学的主張です。彼らは、世界のすべては宇宙の量子の性質に依存しているにもかかわらず、量子の世界は現実の世界ではないと主張します。しかし、このような哲学的な難題があっても、量子力学が現代科学の核心であることには変わりありません。

極小の量子スケールにおいて、自然界はまさに予測不能です。たとえば、すべての粒子には、仮想粒子とも呼ばれる反粒子が存在します。この幽霊のような粒子は、実粒子やゼロポイント・フィールド（ＺＰＦ）に沸くエネルギーからエネルギーを借りて、ほんの一瞬〝空〟から飛び出します。後で詳しく説明しますが、通常このゼロポイント・フィールドは物質宇宙の根本を成す広範なフィールドであると考えられます。可能な限りエネルギーが最も低い状態にあるのですが、粒子があらわれたり消えたりする振動エネルギーが含まれています。現実世界は、この仮想粒子と実粒子の相互作用によってのみ存在します。一瞬のうちに無が何かになり、そして、無に戻ります。にもかかわらず、私たちと私たちの世界は存在し続けています。

量子の領域の物質を直接、観察することは決してできません。私たちにできるのは、そこで起きていることを間接的に発見することだけです。そして、私たちが見つけるのは、普通の人間にはとても信じられないような世界です。それはあまりにもパラドックスに満ちているので、物理学者たちでさえ、驚きと不信の念に首をかしげてしまいます。

量子力学の父の一人ニールス・ボーア（１８８５〜１９６２年）も、かつてこのように言いました。

量子力学に衝撃を受けない人は、それを理解していない。

ほかにも、物理学者のリチャード・ファインマンは次のように言いました。

量子論が示すことは、あまりにも非論理的なので、理解できない。だから、ただ額面通りに受け入れて、信じるしかない。

つまり、なぜ自然はこのように振る舞うのかと尋ねても、意味はありません。自然はただ、自然であるだけなのです。なぜ、量子の領域は衝撃的なのでしょう。まず第一に、たとえばフォトンや電子などの粒子を測定しようとすると、その行為自体が、フォトンや電子を変化させてしまうのです。だから、量子物質の状態を知ることはできないのです。これが、ハイゼンベルグの不確定性原理の要点でもあります。古典的なマクロの世界における科学のあり方とは、まったく異なっているので、素粒子など量子的存在を知ろうとすることには、根本的な限界があるのです。あなたがソフトボールを投げたときは、古典的な科学の法則に従ってボールの進む速度と、軌道上のどこにあるかどちらも知ることができます。これが量子のソフトボールだとすると、ボールの速度を正確に知れば知るほど、ボールの位置はわからなくなります。量子の世界では、一つの物体について複数のパラメータ(変数)を同時に正確に知ることはできないのです。面白い例を使うと、量子の車を運転したときに、スピードを確認するためにメーターを見たときに、突然自分がどこにいるのかわからなくなってしまうということです。

繰り返しますが、ハイゼンベルグの不確定性原理によると、量子レベルの粒子やシステムのある性質を測定すると、他の性質を正確に知ることはできなくなります。しかし、これは、量子システムが複雑すぎて理解できないという問題ではないし、対象物を正確に測定できる器具がないということでもありません。つまり、量子レベルでは、ある粒子に関するすべての性質を同時に知ることは、根本的に不可能なのです。量子の世界を知ろうとして実験を行うと、その行為自体によって、世界が変わってしまうので、計測の正確さ、その結果得られる知識の正確さには明確な限界があるのです。

量子の世界が不確かな理由の一つは、粒子は個別の物体ではないということです。高校の物理の授業で習ったことは忘れてください。原子とは、小さな太陽系のようなものではありません。つまり、小さな惑星が太陽の周りを回っているように、電子が原子核の周りを回っているわけではありません（注2-9）。粒子は波でもあるのです！ これが、コペンハーゲン解釈のすべてです。これは、量子の世界の奇妙な性質を説明するため、デンマークの物理学者ニールス・ボーアらが初めて提唱した解釈で、彼に敬意をあらわしてコペンハーゲン解釈と名付けられました。コペンハーゲン解釈によると、基本的に、物質は二つの補完的な側面を持っています。つまり、物質は、同時に波と粒子であるのです。しかし、量子的存在を調べようとすると、どちらか一つの形、波か粒子のどちらかでしか観測されません。あなたがこの原子より小さな存在を計測していないとき、それは、ともに波と粒子である状態に戻ります。だから、あなたがそれを計測していないとき、つまり、それを確率の世界から確実な世界へと収縮しようとしていないとき、量子的存在が何であるのか考えることは意味を成しません。

量子の不思議を解明する

このように現実が奇妙なものに見え始めたのは、光がきっかけでした。光が波であると考えるのは容易なことです。何しろ太陽光は地球に流れ込み、一筋の光はプリズムを通して個々の構成色に分かれ、懐中電灯からは光のビームが放たれるのですから。しかし、１９０５年、アルベルト・アインシュタインは先達の物理学者たちの足跡を継ぎ、光には粒子の性質もあると主張しました。光は離散的な〝パケット（かたまり）〟としてやってきます。アインシュタインの考えが正しいことは後に証明されましたが、別の物理学者マックス・プランクはこの光のかたまりを〝クオンタ(quanta)〟と呼びました。これが量子論(quantum theory)の名の由来です。新しい粒子であると考えられたこの光のかたまりは、フォトン(光子)と名付けられました。

この新たに発見された奇妙な光の性質がただならぬのは、それを観察して、粒子なのか波なのか見極めようとすると、実験の種類によって、得られる答えが変わってしまうということです。量子物理学でもっとも有名な実験の一つである〝二重スリット実験〟は、光が、研究者のしていることを〝わかっている〟ように見えることを証明しました。研究者が光の波の性質を調べていると、光はそれを受け入れて波としてあらわれます。しかし、研究者がフォトンを見つけようとしていると、光は離散的な粒子の流れとしてあらわれます。この実験を筋道立てて理解するには、光は波であると同時に粒子であると解釈するしかありません。この奇妙な状態を〝ウェーヴィクル(波粒子)〟という新しい言葉であらわした科学者もいますが、まったく定着しませんでした。

さまざまな形で二重スリット実験を行った末に、科学者たちがたどり着いた驚くべき結論は、研究する方法を決めて制約を設けない限り、光の根本的な性質は、(純粋に波でも粒子でもなく)不可知だということです。量子的存在は、研究者が粒子の計測と呼ぶような方法で存在が検出されていない場合には、あらゆる状態で同時に存在でき、〝重ね合わせ状態*〟であると言われるのです。

それでは、この二重スリット実験を簡単に見てみましょう。

なんと言っても、この実験によって、古典的科学の確実性が打ち砕かれ、量子の世界の不思議さが初めて明かされたのですから。この実験は、〝粒子と波動の二重性*〟を明らかにしただけでなく、観察者や計測するという行為が量子世界の状態に影響を与えることも示唆しました。この実験は最新のバージョンであっても科学者の興味をひき、衝撃を与え続けています。なぜなら、非局在性(量子もつれ*、遠隔作用とも呼ばれます)という風変わりな現象を明らかにしたからです。これに関しては、この先、本章でも、本書の他でも取り上げますが、まずは二重スリット実験について少し説明します。

古典的な二重スリット実験では、装置を使って一つの光源からフォトン(または他の粒子)の流れを放射しま

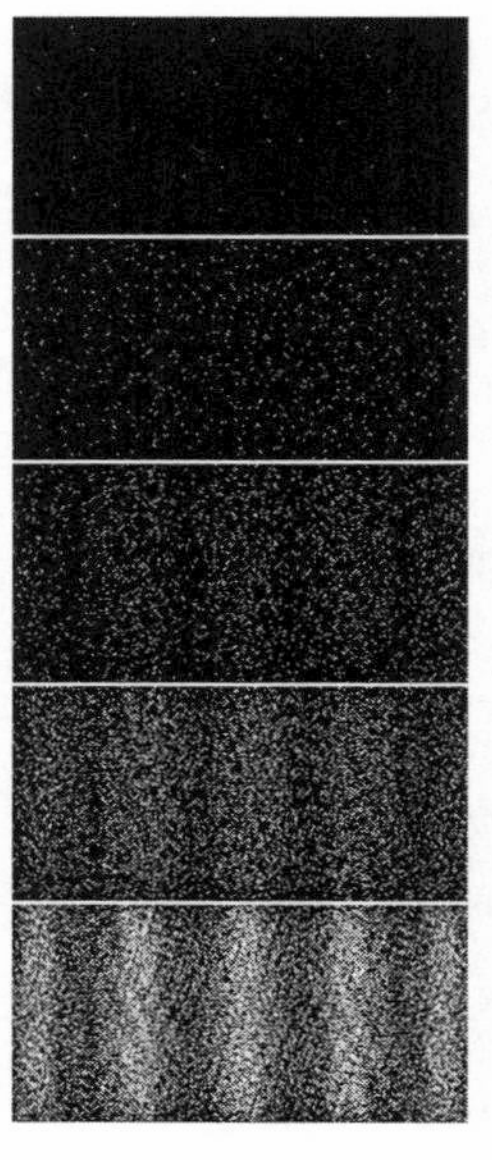

【図2－1】

二重スリット実験で、粒子が通り抜けられる道が一つしかないとき、検出器に当たった粒子が描くパターンは、通り抜けたスリットの側に集中しますが、パターン自体はランダムです。これは典型的な粒子のパターンです（左図の上の二つ）。

経路が二つ以上あるとき、粒子は可能な道をすべて同時に通り、検出器にはやがて干渉縞が描き出されます。これは、交互に暗い部分と明るい部分があらわれる帯のように見えます（左図の下の三つ）。

干渉縞は波によってのみ作られます。

この二重スリット実験によって、基本的な量子的存在が持つ〝粒子と波動の二重性〟が確認されました。


す。このフォトンの流れはやがて検出器に到着しますが、その前に、フォトンが二つの小さなスリット（穴）のどちらか一つを通り抜けるようにします。この二つのスリットを、スリットA、スリットBと呼びましょう。

では、1番目の実験として、スリットAを閉じ、スリットBを開けておくことにします。そして、フォトンの流れを放射します。すると、予想通り、多くのフォトンが開かれたスリットBを通り抜けて、検出器に当たります。そこには、散らばった点が観測されるので、フォトンは離散的な粒子だとわかります。野原に標的をおいて銃を撃ったと考えましょう。銃弾が標的に当たれば、ランダムな分布や、ねらいによってはヒットの集まりの痕ができます。

次に、2番目の実験を行います。今度は、両方のスリットを開けておきます。そして、フォトンの流れを検出器に向かって発射します。すると、あるフォトンはスリットAを通り抜けて、あるフォトンはスリットBを通り抜け、その結果、2組の銃弾の跡のようなパターンが検出されると、あなたは想像するかもしれません。違うのです！　実際には、時間の経過とともに、検出器に当たるフォトンはおかしなパターンを作り、濃い筋と明るい筋が交互にあらわれます【図2-1】。この縞模様は古典的な干渉縞で、波によってのみ作り出されます。つまり、フォトンは今、波の性質を示していますが、何故でしょうか。先程の実験との違いは、スリットが一つではなく、二つとも開いていたということだけです。

量子の奇妙さは、ここで本領を発揮します。先ほども述べたように、フォトンはまるで実験の段取りを知っているかのようです。スリットが一つだけ開いている場合、つまりフォトンが通り抜けることができる道が一つしかなかったら、フォトンは粒子のように振る舞い、開いたスリットを銃弾のように通り抜けます。しかし、もしスリットが二つとも開いていたら、つまりフォトンが通り抜けることのできる道が二つ以上あれば、フォトンは波のように広がり、あらゆる可能な進路を取ります。何カ所かにヒビが入った防波堤から、水がどっと流れ出るところを想像してみてください。水は、通りぬけられるところはすべて通って、流れます。二つのスリットが開いていれば、フォトンはある意味、水のように振る舞います。通れる道はすべて通って行きます。フォトンは波の性質を示しているのです。

本当に奇妙なのは、両方のスリットを開いたままフォトンの流れを遅くして、一度に一つのフォトンがどちらかのスリットを通り抜けるのを確認できるようにしたとしても、それでも波のような干渉縞があらわれるということです。この実験結果は(常識的には)まったく訳が分かりません。なぜなら、あなたは、どちらかのスリットを通り抜ける一つの個体を追跡しただけだからです。この実験が示すのは、複数の通路を与えられても、一つのフォトンが同時に両方のスリットを通り抜けるため、時間の経過とともに検出器には干渉縞があらわれるということです。これは波動現象です。一つのフォトンが二つの穴を同時にくぐり抜けることができるのはどうしてでしょうか。粒子のように振る舞っているときはできませんが、波のように広がって振る舞うときにはできます。どういう訳か、フォトンは実験の条件を〝わかっている〟のです。スリットが一つ開いているときは、粒子のように振る舞い、二つ開いているときは、波のように振る舞います。量子的存在が私たちに見せる姿は、実験方法によって変わります。これは、少なくとも哲学的な意味において、原子より小さな素粒子の世界は、生きている意識的な観察者と、とても深いレベルでつながっていることを示唆しています。

〝粒子と波動の二重性〟から生じるもう一つのことは、あなたがフォトンや電子などの粒子を見ていないときには、それがどこにあるのか特定できないということです。あなたが観測するまでは、フォトンや電子が存在する確率は、こちらもそちらも同じなのです。だから、粒子はあらゆるところに同時に存在すると考えなければなりません。観測されていない粒子は、点のようなものではなくて、こすって広げた雲のようなものです。それは、観測されるまで特定できない可能性のある霧です。計測や観察の行為によって、波動関数（量子的存在がある時間にどこに位置するかあらわす数式）が収縮し、多くの可能性の中の一つが現実のものに収縮すると言われています。こうして、確率と統計が量子物理学の世界に取り込まれました。古典的なマクロの世界における観測の確実さからの大きな変更をあらわしています。（13章参照）

量子の世界では、科学者はどちらを向いても、同じように奇妙な物質の性質を見つけます。科学者は、フォトンだけでなく、他にもたくさんの粒子が〝粒子と波動の二重性〟を持っていることを発見しました。実際、1920年代初めに、貴族出身の若き学生ルイ・ド・ブロイ（1892〜1987年）が博士課程論文の中で〝物質波〟なるものが存在すると論じました。ド・ブロイの主張は基本的に、原子より小さな粒子だけでなく、すべての物質が粒子と波動の性質を両方持っているということでした。これはあまりに過激なアイデアだったので、論文審査委員会は、ド・ブロイの論文は非現実的過ぎると考え、拒否しようとしました。しかし、熟考の末、委員会は結局、論文を受理し、ド・ブロイに物理学の博士号を授与しました。

1927年、実験でド・ブロイが正しかったことが証明され、委員会の良い判断が報われました。1929年には、ド・ブロイはこの理論によってノーベル賞を受賞しました。物質波（またはパイロット波。以降、ド・ブロイ波と表記）は、後の章でも登場しますが、今のところは、すべての物質が素粒子レベルでは波の性質と粒子の性質を併せ持つということだけ理解していただければ十分です。量子的存在が、どのような姿であらわれるかは、私たちの観測の仕方にかかっています。

〝粒子と波動の二重性〟のパラドックスは、二重スリット実験のさまざまなバリエーション、及び他の実験方法によって、長年の間、詳細に研究されてきました。その結果、たどりついた量子論の解釈の一つは、意識が現実の性質に影響を与えるというものです。もし、何かが、観測されている間だけ存在しているなら、私たちが観測しない限り、何も確実には存在しないというのが、論理的な結論であり、実際、そのように考えている科学者たちもいます。なぜなら、意識的な人間の心こそ、究極的な観測機器だからです。こうして、現代の量子物理学は形而上学に姿を変えます。しかしほとんどの場合、物理学者はこの種の哲学的な問題について考えたくないのです。量子科学がまだ新しい学問だった頃、二重スリット実験によって示された実際的問題と哲学的な問題の両方が、物理学者たちの頭を悩ませました。物理学者のリチャード・ファインマンはかつて、二重スリット実験は量子科学の最大のミステリーだと言いました。物理学者たちが長年、〝粒子と波動の二重性〟を探求していくうちに、量子物理学は複数の異なる学問領域として発達していきました。たとえば、量子力学は、粒子とその振る舞いに関する学問ですが、量子電磁力学(ＱＥＤ)は、物質と光の相互作用に関する学問で、たいていの場合、自然の波動(もしくは場)としての側面をとりあつかいます。量子電磁力学は、量子のレベルではすべてがつながっていることを示します。

世界は、広大な関係性のネットワークであり、すべてのものがお互いに影響しあっているのです。量子の世界の波動(もしくは場)的性質、及び、量子もつれという現象により、私たちの体の中の粒子は理論上、宇宙の他のすべての粒子が何をしているのか知っています。拡がりゆく時空の織物の中で、すべての粒子が互いに関係しており、すべての粒子が因果的に影響を与え合っているかもしれないのです。私たちの宇宙は少なくとも理論上、直接参加型宇宙であり、それぞれの意識的存在が、物質世界の創造に影響を与えています。

量子の世界の悩み

量子論の標準モデルは、その驚くべき内容にもかかわらず、名声を博しました。なぜなら、標準モデルによる予測は正確で、繰り返し行われた実験でも非常に精密に立証されたからです。量子論は非常な成功をおさめ、物理学者たちは量子論の中でも特に量子電磁力学が究極的な解答をもたらすだろうと予告しました。彼らは、量子論ですべてを説明できると考えたのです。実際、宇宙に関する難問のほとんどが、20世紀半ばまでには解決されるだろうと、彼らは考えたのです。自然界の既知の力と素粒子のすべてを統合する大統一理論が、標準モデルから導き出されるだろうと考えたのです。

今、私たちは本書を21世紀の初めに書いていますが、この物理学者たちの野望は打ち砕かれました。多くの分野の科学者たちが、量子の世界には何か問題があると文句を言い始めたのです。彼らの言い分は正しいですが、本章では、いくつかの問題を取り上げるにとどめておきます。

それでは、現在、量子論が抱える10の謎について書かれたゴードン・ケイン（１９３７年〜）の論文『The Dawn of Physics Beyond the Standard Model（標準模型を超える物理の夜明け）』〈注2-10〉から、いくつかの謎を見てみましょう。もっとも重要な問題の一つは、標準モデルでは重力を説明できないということです。大統一理論は、自然界の四つの基本的な力(電磁力、弱い力、強い力、重力)を統一できなければなりません。今のところ、量子論は、重力以外の力は統一することができます。しかし、重力について研究すればするほど、謎が深まっていくばかりなのです。物理学者だけでなく、宇宙学者も熱心に研究したにもかかわらず——。

これは今までお話ししてきたこととは、まったく違う話なのですが、ここでは、こう言えば十分でしょう。標準モデルによって重力を他の三つの力と統一することができないのは、ジョセフ・チルトン・ピアース（１９２６〜２０１６年）がかつて別の文脈で言ったように、「宇宙卵に入った大きなヒビ」なのです！

ケインが指摘した標準モデルのもう一つの欠陥は、冷たい暗黒物質を説明できないということです。この暗黒物質は物質宇宙の少なくとも4分の1を占める物質と考えられていますが、電磁エネルギーを放出、反射しないので、直接観察することはできません。〝粒子の動物園〟の中のどの既知の粒子も、この物質を説明できません。さらに悪いことに、宇宙の創生に関する有力な理論であるビッグバン理論の基本的な側面を、標準モデルでは説明できません。しかし、標準モデルの致命的な欠陥は、質量の起源を説明できないことでしょう。質量の概念には、慣性質量（ある物体が、方向や速度の変化に対してどれだけ抵抗するかを示す）と、重力質量（重力の作用する空間で一般に重量と考えられる）という異なるものがあります。アインシュタインの有名な数式、$E=mc^2$ は、エネルギーと質量が等価であることを示しています。だから物理学者たちはしばしば、素粒子の質量と運動エネルギーを関連付け、電子ボルトというエネルギーの単位で質量を計ります。また、素粒子の質量を説明するために、物理学者たちはヒッグス場という新しい場（フィールド）を提唱しました。これは理論上の場で、まだみつかっていませんが（編注：欧州合同原子核研究機関ＣＥＲＮによって２０１１年から２０１３年に行われた実験の結果、ヒッグス粒子の発見が発表されています）、素粒子はこのヒッグス場と相互作用することで質量を得ると科学者たちは考えています。しかし、ケインが言うように、「標準モデルでは、ヒッグス場との相互作用がどのような特別な形をとるのか、はっきり説明できない」ので、素粒子の質量に関しても説明できません〈注2-11〉。

　標準モデルが生き延びるには根本的な改変が必要だと、今では、多くの物理学者が認めています。しかし、改変するだけでは十分ではないかもしれません。ケインは次のように断言しています。

> 量子論の謎について語るとき、標準モデルではこうした現象を説明できないと私が言うのは、まだ説明できないけれどいつかできるかもしれないという意味ではない。標準モデルはとても不自然な理論なので、こういう現象を決して説明できない。〈注2-12〉

ますます多くのマーベリック（独立独歩）な科学者が、ケインの意見に賛成し、量子論の標準モデルに代わるものを探しています。ここで〝マーベリック〟という言葉を使ったのは、彼らが体制に対立しているからです。重大な欠陥にもかかわらず、標準モデルは科学の歴史において、もっとも実験的に確証された理論の一つなのです。ほとんどの科学者は、うまく、またはまったく機能していない日陰の領域に光を当てようとしません。問題は無視するか、いつか誰かが解決してくれると期待するに限るというわけです。しかし、こうした科学者たちにとって不運なことに、ほとんどの解決策は、標準モデルの聖なる教義と言ってもいい部分を根本的に破壊してしまうのです。

非局在性――薄気味悪い遠隔作用

量子物理学の中の、量子もつれと呼ばれる現象に関する驚くべき実験結果は、長い間信じられてきた信念を吹き飛ばしてしまいました。量子もつれとは、複数の粒子が永遠に結びつきあうという興味深い性質です。原子でも分子でも二つの粒子がもつれ合うと、別個のものではなく、一つのホリスティック（全的）なシステムとしてしか考えられなくなるのです。たとえ、二つの粒子が広大な距離によって引き離されていても、それらは一つのもののようになります。

この量子もつれに関する歴史は非常に興味深いものです。もし、興味があれば、インターネットや物理学に関する多くの本で、調べることができますが、基本的に、この理論が提唱し、実験によっても立証されたのは、次のようなことです。

もし二つの粒子が、たとえば一緒に作られた、どこかの時点で相互作用し合った、ある固有の性質をもともと共有しているなど、今までに結びついたことがあれば、永遠に絡み合うということです。たとえ二つの粒子が何光年も離れていたとしても、一つの粒子の性質を調べれば、もう一つについても何らかの性質を知ることができます。この量子もつれという現象によって、量子の領域は非局在性に基づいていることがわかります。

これは、基本的には信号やエネルギーが因果関係を形成するのに十分な速さで二者間を移動する可能性がなくても、局所的な原因で遠隔作用が働く可能性があることを意味します。

たとえば、粒子AとBを想像してみましょう。スピンという量子特性を調べたいと思います。スピンは二つの状態のうち一つの状態をとることができ、簡単に、上向きスピンと下向きスピンと呼ぶことにします。どちらの粒子も重ね合わせ状態にあるので、測定されてどちらか一つの状態が〝選択〟されるまでは、上向きスピンと下向きスピン両方の状態にあります(これぞ、量子物理学なのです!)。しかし、測定された瞬間、もし粒子Aが上向きスピンの状態にあれば、粒子Bは反対の下向きスピン状態であるはずです。さらに、たとえ二つの粒子が遠く離れていたとしても、粒子Bは粒子Aと相互関係を保たなければなりません。たとえば、科学者が粒子Aを測定する前に、粒子Bを銀河系の外れに送り込むとします。粒子Aを測定すると、たちどころに粒子Bの状態がわかります(粒子BはAと反対の向きのスピンを持ちます)。ペアの片方の粒子に起こることは、即座にもう片方の粒子に影響します。どうして、そのようなことがあるのでしょうか。粒子Bは銀河系の果てにあるのです。情報が粒子Bに即座に届くというのは、光速を超えることはないという法則を破ることになります。〈注2-13〉

標準モデルでは、量子もつれや非局在性といった現象の因果関係を説明できません。しかし、こういった現象が確かに起きるということは、実験によって疑いようなく立証されているのです。アインシュタインが、非局在性を〝薄気味悪い遠隔作用〟と呼んだのは有名な話です。この現象は、量子論に深刻な欠陥があることを示していると、アインシュタインは考えていました。しかし、先に述べたように、こうした現象は実験によって証明済みなのです。こういう現象を利用して、量子もつれ状態にある粒子のテレポーテーションも研究されてきています。

しかし、ほんの数年前まで、量子もつれは厳密に量子レベルの現象であり、原子以上のマクロの世界では決して起こりえないと、科学者たちは考えていました。ところが、1998年、比較的複雑で大きな粒子フラーレンや、その他のもっと大きな分子の量子もつれ現象によって、科学者たちの信念は大打撃を受けました。これについては、これからご説明します。

量子物理学と古典物理学が出会う場所

量子のルールが、日常世界の古典的ルールに道を譲る境界線のようなものがどこかにあると、科学者たちはずっと考えてきました。ハイゼンベルグの不確定性原理やコペンハーゲン解釈の観測に関する問題は、マクロの世界には当てはまらないと考えられてきたのです。私たちの通常の日常世界は、量子物理学のルールではなく、古典的物理の法則を通して姿を現します。リンゴや人、山は、私たちが観察しているときだけ物質化する確率的存在ではありません。ハイキングの最中、自分の周りの美しい木を見上げながら、目を向けていない足元の岩につま先をぶつけることは可能なのです。量子の世界と古典的な世界をわける明らかな境界線がどこかのレベルにあると、科学者たちは確信していました。仮説として考えられてきた、この境界線を越えた時に起きる変化は、あらゆる相転移の中でもっとも大きな相転移ですが、つい最近まで、誰もそれがどこでどのようにして起きるのか知りませんでした。

しかし、結局のところ、はっきりとした境界線はないとわかったのです。2003年、オーストリアの実験物理学協会のマーカス・アルント（1965年〜）とアントン・ツァイリンガー（1945年〜）が、生体分子のテトラフェニルポルフィリンや、生物学的基準からすると巨大なフッ化された〝バッキーボール（バックミンスターフラーレン）〟のような分子が、波動の性質を持つことを実験で示しました〈注2－14〉。マクロの世界の分子は粒子の性質を示すものと、科学の世界では常に言われてきました。標準モデルによれば、分子が量子的な波動の性質を示すはずがないのです。ところが、それが示されたのです。実際、この本を書いている時点で、フッ化バッキーボールは、「量子干渉を示す世界で1番大きな単一分子」としての記録を保持しています〈注2－15〉。干渉は波動現象であることを思い出してください。こういう実験結果により、宇宙卵に入ったヒビはもっと広がってしまいました。というのも、こうした分子は、量子の基準で言うと、巨大なものなので、古典的物理学の法則によってのみ影響を受けるはずなのです。アルントとツァイリンガーの実験は、量子の世界と古典的な世界の間にはっきりとした境界はないかもしれないと初めて示した実験の一つです。

しかし、もし話をさらに進めて、粒子は〝見かけ〟に過ぎず〝本物〟ではないと提案したら、宇宙卵のヒビはもっと大きくなります。つまり、宇宙は、粒子ではなく、波動に占められているということです。この考えは新しいものではありません。過去を振り返れば、粒子をSchaumkommen（シャウムコメン。一般的にはappearances〈見かけ〉と訳される）と呼んだ量子物理学の父の一人であるエルヴィン・シュレーディンガー（１８８７～１９６１年）や、ド・ブロイの物質波に遡ることができます。**NESのHBFモデル**は、物理学者ミロ・ウルフ（１９２３年～）の空間共鳴理論*という革新的な理論と合致しています。ほとんどの粒子は波動の相互作用（干渉）によって引き起こされる見かけ上のものにすぎないと、ウルフは考えていますが、これに関しては、後の章で取り上げます。ウルフは、（あるタイプの）二つの波動が相互作用すると、空間の形そのものが変わると仮定しています。だから、異なる粒子のように見えるものは、実際、空間の異なる性質(異なる共鳴)なのです。物理学者ジョン・クレイマー（１９３４年～）による交流解釈*という理論も、自然界では粒子ではなく波動が第一のものなのではないかと提案しています。

こうした波動依存型理論が、粒子と波動の二重性、非局在性、量子もつれなど、標準モデルの矛盾や謎の多くを説明できることがわかって来たので、最近、物理学界でも受け入れられつつあります。実際、物理学者シャリアール・アフシャール（１９７１年～）による最近の実験でも、ウルフやクレイマーの仮説が一部、立証されています。この実験結果は物理学の世界を大きく揺り動かし物議をかもしましたが、それについては次節で説明します。

フォトンの終わり?

アフシャールが行ったのは、新しいバージョンの二重スリット実験でした。その実験結果は、もともとの二重スリット実験の解釈をひっくり返してしまうかもしれません〈注2-16〉。ここで思い出していただきたいのですが、標準モデルによる二重スリット実験の解釈は、原子より小さな物体は〝粒子と波動の二重性〟を示すというものでした。そしてまた、電子やフォトンのような原子より小さい存在は、重ね合わせ状態で存在します。量子の領域において、私たちがそれらを見ていないとき(計測したり観察したりしていないとき)、粒子や波動がある特定の形として存在すると言うことはできません。観測することによって波動関数が収縮し、粒子や波動が現実の世界にあらわれるまで、私たちはそれらが何であるか、どこにあるかなど、確かなことを知ることはできません。観測されるまで、量子物体は同時にすべての可能な状態にあるのです!

アフシャールが最近行った二重スリット実験のバリエーションが、この解釈を変えてしまうかもしれません。アフシャールは、1回の実験で、素粒子の粒子的特徴と波動的特徴の両方をとらえることができると主張しています。実際、物質の波としての性質がまずあり、宇宙のすべての波動が干渉し合い、物質(自然の粒子的側面)としてあらわれるとアフシャールは考えています。この実験は、物質の波としての側面が優位に立ち、粒子は**量子フィールド**の相互作用によって生じた幻であるというシュレーディンガーの直観を裏付けるように見えます。アフシャールの最初の実験結果は標準モデルに真っ向から飛びかかり、彼自身の言葉を借りれば、「80年間、皆が信じてきたものが間違っているかもしれない」という挑戦状をたたきつけました。この、皆が信じてきたものとは、フォトンの粒子的側面を指します。つまり、アフシャールは、光は波と粒子であるのではなく、波だけであるのではないかと考えているのです。この実験結果がこのまま覆されなければ、「アインシュタインのフォトンという概念は死んだと考えるしかない」と、アフシャールは言っています。アフシャールの実験が独立検証されれば、非常に大きな影響が及びます。本人が言うように、「フォトン以外の粒子を使って類似した実験を行い、同じ結果が得られれば、量子力学界に議論が巻き起こる」でしょう。

先に述べたクレイマーとウルフの二人は、波動優位説を理論的に擁護してきた物理学者の二人ですが、アフシャールは、この仮説を実験的に示した最初の物理学者の一人です。アフシャールの実験によって示されたことは、すでに仮説として確立された標準モデルを覆すものなので、主流物理学者にとっては、非常に物議をかもすものであることは言うまでもありません。しかし、量子物理学の創始者たちの中にも、もし現代に生きていたならば、アフシャールの味方をする人たちがいることでしょう。シュレーディンガーだけでなく、アインシュタイン、ド・ブロイ、デイヴィッド・ボーム（1917～1992年）といった物理学者たちも、〝粒子と波動の二重性〟や、そこから導き出される確率論的性質は、標準モデルに問題があることを示すと感じていました。量子の不確定性を排除できる基本的な法則があるに違いないと、彼らは考えていたのです。今日では、彼らのように、標準モデルは根本的な改訂が必要だと考える科学者が大勢います。ノーベル賞を受賞したデイヴィッド・グロス（1941年～）も、2005年の物理学会議の締めくくりで、今日の物理学者は「完全な混乱の時代」にあると言っています〈注2-17〉。しかし、考え方というものはなかなか変わらないものです。ウルフやクレイマー、アフシャールのような物理学者たちの理論は、なかなか公平に耳を傾けてもらえないし、実験を行っても、なかなか受け入れてもらえません。

この分野にちょっと目を向ければ、物理学が今、新たな革命の時を迎えつつあることに、誰でも気づくでしょう。私たちの現実に対する見方、私たち自身に対する見方を変えてしまうような革命が訪れようとしているのです。この変革は、20世紀の初めに量子物理学があらわれ出たときと同じように、過激なものとなるでしょう。その結果、もたらされるもっとも重要な変化の一つとして、体に対する見方も変わるでしょう。もし、量子物理学がすべてのものの根底にあるなら、化学の根底も、そして人体の根本も量子物理学なのだから、体に関する見方が変わると考えるのは、妥当なことでしょう。幸運なことに、科学のパラダイムは変わりつつあります。特に人体に関して、それを裏付ける証拠も見つかりつつあります。**生体エネルギー学**と生物物理学は、発展途上の分野ですが、やがて、従来型の医療の凝り固まった土壌に食い込んでいくでしょう。あなたが本書を読んでいる間にも、生物学者やその他の科学者たちが、古い研究の埃を払い、20世紀初めの多くの研究者たちの成果を見直しています。悲しいことに、こういう研究者たちは、間違っているとして退けられるのがせいぜいで、最悪の場合、ペテン師扱いされてしまいました。しかし今、心の広い生物学者や生物物理学者たちが、自分たちは先見の明を持った開拓者であるという本来の姿に気づき始めています。こうした科学者たちの偉業に、謙虚に感謝しつつ、彼らが発見した体の生物物理学的、量子的性質を簡単に振り返っていきましょう。

3章 ❖ 体の中の知性

量子物理学者は、原子は物質だが常に回転し振動しているエネルギーの渦からできていることを発見した。それぞれの原子は不安定にぐらぐらと回転するコマのようなもので、エネルギーを放射している。それぞれの原子が独自のエネルギーの特徴(ぐらつき)を持っているので、原子の集まり(分子)は集合的に独自のエネルギーパターンを放射する。だから、あなたや私も含めて、この宇宙のすべての物質的構造物は独自のエネルギーの特徴を放射しているのである。

細胞生物学者　ブルース・リプトン『The Biology of Belief』

21世紀は、生物学の時代と呼ばれていますが、量子生物学の時代と呼んだほうがいいかもしれません。過去数十年の間に、科学者たちは、体が本質的にホログラフィックである可能性があること、人体の細胞は発光していること、免疫細胞はニューロンのようなシナプスを持っていること、体の結合組織は第二の神経組織とも言える高度な情報ネットワークを形成していること、筋肉は記憶を保存することができること、水は情報をインプリントできることなど、驚くべき多くの発見をしました。より高度な装置が開発され、新たな疑問が浮かびあがるにつれ、研究者たちは、体が想像以上に自己組織化された知的な情報ネットワークであることを証明しつつあります。この進歩は、大部分において、物理学を生物学に適用することで、もたらされました。

言うまでもなく、体はもっとも複雑な生物系の一つであります。しかし、生物物理学は、伝統的な物理学とは異なるものです。もっと創造的で、かつてないくらい斬新な方法で、生命の本質を解明しなければならないのです。松野孝一郎（１９４０年〜）とレイモンド・Ｃ・ペートンはこう書いています。

> 生物学とは、伝統的な物理学から得られた知識や技術を介して、量子力学を適用することではありません。今まで物理学者たちが試したことのないやり方で、量子力学を応用、拡張するのが生物学です。〈注３－１〉

体内の量子プロセスの可能性を研究する学問は、いまだ揺籃期にあります。しかし、体内の電磁プロセス、体の中の光は、非常に興味深い分野です。電気エネルギーと磁気エネルギーは違うものだと、かつては考えられていました。しかし、それらは一つの力の二つの側面であることがわかったのです。電磁スペクトルは、電磁波のさまざまな波長や周波数（エネルギー準位）から構成されます。電磁スペクトルの範囲は、ラジオ波（長い波長、低いエネルギー）から、Ｘ線やガンマ線（短い波長、高いエネルギー）に及び、可視光線はほぼ中間にあります。もちろん、電磁エネルギーも含めて、体にはあらゆる種類のエネルギーがあることは、何十年も前から科学的にわかっていました。脳ではさまざまな電磁波（アルファ、ベータ、デルタ、シータなど）が生じるので、医師は脳電図（ＥＥＧ）を用いて、脳の状態を知ることができます。また、心電図（ＥＣＧ）を用いて、心臓の電気活動の状態を知ることもできます。

磁気学は医療、特に画像処理において一大ビジネスです。皆さんの多くは、磁気を用いて、組織の密度を計測し、組織の画像を作成するＭＲＩ（磁気共鳴画像法）をご存知でしょう。これは静的テクノロジーです。ただし、さらに新しいｆＭＲＩ（磁気共鳴機能画像法）は、脳のような体の一部が活動しているときにその様子を画像化する動的テクノロジーです。たとえば、ｆＭＲＩで脳内の血流や容積、酸素化の度合いなどを計測すると、その人がさまざまな作業（編注：知覚、運動、思考、判断、情動などの活動）を行うときに、脳のどの部分が活発になるかを画像化します。ｆＭＲＩ装置は、細胞の陽子を励起（れいき）することによって体組織の三次元画像を作ることもできます。陽子には磁気的性質があり、小さな生体磁石のようなものと考えることができます。この生体磁石は、水素原子の核の一部であり、水素は、体内の何兆にも及ぶ水分子の一部です。ｆＭＲＩの検査装置はとても強い磁界を作り出します（地球の磁気フィールドのおよそ3万倍の強さと推定されます）。そして、患者の体にラジオ波を照射し、陽子の磁石の方向性に影響を与え、特定の周波数のエネルギーを放出させます。それから、数学的な計算や他の技術を用い、装置がスキャンした体の部分のホログラムを作ります。

実際、ｆＭＲＩは、医療における初のホログラフィック機器と言えるかもしれません。もともとホログラムとは、二次元の写真版上に作成された三次元画像です（注３－２）。コヒーレント光（レーザー光など）を写真版に照射すると、イメージが平面から飛び出して三次元になり、宙に浮かんでいるように見えます。イメージを回転させ、あらゆる角度から見ることもできます（実際に、そこに見えているものは、波の干渉パターンと位相の記録です）。しかし、ホログラムは必ずしも写真画像とは限りません。マーベリックな一部の科学者たちは、私たちの脳、さらに宇宙全体がホログラムであり、ホログラフィックな特性を見せると推測しています。

ホログラムには面白い特性があります。たとえば、リンゴのホログラムを作ってみましょう。もしそのホログラムを切断すると、リンゴの破片の画像ではなく、完全な形のリンゴの画像がたくさん得られます。ただしそれぞれのリンゴは、元のリンゴより小さくて、画像は鮮明さに欠けています。このホログラフィックなリンゴを回転させると、本物のリンゴを手に持って回転させたときとまったく同じように見えます。画像の上部を手前に向ければ、リンゴの軸の側が見え、反対に遠ざけると、リンゴの下の部分が見えます。

ただし、ホログラムとは実際のところ、物体や景色などから発せられる光の強弱が表現されているだけ、つまり、フォトンの記録に過ぎないということを心にとどめておくことが大切です。生物発光とは、生き物から発せられる光のことで、個々のバイオフォトン*(生物光子)が放出する光の集合です。バイオフォトンや生体電磁気学を研究することが、体のエネルギーを研究する際もっとも重要なことです。ですから、まずはここから**生体エネルギー学**の説明を始めましょう。しかし、その前に、人体の量子プロセスの可能性を研究する者にとって、大きな課題となる生物物理学の二つの側面について少しお話しします。

人間や他の生物など生体系の量子プロセスの実験に伴う困難の一つは、その研究はイン・ビボ(in vivo)、つまり死んだ組織ではなく生きている組織で行うべきものだということです。言うまでもなく、この必要条件は、従来型の生物学者や、他の分野の科学者たちも直面したことのない課題をつきつけます。生物学者は通常、細胞を分解して研究しますが、それは統合的ではなく、還元主義的(編注：要素に還元して解明することにより全体を理解する)な科学です。死んだ細胞や、すりつぶした細胞の研究も多くのことを教えてくれますが、それらは、生きている組織のマトリックス内でのみあらわれるコヒーレントな量子プロセス(編注：生体マトリックス内で量子が干渉する様子)については多くを教えてくれません。そのため生物物理学者は、理想的には生きた人間や組織を研究する必要があるのですが、この新しい科学を成長させ成熟した科学に変えていくためには、乗り越えるべき方法論的な大きな課題を抱えています。

最前線の科学者たちが直面する二つ目の課題は、方法論ではなく、信念の問題です。従来型の科学者は、デコヒーレンス*と呼ばれる現象のせいで、体(または原子より大きなものすべて)の中に量子効果を見つけることはできないと考えています。つまり、サイズと環境という二つの柱が、体内の量子効果の発見を不可能にしているということです。たとえば、対象物の質量が大きければ大きいほど、ド・ブロイ波の波長は小さくなる、というルールがあります。ド・ブロイ波とは、物質の波動としての側面、すなわち量子的特質を示します。人体の質量と比べると、ド・ブロイ波は信じられないくらい小さいので、私たちの体から量子的情報を見つけて取り出すことはできないというわけです。さらに、デコヒーレンス過程を検出することもできないと言われています。巨視的な物体はすべて、複雑な環境と相互作用しているので、この相互作用によって生じる〝ノイズ〟からコヒーレントな量子情報を分離することはできないと考えられるからです。つまり、原子より大きな物質は、あまりにもごたごたしているということです。複雑に入り組んだ相互作用があまりにもたくさん起きているので、対象物の量子信号だけを取り出すことができないのです。そうするには、物理学の標準モデルに従って、対象となる物や系を環境から孤立させ、光や熱、気体分子など、波動関数を収縮させることができるものと相互作用するのを避けなければなりません。そういうことはまだできないので、従来型の科学者たちは、量子物理学と古典物理学の境界線を破ることは決してできないと言います。巨視的物体は、デコヒーレンスに支配されているので、古典的物理学の法則にのみ従うというわけです。

しかし、あわてないでください！　自然はしばしば、私たちを出し抜くものですから。最近の研究で、巨視的世界の量子干渉が観察され、大きな分子の性質が明らかになりました。先に述べたように、原子や大きな分子の間に**量子もつれ**を生成することも可能です。つまり、別個の分子をペアにして、チームとして働かせることができるのです。量子レベルでは、もつれ状態にあるフォトンによってレーザーが可能になり、もつれ状態にある電子によって超伝導現象を説明できます。**量子もつれ**は、量子レベルでのみ可能なものと思われていました。しかし、最近発見されたマクロの世界の**量子もつれ**によって、超えることは不可能と思われていた境界線を突き抜けたのです〈注3－3〉。

たとえば、ブライアン・ジュルスガードとその研究チームは、セシウムガス分子の**量子もつれ**を生成させました。他の研究者たちも、量子の基準からすると、非常に大きなナトリウムイオンやナトリウム原子の量子もつれを作りました。また、素粒子の量子もつれを生成し、その素粒子の情報をテレポートすることもできます。これは、以前だったら、ＳＦ小説の中にしか出てこないような現象です。伝説のように根づいていたマクロの世界とミクロの世界の境界線は今、予想よりずっと速い速度で崩れ落ちつつあります。実際、今までの還元主義的科学の方法論や理論では、生命や生体系のプロセスを十分に説明することはできないという認識が、物理学者や生物学者、特に意識を研究している研究者たちの間で高まっています。彼らは、謎を解明するために量子物理学に頼り、いたるところに量子の痕跡を発見しています。彼らの発見によって、量子物理学の全体像が変わってしまうかもしれません。

マーク・ブキャナン（１９６１年～）が言うように、量子レベルの粒子から情報が生じるように見えますが、実際は反対なのかもしれないのです。

量子粒子は、その性質を、自分の中にある情報から得ているのかもしれません。〈注3－4〉

化学を通じてわかることより、もっと根本的なレベルにおいて、生命は情報フィールドに依存しているという理論を証明する証拠が、ますます集まっています。〝細胞〟はいつどのように分裂するか、〝タンパク質〟はいつどのように複雑な立体構造に組み込まれるか、〝筋肉〟は脚を動かそうとする誰かの意図に対していつどのように反応するか知っています。非常に多くの研究者たちが、体の情報プロセスを調べており、こうした情報ネットワークは、古典的科学ではなく量子のルールで統治されているということがわかってきています。

当然のことながら、情報と量子もつれは、意識の研究の中核を成すものでもあります。多くの研究者が、量子もつれによって意識を解明できるかもしれない、そして、マクロレベルで示すことができるのではないか、と考えています。

たとえば、ノエティック科学研究所（ＩＯＮＳ）の主任研究者で、かつてアメリカ政府の超常現象研究者だったディーン・ラディン（１９５２年～）は、著書『Entangled Minds: Extrasensory Experiences in a Quantum Reality』（邦訳『量子の宇宙でからみあう心たち：超能力研究最前線』徳間書店）の中で、実験によって脳の状態の量子もつれを示すことができるだけでなく、量子もつれの物理的、生物学的な効果も知ることができると述べています〈注3－5〉。

たとえば、二人の被験者が、二つの遠く離れた部屋に別々に入れられます。これらの部屋は、電磁波や他のエネルギーが通過しないよう、特別に遮断されており、各被験者は、脳の活動状態を示す機器につながれています。そして、脳の特定の部分が活発化するよう、片方の被験者の目に光を当てます。光がその被験者の目を照らしたとき、もう片方の被験者の脳も、他の部屋にいてどんな光にもさらされていないのに、最初の被験者の脳と同じ場所が活発化するのが、脳のスキャンによって示されました。これは非局在的な、つまり量子的な現象です。この現象に関する、もっとも納得のいく説明は、二人の被験者の脳波がなぜか、量子レベルでもつれ合っていたというものです。この種の実験の真に驚くべき点は、ほとんど瞬間的に情報が伝わり、実際にマクロの世界に効果が及ぶというところです。この情報伝達のメカニズムは、意識の**量子フィールド**であるように思われます。つまり、標準モデルでは今のところ説明できないようなある種の**量子もつれ**によって、意識は、片方の被験者の脳の状態に関する情報を、もう片方の被験者の脳に瞬間的に送ることができるのです。二つの部屋の間の空間を越え、電磁波を遮断した壁も突き抜けて、ほぼ瞬間的に効果が及んだことを考えると、この現象は電磁エネルギー信号によって引き起こされたのではないということがわかります。だから、相対性理論によって束縛されることのない情報フィールドを通じて、変化が引き起こされたに違いありません。

このような実験には、最前線の科学者たちも煙を撒かれてしまいます。というのも、このような実験によって、私たちはすべて、ある深い根本的なレベルでつながっているということが暗示されるからです。このような関係性のネットワークのメカニズムに関する、もっとも納得のいく説明は、**フィールド効果***です。つまり、情報フィールドが宇宙に充満しており、すべてのものはこの複雑な関係性のネットワークの一部であり、私たちは今まで探求されたことのないやり方でつながっているということです。私たちはやっと今、それを想像し始めたばかりなのです。デコヒーレンスに関しても、量子の世界と非量子世界の間に確固とした境界線があるというのは幻想にすぎないことが、このような実験からうかがわれます。宇宙にあるすべてのものは、お互いにもつれ合っており、それゆえに、すべてのものが、ある根源的なレベルでお互いに影響、関係しあっているのです。

従来型の生物学者の中にも、生命を、それをとり囲む環境から切り離して研究するのは誤りではないかと考え始めている人たちがいます。ミクロの世界とマクロの世界の間にあると思われている境界線を破るには、粒子・質量・対象物のシステムとそれがもつれ合う環境の両方を計測する方法を見つけなければならないと、彼らは考えています。たとえば、数学者のクリス・クラークは次のように説きます。

デコヒーレンスとは、環境によって量子情報が失われることです。しかし、宇宙全体から見ると、環境などどいうものはありません。宇宙論的に言うと、情報は決して失われないのです……これは、つまり……宇宙は常にコヒーレントであるということを示唆しています。宇宙は今までも、今も、これからも、常に純粋な量子システムなのです。中規模の物理学の非コヒーレント性は……私たちが虫のように低いところから物事を眺めているせいに過ぎません……。〈注3－6〉

ラディンと、彼とともに意識と超常現象を研究している同僚たちは、研究対象物を、環境との相互作用において計測するクラークの提案を実現しているのかもしれません。それはまた、**ニュートリ・エナジェティックス・システム（NES）**が**ヒューマン・ボディフィールド（HBF）**を計測して達成したことと同じものかもしれません。従来型の科学においてはたいてい、対象物を研究のために切り離します。しかし、**NES**は、孤立した**ボディフィールド**を計測しているのではありません。そうではなく、環境との関連性において、**ボディフィールド**の機能的統合性を、内側と外側の両方から計測しているのです。つまり、電磁波、重力、汚染物質や毒素への暴露など外側の環境から、感情、食事、細胞のメタボリズムなど個人の内的状態まで、すべてのものとの関連性において**ボディフィールド**の状態を測定しているのです。

これは、**ボディフィールド**のフィードバック・ループの状態を計測している、とも言えるでしょう。生物学者たちによれば、生きているものは、孤立した状態では存在できません。一個の細胞でさえ、食べ物のようなインプットを環境から受け取ることが必要です。生命の物理学は、生物と環境の間でフィードバックを提供する情報のループの物理学なのです。その結果、生物は常に自分自身を調整し、ホメオスタシス（恒常性）を保つことができます。生物学における、細胞や生物と環境の間のフィードバック・ループの正式な研究には、システム生物学（編注：システム工学の考え方を取り入れた生物学）やエピジェネティクス（遺伝子よりも上位の制御機構）のような名前もあります。

細胞生物学者で元プリンストン大学教授ブルース・リプトン（1944年～）は、著書『The Biology of Belief』（邦訳『「思考」のすごい力』PHP研究所）の中で、情報が、細胞と環境の間のフィードバックという形で体の中の知性を作る仕組みについて、自分が得た科学的、個人的啓示を語っています。リプトンは、研究のために、分離された培養細胞を生かそうとしていたのですが、その時のことを、次のように語っています。

20年前、師アーヴ・カニグズバーグから、細胞が弱っているときは、まず環境について考えるようにとアドバイスを受けたのですが、その意味がやっとわかりました。DNAが生物学を支配しているわけではないし、細胞核は、細胞の脳ではありません。あなたや私がそうであるように、細胞もそれが生きている場所、つまり環境によって形作られるのです。〈注3－7〉

以下の推論を立証するには、もっと多くの研究が必要ですが、**NES**は、（**ボディフィールド**を介した）環境と体のもつれ合いを考慮に入れて、人の健康状態を計測することができる初のバイオテクノロジーかもしれません。**NESプロフェッショナル・システム・スキャン**は、細胞が外部及び内部環境から受け取る情報が、コヒーレントで歪みのない状態で正しく届いているかどうかを測定しているのかもしれません。継続的に**NES**スキャンをすることで、時間の経過とともにその人に起こったすべてのこと、その人がさらされたすべての影響が記録された情報フィールドであるホログラフィックな**ボディフィールド**の層をはがし、各層に蓄積された情報にアクセスしているのかもしれません。

科学のパラダイムは変化しています。**生体エネルギー学**と生物物理学は開花しつつある分野であり、やがて、従来型医療の堅固な地盤に切り込んでいくでしょう。私たち**NES**は、大胆にこう提言します。生きた有機的システムが、自然の「第三の領域」であることが判明するでしょう。古典的物理学と量子物理学は現在、二つの主要な、しかし別々の自然の領域であると見なされています。この第三の領域が、この二つを融合、統合したものであることが、きっといつかわかるでしょう。次の大きな革命が、今、起きつつあるのです。これは、生命の統合的な性質に関する革命です。革命の今後は、私たちがこれからも新しい方法を発見し続けることができるかどうかにかかっています。私たちは、生きて呼吸している人間(及び他の生物)と、その生命を定義する特別な性質を探求するため、知的・技術的方法論を発見し続けていかなければならないのです。その努力を続けていくうちに、新たな医療、すなわち肉体的側面とエネルギー的側面を統合する新しい健康観があらわれるでしょう。それでは、この新たな見方を裏付ける証拠をいくつか、見ていきましょう。

バイオフォトン(生物光子)

ドイツの生物物理学者フリッツ－アルバート・ポップ(1938～2018年)は近代の生体電磁気学研究の父として、広く認識されています。1970年代にバイオフォトンという言葉を作り出したのもポップです(注3-8)。彼は、光に魅せられた男、特に光が体と相互作用する仕組みに魅せられた男と言っていいでしょう。ポップの研究によって、世界中の科学者たちが大いに刺激を受け、体がどのように超微弱な光や他の電磁波を作り出し、利用するのかについて、研究し始めました。

ポップは、発がん性化合物が、非発がん性化合物とは異なる方法で光を使うことを発見しましたが、これは彼の初期の主要な発見の一つです。多くの化学物質は、光を吸収し、そして、それを再び放出できるようになっています。しかし、発がん性化合物はなぜか、細胞が使う光信号を変化させ、細胞がそれを再び放出する前にかき乱してしまうということを、ポップは発見しました。さらに、彼自身と他の科学者たちを驚かせたことには、発がん性物質は特に380ナノメートルの波長の光を混乱させるのが好きだということがわかりました。

そこでポップは、これは体にとって特別な波長なのだと考えるようになりました。そして、すぐに、細胞が、太陽などの紫外線から受けたダメージを修復する、光修復*メカニズムとの関連性に思い当りました。光修復という現象自体はすでに立証されているのですが、そのプロセスはほとんどわかっていません。ポップは大胆に発想を飛躍させ、光修復には、細胞自身による光の放出が必要だと仮定しました。さらに調べていくと、細胞の光修復プロセスがもっとも効率的に働く波長があるという衝撃的な発見に至りました。そうです、３８０ナノメートルの波長です！　発がん性化合物ががんを引き起こすのも、紫外線によるダメージを細胞が修復するのに必要な光をブロックするからだろうとポップは考えました。

体内の光をさらに研究するには、超微弱な光を感知できる新たな技術が必要でした。ポップの生徒の大学院生バーナード・ルースがこの困難な課題に立ち向かい、まもなく、彼とポップは新しい技術を用いて、生きた細胞が光を放出しているかどうか確かめることになりました。二人はまず、キュウリの種から始め、実際、光を発見したのですが、これはおそらく光合成の副産物だろうと結論付けました。そこで、今度はキュウリの種を暗闇で育て、光合成の効果が及ばない条件の下で実験しました。それでも、やはり、光が見つかりました。それだけではなく、それはコヒーレント光だったのです。

先にも説明したように、熱くて湿った体内環境において、量子プロセスは、古典的物理学に道を譲るものと考えられてきました。なぜなら、環境からもたらされる熱や混沌とした影響は、量子信号のデコヒーレンスをもたらすからです。ポップが生体内にコヒーレント光を見つけたという事実は、物理学と生物学にもっとも深く根づいた信念の一部を覆すものでした。コヒーレント光の何が、そんなに特別なのでしょうか。それは、個々のフォトンがなぜかつながり合い、協力して一緒に働き、システムの状態に関する情報を伝達しているからです。

たとえば、サッカーの試合を見に来ている無秩序なファンの群れが、突然、注意を集中して、一緒に立ち上がり、ウェーブを作って応援している様を想像してみてください。このとき、コヒーレンスが働いています。個人が個人であることは変わらないのですが、ある一定の時間、個人が集まって、何か意味のある目的のために、一つのものとして行動するのです。生体内の量子粒子がこのように協力し合うとは、誰も考えていませんでした。しかし、さらに研究を進めると、体内のコヒーレント光の源はＤＮＡであると、ポップは考えるようになりました。体内のすべての細胞で毎秒ごとに起きている、何百、何千もの化学的プロセスを、ＤＮＡが光信号を使って調整していると考えたのです。

ポップはやがて、健康な人と病気の人、両方に対して実験をするようになりました。そこで、非常に興味深いことがわかりました。健康な人の細胞はコヒーレント光を放出します。しかし、病気の人の細胞が放出する光はごちゃごちゃになっている、もしくは、放出されるコヒーレント光の量が多すぎたり、少なすぎたりするのです。これらの初期の実験に関して、ジャーナリストのリン・マクタガート（１９５１年〜）は次のように書いています。

あらゆる場合において、がん患者は、こういう自然な周期的リズムと、そのコヒーレンスを失ってしまったのです。内なるコミュニケーションラインがかき乱されてしまったのです。がん患者たちは、世界とのつながりを失い、彼らの光は消えつつありました。

一方、多発性硬化症の患者には反対のことが起きました。彼らは、秩序が過剰にある状態にありました。この病気を患っている人たちは、光を過剰にとっていたのです。これが、細胞が正しく働くのを妨げていた……多発性硬化症の患者は、光に溺れていたのです。〈注３-９〉

ポップの実験結果はまだ、実際に治療に使われるには至っていませんが、研究者たちに、今までにない道を指し示しました。実際、世界中で、多くの研究者たちが、ポップの後に続いて、体の生物発光と、バイオフォトンの健康と病気に関する役割を研究しています。

たとえば、韓国の科学者チームが、ドイツ、日本、ロシア、ポーランド、イタリア、中国、アメリカなどの研究者の発見を裏付けました。体は実際、超微弱なコヒーレント光を発しているのです。彼らの論文「Biophoton

Emission from the Hands（手からのバイオフォトンの放出）」〈注3-10〉によると、20人の健康な被験者の手から、バイオフォトンが発せられるのが観測されました（３００～６５０ナノメートルの範囲）。その光量は、ただの自然なバックグラウンド発光より、34パーセント多いものでした。また、単なる熱放射や体熱からバイオフォトンが作られたわけではないことも、確認されています。

細胞

ギルバート・リンが細胞膜の理論を手直ししようとしていることについて1章で簡単に紹介しました〈注3-11〉。リンの他にも、ナトリウムとカリウムに関する膜ポンプ理論を信じていない分子生物学者や細胞生物学者が大勢います。その理由の一つは、細胞には、ポンプを動かし続けるだけのエネルギーがないので、ポンプ－チャネル説が言うように、細胞膜がナトリウムイオンを通過させることはできないということです。

また、従来型の生物学者は、ＤＮＡを含む細胞核が、細胞の指令センターであるとみなしていますが、リンは、細胞が機能を果たす上で、原形質こそがもっとも重要であるとしています。原形質とは、細胞内部のマトリックスのようなもので、最前線の科学者たちは熱心にこれを研究してきました。というのも、細胞のもっとも重要な活動は、原形質で行われているらしいからです。実際、細胞のマトリックスである原形質は、各細胞の核の中で丸まっているＤＮＡよりも重要なのかもしれません。しかし、リンだけが、細胞の機能に関する、すでに確立された知識を覆そうとしているわけではありません。

リプトンは、細胞膜がもっとも重要であると考えていますが、リンと同じく、細胞核、及びＤＮＡは重要性が低いと考えています。リプトンは、除核細胞に関する実験を説明していますが、除核細胞とは、核を取り除かれた細胞のことです。ＤＮＡは細胞の命に不可欠なすべてのものをプログラムしており、言わば、細胞の「脳」であると考えられています。しかし、核を取り除かれた細胞、つまりＤＮＡを取り除かれた細胞が２か月以上も生き続け、機能し続けたのです！　リプトンは次のように書いています。

> 生きた除核細胞は、脳死して生命維持装置につながれた細胞質の塊として横たわっているわけではない。これらの除核細胞は、活発に食べ物を摂取、代謝し、生理機能（呼吸、消化、排せつ、運動など）の統括を維持し、他の細胞とコミュニケーションする能力も保ち、外部刺激に適切に反応して成長し、防御する。〈注3-12〉

これらの除核細胞は、分裂したり長期間生存するのに必要なタンパク質を再生産したりすることはできません。しかし、リプトンの実験によって、核は細胞のコントロールセンターではないことが示されました。除核細胞は、生殖できないだけで、正常に機能できるのです。だから、細胞の知性は核にあると信じている生物学者は細胞の生殖腺を脳と勘違いしているのだと、リプトンは言っています！　リプトンは、細胞膜こそ、もっとも重要な情報管理／指令センターであると考えています。細胞膜は、外部から信号を受け取ると、自分の状態、及び、体内のすべての他の細胞の状態を考慮して、信号を解釈し、適切な情報を細胞の内側に送ります。これらの環境信号によって、たとえば、細胞はタンパク質の形を変えるよう促され、その結果、核の中のＤＮＡに情報が送られます。リプトンは、さらに言います。

> タンパク質合成の研究によって、（遺伝子よりも上位で制御を行う）エピジェネティック〝ダイヤル〟（編注：環境信号）は、一つの遺伝子の青写真から２０００種以上の（調節）タンパク質を作成できることがわかった。〈注3-13〉

となると、生命の青写真はＤＮＡではなく、環境とコミュニケーションする細胞の能力（知性）なのかもしれません。細胞は、生命のエンジン（ＤＮＡ）の入れ物として分けられた液体バッグではなく、体の内外の状態をモニタリングし、ＤＮＡに指示を送る受信アンテナ、あるいは放送局のようなものです。こうしたフィードバック・ループによって、生命の基本的機能を調整しているのです。

細胞が体にとって主要なコミュニケーションセンターである理由を検証している科学者たちもいます。彼らの実験によると、その理由の少なくとも一部は、細胞が環境からのインプットを受信する能力にあることが確認されつつあります。生物電磁学の研究者、Ｗ・Ｒ・アディ（１９２２〜２００４年）は、細胞生物学者や分子生物学者の間で「高まりつつある科学的コンセンサス」と彼が呼んでいるものについて説明しています。そのコンセンサスとは、細胞が、環境中の電磁場のような外場（編注：反作用を受けないほど差がある外部からの作用）に敏感であるということ、そして、細胞はこうしたフィールドが提供する情報を原子レベルで用いて、生理的活動を調整するということです（注３－14）。

物理学者のヘルベルト・フレーリッヒ（１９０５〜１９９１年）については、本章の後の部分でもっと詳しく取り上げますが、彼は、細胞が集合的に振動し、ある種の協力的情報ネットワーク、もしくは情報フィールドのようなものを体の中に作り上げることを発見しました。この振動は、フレーリッヒ振動として知られています。このような場を通じて、情報はほとんど瞬間的に移動し、体のどんな片隅にまでも届けられます。また、フレーリッヒは、体の生体マトリックスを成す細胞の集まりが結晶状に配列することで、体は環境による信号に非常に敏感になるという仮説も立てています。

細胞内部（及び遺伝物質）と外部環境の境界線が、従来考えられていたより、もろいものであることを示す研究は、他にもたくさんあります。その例をいくつも挙げることができますが、私たちの言いたいことはすでに伝わったと思います。つまり、細胞は、ある種の知性を持ち、体内、及び、体と外部環境との間の広大なコミュニケーション・ネットワークを通して、活発に協力し合っているのではないか、ということです。

結合組織のマトリックス

体の中では信号やメッセージが騒然と飛び交い、その生体機能の複雑な働きを維持しています。私たちは、脳が体の中の知性を生み出していると考えがちですが、神経系、筋肉系、結合組織のネットワーク、循環系、免疫系など、多くの生体システムの間で、情報が絶え間なくやりとりされています。最近の研究によって、脳だけでなく、結合組織も、このコミュニケーションを調整していることがわかりました。結合組織は、体内で広範囲に及ぶネットワークを作り上げます。

生体エネルギー学の研究によって、多くのタイプの生体分子が結晶格子状に配列されており、分子がしっかりと詰めこまれているので、この格子状の分子のネットワークを介して、ほぼ瞬間的に信号を送ることができるということが明らかになりつつあります。

体内の結合組織は特に、効率的な情報の伝達者であるように思われます。この結合組織のマトリックスは、複数の異なる種類の組織からできていますが、それらは一般的に筋膜組織と呼ばれ、さまざまな深さで体中に広がっています。ランゲルライン(編注:受精卵からの細胞分裂の過程で生じた細胞膜の跡)、つまり皮膚割線は、皮膚のすぐ下にある表層筋膜のネットワークです。神経周囲系は、体中の神経の周りに広がる結合組織のネットワークで、脳から発せられる神経波を体中に伝えることを可能にします。消化系とリンパ系は、コラーゲンを含む結合組織から形成され、筋肉系は、筋筋膜というさらに別種の結合組織からできています。

オシュマンは、著書『Energy Medicine in Therapeutics and Human Performance』(邦訳『エネルギー療法と潜在能力』エンタプライズ)〈注3-15〉の中で、このように述べています。

> 体全体、及び体の各部分の動きは、結合組織を通って伝達される緊張によって作り出されます。結合組織は液晶物質で、半導体によって構成されています……結合組織の半導体的性質の一つは、

ギリシャ語で〝圧力電気〟を意味するピエゾ電気です。このピエゾ電気によって、体中のあらゆる動き、圧力、緊張が、さまざまな振動する生体電気信号、微小電流やその他の信号を生成している……。

細胞は、結合組織に囲まれ、その中に埋め込まれているので、この圧力電気ネットワークを介してコミュニケーションすることができます。その結果、体は一つの巨大な電磁信号システムとなり、すべての細胞が他の細胞のしていることを知ることができるのです。

結合組織は主要な情報ネットワークとして、多くの体の重要機能にとって欠かせないものらしいということが、他の研究からもわかっています。結合組織は、体の感情的状態（記憶、特にトラウマ的な記憶は筋肉や他の組織に蓄積されます）、毒素を処理する能力、細胞が（ＡＴＰという形で）エネルギーを効率的に処理する能力を伝達します。情報処理の問題に関して言えば、結合組織のマトリックスは、体の中でも、もっとも探求されていない領域かもしれません。その豊かな可能性を発見するには、健康や病気の治療に関する私たちの考え方を根本的に変えなければなりません。

微小管

細胞自体も、独自の結合組織である細胞骨格を持っています。細胞骨格には、微小管*が含まれます。微小管とは、小さな空洞のチューブで、生物物理学の中心研究課題となっています。なぜなら、脳の微小管の中の量子プロセスによって、記憶のメカニズムや、意識そのものまでも解明できるかもしれないと考えられているからです。実際、意識を解明するにあたってもっとも有望な理論の一つは、「意識はホログラフィックである」と仮定している生物物理学の研究者たちによって提案されているものです。意識とは、シナプスにおける電気化学的プロセスによって生じるもので、ニューロンに依存していると、従来型の脳科学者は説明します。しかし、生物物理学の研究によると、実際のところ、微小管の構造から、意識全体、もしくは一部分が生じているのかもしれないのです。というのも、微小管の中で、量子トンネルという奇妙なプロセスが起きるからです〈注3－16〉。これは、電子のような粒子が、微小管の中のある場所から、微小管の外のある場所へ、その間の距離を通過することなく移動することができるという驚くべき現象で、すでに物理学的にきちんと実証されています。つまり量子粒子は、実際に壁を通り抜けることなく、壁の向こうに行くことができるということです。粒子は、反対側にただ忽然とあらわれるのです。この現象の量子的性質により、体の中で情報がほぼ瞬時に伝わるのではないかと、科学者たちは考えています。

さらに、記憶は脳だけでなく、体中に散在しており、体に記憶を分配、蓄積する際、細胞骨格の中の微小管が重要な役割を果たしていると考える研究者たちもいます。後で説明しますが、NESの健康モデルでは、微小管のみならず、その他のあらゆる形と大きさの空洞が、体の健康に重要な意味を持つと、とらえています。と言うのも、これらの空洞には、体の健康状態を保つのに欠かせないゼロポイント・エネルギーを集めるという、非常に重要な機能があるように思われるからです。

神経周囲系

ロバート・O・ベッカー（1923～2008年）は、電磁波が健康に与える影響に関する研究の先駆者です〈注3－17〉。ベッカーの研究領域は、本章の中でももっとも興味深いもので、神経周囲系の働きについての研究です。神経周囲系とは、神経の周囲を取り囲んでいる結合組織のネットワークのことで、独自の神経系であると考えることができます。中枢神経系は脳に依存していますが、スピードが速いことで知られています。ピンチのとき、私たちは考えることはできません。考えるのではなくて、ただ反応しなくてはなりません。自律神経系の交感神経がエネルギーを噴出し、危機的状況に素早く反応できるようにしてくれます。
　しかし、私たちの生存に必要な日常的機能の大部分は、スピードより正確さを必要とします。細胞、組織、器官は、たとえば、特定のホルモンを正確な分量、正確なタイミングで生産するなど、苛酷な仕事を遂行しなければなりません。それができないと、私たちは病気に、特に慢性的病気になる可能性があります。脳に基づいた系は、メッセージを正確に伝達することよりも、素早く伝達することが得意です。しかし、神経周囲系は、この種の正確な情報を伝達するのにもってこいのシステムだと、ベッカーは説明します。なぜなら、神経周囲系は、とてもゆっくりとした波を使って情報を送るからです。神経周囲系はアナログシステムで、脳に基づいた神経系は、光速パルスのデジタルシステムであると、ベッカーは言います。

　ピーターの研究は、ベッカーの研究をサポートし、確証するものです。本書の第2部で説明しますが、**NES**はもともと、鍼治療に使われる経絡(けいらく)に関するピーターの研究から生まれました。経絡とは、体内のエネルギーのチャネルであると考えられています。しかし、その道を通るエネルギーの種類や、エネルギーが体に影響を与える仕組みについては、ほとんど解明されていません。中国伝統医学では、氣(チー)と呼ばれる生命の力が、経絡のチャネルを流れ、その多くは皮膚のすぐ下にあると考えられています。主要チャネルから分岐したより深い内部のチャネルもあり、この内部の経絡には表面の経絡のような皮膚上の経穴(ツボ)がありません。健康で、感情的にもバランスのとれた状態を保つには、氣がこの経絡を通って、体のすべての部分に正しく流れなければなりません。

　中国やその他の国の多くの文献が、情報という視点から見たとき、経絡は皮膚に密接に関連しているという見方を示しています。なんと言っても、皮膚は体で一番大きな臓器なのです。鍼治療では、皮膚に鍼を刺すことで、体中のエネルギーのチャネルを刺激しているのだろうと、広く信じられています。こうしたエネルギーのチャネルは、皮膚のすぐ下にある表層的な結合組織、ランゲルラインに関係があるように見えます。しかし、ピーターは、それを実証することができませんでした。ピーターの行った実験では、経絡、特に肝経は、もっと深い層の結合組織と緊密に結びついており、皮膚や表層レベルにはほとんど〝会話〟していませんでした。ピーターは**NES**の**インテグレーター**を体の情報〝ルートマップ〟と呼んでいますが、それはランゲルラインではなく、神経周囲系に結び付いているものと思われます。この驚くべき実験結果は、結合組織が体の正しい機能と健康の維持に欠かせない情報ネットワークであるという、ベッカーや他の研究者たちの意見に一致しています。また、深部組織セラピー、ロルフィングの開発者であり名称の由来となったアイダ・ロルフ（1896～1979年）や、さまざまな筋膜リリースセラピーの開発者たちの理論も、ピーターの発見と一致しています。彼らは、深層結合組織の状態が全体的な健康状態を反映していると考えているのです。

免疫系

結合組織のマトリックスが、ある種の第二の脳として、または新たな種類の神経系として、体内で情報を運ぶというのは、ＳＦ小説の中だけのものではありません。それに、この情報ハイウェイの形成には、結合組織のネットワーク以上のものがかかわっているかもしれません。２００６年、サイエンティフィック・アメリカン誌に発表された最近の研究によると、今まで、脳の神経ネットワークの中にだけ発見されていたシナプスが、免疫系の中でも発見されているそうです。免疫細胞が、構造化されつつ適応性のあるつながりを作っていることがわかったのです。このつながりは、脳のシナプスのように見え、シナプスのように働いているらしいのです〈注3－18〉。研究者たちは、

これらの免疫細胞が、病気と闘うために、情報共有ネットワークを形成しているのかもしれない、と考えています。

彼らの発見にはまだ議論の余地がありますが、こうした免疫学者たちは、この免疫系のシナプス作用には、

> コミュニケーションを始めたり、終わらせたり、二つの細胞間で交わされる信号の音量を調節したりする機能が含まれる、

と仮定しています。さらに、彼らは、ウイルスもこの免疫細胞のシナプスを利用できるかもしれないことを発見しました。この記事で取り上げられた、ある研究チームは、

> 〝ウイルスシナプス〟現象、つまり細胞の仕組みを利用して自らの遺伝物質をコピーすることが知られているウイルスも、細胞のコミュニケーション機能を利用して、細胞から細胞へと自らの勢力を広げていく可能性があること、

を発見したと報告しています。

コヒーレント場

振動医学(ヴァイブレーショナル・メディスン)の歴史はあまりにも長く複雑なので、本章で正確に振り返ることはできません。しかし、そのうちのいくつかの側面は、体内の**生体エネルギー的**、量子的プロセスを探求するにあたって欠かせないものです。

特に、共鳴は、細胞間でコミュニケーションをとる際の重要な手段です。共鳴という言葉は、あるシステムの中で共有される周波数を指します。そして、共鳴には、破壊的共鳴と、建設的共鳴の2種類があります。

共鳴の破壊力の典型的な例は、一団の兵士が橋を行進して渡るケースです。兵士は足並みそろえて行進しているので、彼らのブーツは同時に橋を打ちつけます。こうして共有された周波数、すなわち共鳴が生まれます。振動が重なり合うと、エネルギーが跳ね上がります。兵士たちの足踏みの共鳴が、橋の構造に伝わるにつれて、橋も、足踏みと同じエネルギー準位で振動し始めます。そして、二者の共鳴によって、橋の完全な構造が実際に崩れ、崩壊することが可能なのです。より身近な例としては、歌手の声とクリスタルのワイングラスが共鳴したときに、グラスが砕けてしまうということがあります。

結合振動子としてコヒーレント場を作る場合など、共鳴は建設的にもなり得ます。個々のシステムは混とん状態にあるように見えても、それらの要素が秩序ある全体として合体すると、新たな性質や特徴を帯びることがあるのです。可視光は、自由に動き回るフォトンの集まりですが、その光の流れを集めて揃えれば、超コヒーレントなレーザー光になります。体の中ではコヒーレント共鳴場によって、個々の分子、細胞、器官系までもが、情報を共有できる可能性があります。

ノーベル賞を受賞した生化学者、セント=ジェルジ・アルベルト（1893〜1986年）は、**生体エネルギー学**の歴史における大御所の一人と考えられていますが、おもな業績としては、1940年代に、ある種の細胞内の分子（具体的にはミオシンと呼ばれるタンパク質）が筋肉の機能をコントロールする仕組みを発見しました〈注3-19〉。彼の、体の仕組みに関する考察の多くは、後年、生物物理学者たちによって立証されました。セント=ジェルジのアイデアの一つに、体内のエネルギー伝達は、結合振動子によってなされるというものがあります。結合振動子とは、二つの別々のものが、多くの場合、共鳴によって結びつけられ、一つのシステムとしてともに働くということです。たとえば、棒でつながれた、二つの振り子（ペンデュラム）があると想像して下さい。一つの振り子を揺らすと、もう片方の振り子も共鳴によって、揺れ始めます。さらに、二つの振り子はやがて同調し、揺れの動きが完全に一致します。共鳴を通して、動きが伝達され、結合した調和振動子が作られたのです。体内の細胞も、似たようなプロセスを経て働いているのではないかと、セント=ジェルジは考えました。

後年、アミノ酸やタンパク質など、多くの種類の分子が、他の分子との距離が十分に近いとき、結合振動子のように振る舞うことが研究によって明らかになりました。体の動きと、体内の分子の動きによって生じる共鳴を介して、情報はネットワークの中を移動します。この動きによって、複数の電磁場も生じますが、それらは巨大なクモの巣のようにネットワーク化されているので、エネルギーと情報を体のすべての部分に送ることができます。この理論は、多くの領域で確証されましたが、その中でも代表的なのは、1991年、K・J・ピエンタとD・S・コフィによって行われた研究です〈注3－20〉。彼らは、細胞骨格が結合した調和振動子のように働くことで、情報を細胞の外から、細胞の内側へと深く、DNAにまでも送ることができるのではないかと提案しました。彼らの研究は、リンやリプトンの研究を支持するものでもあります。リンとリプトンはともに、DNAではなく、細胞膜または原形質が細胞の指令室であると提唱しています。

ヘルベルト・フレーリッヒも、生体情報処理の秘密を解明するのに貢献した主要な人物の一人です〈注3－21〉。フレーリッヒの非常に興味深いアイデアの一つは、体内の量子コヒーレンスに関するものでした。ポップは生物から発せられるコヒーレント光を発見しましたが、フレーリッヒは、量子物理学の原則に基づき、生体系はコヒーレント振動を（振り子のように規則的に）生産するものであると仮定しました。そして、これらの振動は、コヒーレントなので、レーザーのような性質を持つと考えたのです。

フレーリッヒは伝説的な知的好奇心の持ち主で、固体物理学や生物学など、多様な分野で、重要な貢献をしました。フレーリッヒの研究のほとんどは、高度に専門的なものですが、彼の創造的な発想によって、生物物理学の多くの領域が活気づけられました。フレーリッヒは生物学のさまざまな分野に興味を持っていましたが、その一つは細胞の電気的性質です。細胞はサイズが小さいがゆえに、細胞膜の内外で非常に大きな電場を作り出すことができます。細胞の内側はマイナスで、外側はプラスです。結合組織は、多くのコラーゲンからできていますが、これもまた電場を作ります。その一部は、筋肉や腱の伸縮運動などから作られます。神経や腺もそれぞれ、信号を処理したり、液体を分泌したりしながら、電場を作ります。体中いたるところで、電場が相互作用しているのです。それに、体内の何兆もの分子も、すべての物質と同じように素粒子からできているので、それ自体が運動して、小さな振動を作り出し、その振動が集まって膨大な潜在エネルギーと振動場を作り出します。フレーリッヒは、こういう無数の個別の振動場が集合的に協力し合い、コヒーレントに働くに違いないと考えました。そして、そのとてもコヒーレントな性質により、自然界の外場に敏感に反応するはずだと理解していたのです。

コヒーレント振動と振動場に関するフレーリッヒの理論によって、多くの研究者が刺激を受け、体内の量子プロセスを探求しました。フレーリッヒと彼らの研究により、コヒーレント場が体に情報を伝え、生物の成長から免疫系の強さまで、多くの生理機能に影響を与える仕組みが、やっとわかってきたのです。

◆

ここまで、科学的研究について簡単に説明してきましたが、体には深く浸透するエネルギーがあると示す例や、生物学は古典的物理学の法則に従うだけでなく量子プロセスも伴うことを示す例を紹介してきました。他にも、わくわくするような新しい分野がたくさん探求されており、今までの体に関する知識の枠が広がりつつあります。その中でも、もっともわくわくするものの一つは神経心臓学という新たな分野で、心臓はただのポンプではなく、感覚器官でもあることが解明されつつあります！　心臓には神経細胞があり、脳や他の部分のホルモン調整などのプロセスを管理することができます。また、感情と記憶の中心でもあるらしいのです〈注3-22〉。こういった分野の研究によって、生物学のもっとも根本的なプロセスに関する理解が深まっていくし、その結果、病気や健康に対する理解も深まります。たとえば、体から発せられる超微弱なコヒーレント光によって、まだ気づいていない病気の存在も知ることができます。また、電磁場には、情報の運び手としての機能があり、分子と細胞は結合振動場を介して〝会話〟することができます。このような例をいくつか見るだけでも、新たなヘルスケア理論を作り出すことができるでしょう。量子学的生体プロセスを解明し、それらを計測し、量子レベルで体に働きかける新たな方法を作り出すことができるシステムを作っていくのです。

ここまで、背景となる知識や状況を説明してきました。皆さんはすでに、生物学、物理学、**生体エネルギー学**界を席巻している問題と議論を十分に理解し、私たちがこれからお伝えする情報を受け取る準備ができたことと思います。ここから先の章では、**NES**がどのように**生体エネルギー学**の境界線を広げたか、そして、私たちがどのように完全に新たな領域を開拓したかについて、お伝えしていきます。

私たちは個々の旅を始めたとき、自分たちが新たなヘルスケアを開拓することになるとは思ってもいませんでした。目標は、自分の慢性病をなんとかしたいという、とても謙虚なものでした。しかし、私たちは他の人々に、無駄なことをしているとか、狂気の沙汰だとか言われることを恐れずに、新しいアイデアを探求し続けたので、今まで紹介してきた科学者たちと同じように、少しずつ前進し、体の仕組みの新たな側面を見つけることができたのです。

さあ、それでは、第2部へと移り、病から健康へと至る私たちの旅についてお話ししましょう。その旅の結果、私たちは共通のヴィジョンを発展させ、それが**NES**の開発につながっていったのです。

第 2 部

NESの誕生

ニュートリ・エナジェティックス・システム

4章❖病に陥る

ハリー・マッシーは病に臥せっていました。病状は日増しに悪くなるばかりで、4年以上、健康状態が悪化し続け、ついにはほとんど寝たきりの状態になってしまいました。考えられる病名は、慢性疲労症候群（CFS）でした。これははっきり診断のつかない病気ですが、原因不明の症状の集まりとしてあらわれます。これは、1990年代の初めにやっと、特定の医学的疾患として認められました。実際の症状は患者によって異なりますが、通常、患者に次のような症状が複数あらわれ、他に説明のできないとき、CFSであると診断されます。

最低6か月以上続く激しい疲労、短期記憶障害、関節痛、筋肉痛、リンパ節の圧痛、慢性的な不眠、頭痛、一般的な思考力の低下など。

CFSの原因には複数の仮説があります。一部の研究者は、体の中で起こった一連の異常の結果であり、原因が一つに特定できないと考えています。別の研究では、中枢神経系のコルチゾール不足や、全般的な免疫系の機能不全、体内の複数の感染性病原体による副作用のような特殊な機能低下が指摘されています。原因が特定できないので完治することはなく、おそらくさらに悪いことには、効果的で長期的な治療法がありません。CFSは、患者にとって破壊的なものとなり得ます。何か月か、比較的調子がよく、体の機能も正常に働いていると思ったら、突然、嵐のように、激しい疲労感に襲われるのです。命の上に黒雲が覆いかぶさり、通常、寝込むことになります。しかし、たいていの場合、症状は何か月、もしくは何年もかけて、ゆっくりと悪化し、ついには通常の活動を行えなくなってしまいます。疲労以外の症状もあらわれたり消えたりしますが、それらもたいてい時とともに悪化します。ほとんどのCFS患者にとってできることは、最善を望みつつ、最悪に備えることだけなのです。

ハリーの病気は、何食わぬ顔で始まりました。1994年のこと、ハリーは高校卒業後の1年間、母国イギリスを離れ、オーストラリアでティーンエイジャーたちにセイリングとカヤックを教えることにしました。ハリーは運動がとても好きで得意だったので、この1年間は、大学で勉強に打ち込む前のいい息抜きになると、楽しみにしていました。オーストラリア滞在中、ハリーは自由時間を使ってあちこち探検していたのですが、そんな旅の途中、高熱が出たことがありました。熱は2週間ほど続き、その後、回復したものの、二度ともとのように完全に健康になることはありませんでした。その2か月後、唇が腫れ始め、胸痛も起きました。息も苦しくなって、呼吸をするたび鋭い痛みが走り、まるで、ガラスの破片を吸い込んでいるようでした。ついに、ハリーはケアンズの病院に入院することになりましたが、医師は原因を見つけることができませんでした。結局、最初の高熱の原因となったものがアレルギーを引き起こしたのだろうと、医師たちは考えました。

その年の後半、イギリスに戻って大学で勉強し始めたとき、ハリーはすこぶる体調がよいと感じました。だから、大好きなことを再び始めました。ハイキングにセイリング、それから特に好きなのはロック・クライミングでした。無理をしない限り、体調に問題はありませんでした。しかし、無理をしてしまったときは、呼吸困難と胸痛が戻ってくるので、すぐにわかりました。それから、全身倦怠感にも襲われ、回復にも次第に時間がかかるようになっていきました。しかし、それで引き下がるようなハリーではありません。ハリーは意志の力で痛みと疲労を克服しました。100パーセントか0パーセントか、ハリーにはその二つの選択しかなかったのです！　クライミングとパラグライダーのエピソードをお話しすれば、ハリーのスタミナと恐れを知らぬ勇敢さを証明することができるでしょう。ハリーは熟練したクライマーで、向こう見ずな性格でもありませんが、スポーツに危険はつきものです。氷のベン・ネビス山を登っていたとき、くさびが抜けて、ハリーは10メートルほど落下しました。強烈な痛みと衝撃が走りましたが、ハリーは登り続けました。5年後にレントゲン写真を撮った時、おそらくその秋に背骨を骨折したのだろうと気づきました。

また、ある時は、パラグライダーをしている最中に、翼の一部が壊れ、岩だらけのイギリスの海岸線めがけて急降下しました。典型的なイギリスの城は、崖の中腹に建てられているものですが、ハリーはそんな城に向かって落ちていったのです。コントロールを取り戻そうと戦い続けながら150メートルほど落下し、ハリーはなんとかラインを操って、翼を部分的に膨らませることができました。その結果、石の城壁と崖からわずか数フィート離れたところまでたどりつくことができたので、体を大きく揺らすことによって、ハリーは無事に着地することができました。これはとてもショッキングな体験でしたが、またすぐにパラグライダーに挑戦しなければならないと、ハリーは考えました。そうしなければ、もう二度とパラグライダーをすることはないだろうと知っていたからです。

だから、ハリーは前進し続け、自分を徹底的に鼓舞して、意志の力で学業と余暇に全力を尽くしました。深刻な健康問題が始まったのは、大学最後の年になってからでした。勉強と運動で自分を酷使し続けた結果、ハリーは絶え間なく風邪やウイルス性感染症に悩まされるようになったのです。いつでも胸が締め付けられているようで、呼吸も苦しく、リンパ腺も常に腫れていました。思考力もだんだん低下してきました。

ハリーは何とか学校を卒業しましたが、現在、彼はその後の数年間をこのように説明しています。

黒い雲に包まれた夢の国にいるようで、いつかそこから抜け出たいと願っていました。症状はひどくなっていき、以前はこんな風ではなかったのだから、またいつか元通りの人生になるだろうという考えに必死でしがみついていました。

ハリーは耐え続け、夏のアルプスに登山旅行したりもしましたが、病気がひどくなっていることは、もう否定しようもありませんでした。登山をするごとに、その疲労から回復するのに時間がかかるようになっていきました。あるとき、フランスアルプスのダン・デュ・ジェアン山頂まで4000メートルほど登り切ったのですが、その後は何とか自分のテントまで戻るのが精いっぱいで、キャンプをたたんで車に積み込み、家まで帰る力は残っていませんでした。結局、ハリーは1週間テントで過ごし、その間、ほとんどずっと寝袋の中に横たわっていました。パンやツナ缶、ドライフルーツなど、手持ちの食料でなんとかしのぎ、ようやく家に帰る気力を取り戻しましたが、30分おきに車の運転を休まねばならない始末でした。

医学の助けを真剣に求める時がきていました。数年間、ハリーは医師や専門家を訪ね続けましたが、はっきりした診断を得られず、どんな治療も医薬品も、持続的な効果をもたらしませんでした。幸い後で間違いだとわかりましたが、膵臓がんの疑いをかけられたこともありました。誰も、ハリーの病気の治し方を知らないようでした。この時期最大の苦悶の日々が続き、ハリーは希望と失望の間を行ったり来たりしていたのです。

健康面では浮き沈みが続いていましたが、謎の病気に人生を狂わせられたりはしないと、ハリーは決意しました。経営学の修士号を取るため、イギリスの大学に出願し、合格しましたが、講義が始まってから、わずか1週間後、学業を続ける体力や明晰な思考力がないことに気づきました。退学する代わりに、1年間のコースを2年間に延長してもらいましたが、ほとんどの日、講義に出るために起き上がることもできず、友達に自分の代わりにノートをとってもらわなければなりませんでした。友達のおかげで、最初の1年間は何とか乗り切りましたが、当時のことを、ハリーは今、次のように語ります。

今考えると、あのとき勉強を続けたのは間違いでした。がむしゃらに頑張り続けるのではなく、体をよくすることに専念すべきでした。

これ以上、自分が病気であることを、しかも深刻な病気であることを否定することはできませんでした。ハリーの世界は事実上、自分のアパートの大きさに縮んでしまいました。今まで勉強とスポーツに向けてきた注意力を、健康になることに向けようと、ハリーは決意しました。

そこで、ハリーは自分で調べ始め、驚くべきことに気づきました。彼は、自分で思っていたより、ずっと悪かったのです。自分の医療記録を見ていったら、イギリスでもっとも低い血中マグネシウム濃度を記録した人たちの一人であることに気づきました。容赦ない胸痛、胆嚢の圧痛、リンパ節の腫れなどもありました。記憶力も衰え、精神を集中させるのに、非常な努力が要りました。そして、この1年間はほとんど毎日、疲れて倒れる前に100メートルも歩けなかったと気づいてぞっとしました。基本的にハリーは寝たきりでした。これ以上、こんな風に生きていくことはできない、ハリーはそう思いました。

従来型の医学からは、ほとんど助けを得られなかったので、ハリーは代替療法に目を向けました。この分野に関しては門外漢だったので、ハリーは持てるすべてのエネルギーを費やし、代替療法について勉強し、それぞれの療法を検討しました。ベッドに横たわりながら、断食療法からホメオパシー、マクロビオティックに至るまで、ありとあらゆる本を読み漁ったのです。健康が失われる原因とそれを取り戻す方法について、対立しているすべての主張を整理整頓するのはたいへんなことでした。ハリーは、このように語ります。

私の健康問題に、さまざまな団体がさまざまな解決法を提案していました。私は、ありとあらゆる本を読みました。栄養学、ロー・フード、ジュース断食、コンブチャ、ハーブ薬、ヨガ、ハルダ・クラークやマックス・ゲルソン（1881～1959年）などの代替療法家が提唱している療法、オゾン・セラピー、キレート療法、催眠療法、心理セラピー、易経など、無数の療法や流派について読みまくったのです。たいていの場合、こうした団体は自分たちの主張を裏付ける納得のいく説明を持っていました。たとえば、ロー・フードを実践している人たちは、私たちはサルから進化したのだから、生の野菜と果物だけを食べるべきだと言います。血液型別ダイエットを実践している人たちは、自分の血液型の特質と調和し、それをサポートする食事をとるべきだと言います。マックス・ゲルソン博士は、有機の野菜や果物からビタミンを摂取し、浣腸で体をデトックスすべきだと言いました。鍼治療師たちは、私の督脈は陰が過剰だと断言し、心理セラピストたちは、私が過去を手放すのを拒否していると考えました。

しかし、私の体で何が起きているのか、誰もはっきりとした説明をしてくれませんでした。それに、こうした意見がすべて正しいということなど、あるわけがありません。でも、何らかのシステムがどこかにあるはずです。自分の体に起こっていることを知る方法があるはずだ、そして、私の体の自己治癒力を助ける方法があるはずだと、私は確信していました。それがあるならば、絶対に探してみせると、私は決意しました。

ハリーは、もっとも見込みのありそうなセラピーを試してみることにしました。そのときすでにハリーは食事を変え、生の食べ物しか食べていませんでしたが、今度は、ゲルソンのビタミンとミネラルの療法を試し、ホメオパシーも7か月ほど試してみました。どれも、少しは助けになったようでしたが、健康を取り戻すことはできませんでした。いろいろ読んだ本の中で、一番説得力があったのは、デトックスでした。ハリーの病気が始まったのは、オーストラリアで熱を出してからでした。明らかに、何か異物がハリーの体の中に入ったのです。その何かによってハリーの健康が衰え始めたのだから、それを取り除けば、おそらく、このプロセスを逆転させることができるでしょう。だから、修士課程の2年目に戻る前に、ハリーは南アフリカのクリニックに行って、浄化断食とデトックス浣腸を受けてくることにしました。やはり慢性疲労症候群(ＣＦＳ)に苦しんでいた友人が、このクリニックのプログラムによって治ったと言うのです。

少なくともハリーの体を浄化してくれたという点において、プログラムは効果があったように見えました。

彼はそこに1か月以上いましたが、体から白いゼリーのような寄生虫の塊が排出されたのです。しかし、断食によって、ますます具合が悪くなってしまいました。体重は70キロから50キログラムに落ちました。体重減により疲労感が増し、イギリスに戻ったときは、出発したときよりも体調が悪くなっていました。「このときはもう、私は何もできなくなっていました」と、ハリーは言います。家に戻ると、このクリニックを勧めてくれた友人自身も、再び発症して、クリニックにまた戻ったと知りました。

修士課程を終わらせようと決意し、ハリーは大学に戻りましたが、友達に授業に出てノートをとってもらったので、何とか卒業することができました。この1年間、ほとんど寝たきり状態だったことを考えると、これは意義深い達成でした。学校を卒業した後は、健康を回復するために他の代替療法を試みることに専念しました。ハリーはプライドを捨てて実家に帰り、翌年は母親に世話をしてもらいました。でも、経済的には依存したくなかったので、小さなインターネットビジネスを始めることにしました。ベッドの上でノートパソコンを使えば、楽に働くことができたからです。そして、いろんなセラピーを試しましたが、どれも効果がありませんでした。ハリーは特に栄養学に興味をひかれ、栄養学の学士をとるためのホームスタディ・コースまで受けました。また、対症療法と代替療法の両方を統合的に取り入れているダヴ・クリニック（ハンプシャー州）の医師たちにも助けを求めました。そのクリニックでハリーは初めてピーター・フレーザーのことを知ったのです。

ある日、ビタミン剤の点滴を受けている間、ハリーはジュリアン・ケニヨン医師と話をしました。クリニックの創設者の一人で、代替療法の研究者として尊敬されている人物です。ハリーはケニヨンに、誰が世界で一番すぐれた代替療法の研究者だと思うかと訊ねました。博士は、数人の名前を挙げましたが、その中にピーター・フレーザーの名がありました。ハリーは、博士に頼んで、ピーターの連絡先を教えてもらい、数か月後に実際オーストラリアのピーターに手紙を書きました。代替療法に興味を持っていることと、ピーターの研究に関する質問を書いて送ったのです。ピーターは、自分の**生体エネルギー学**理論に関する論文を送ってくれました。ハリーは、その論文をあまりよく理解できませんでしたが、自分のサイトに、それを掲載しました。

2000年の9月には、ハリーはインターネットビジネスの立ち上げに成功し、アメリカに行くことにしました。カリフォルニアに行けば、ビジネスと自分の個人的なリサーチを結びつけることもできるだろうと考えたのです。カリフォルニアでは、代替療法コミュニティが栄えていると聞いていたし、自分を助けてくれる人や療法に出会えるかもしれないという希望もありました。この2、3年というもの、ハリーは**生体エネルギー学**と生物物理学を独学し、体のエネルギーについて勉強していました。電子工学、コンピューター、カオス理論、情報理論なども学んでいました。ハリーは、この健康への**生体エネルギー的**なアプローチが有効そうだと感じましたが、知り合って試してみたバイオテクノロジーの作り手は誰も、コヒーレント理論がどのように働くのか説明してくれませんでした。何か重要なものが欠けているように思われましたが、それが何なのかハリーにはわかりませんでした。

ハリーは1年以上、アメリカで過ごし、その間、探し求めていた学びの機会を得ることができました。多くの代替療法家や生体エネルギー学者に連絡を取り、自分自身、**生体エネルギー学**に熱心に取り組みました。今まで、いろんなものに打ち込み、努力してきましたが、それと同じくらい精力的に取り組んだのです。ハリーはまだ具合が悪く、1日に数時間働くと、その後はベッドに倒れ込んでしまう状態でしたが、活動時間も休息時間も有効に活用しました。

ベッドで休息している間、ハリーは体の微細なエネルギーについて、一度に何時間も考え続けました。健康における意識の役割や、エネルギーに基づいたバイオテクノロジーを使って現実世界とバーチャル世界を結びつける方法など、健康と癒しについて、ありとあらゆることを考えました。ハリーには大きな夢があったのです。いつか、最先端のバイオテクノロジーを、すべての人々の家に届けたい、それがハリーの希望でした。病気でベッドから出るのも困難な人たちが、自分の体で何が起こっているのか知るために、いくつもの病院やクリニックを渡り歩かなければならないなんておかしい。体の中で何が起きているのか、そして、どうしたらそれを正すことができるのか、体自身に語らせることはできないのだろうか。もし、生理機能の根底に微細な量子的エネルギー、または何らかの組織化エネルギーが存在し、細胞や器官を働かせ、生化学的作用を引き起こしているならば、このエネルギーシステムを探し出し、そのメッセージを解読することができるはずだ……、ハリーは、そう考えたのです。

ハリーがベッドやソファの上で丸まって思索に費やした時間が報われ始めました。彼の想像力の中で、理論ができあがっていったのです。現在のエネルギーをベースにするバイオテクノロジーの課題は、何よりもまず切り替えスイッチにあるとハリーは考察しました。このスイッチは、現実世界とバーチャル世界、純粋な情報の領域とそうした情報(またはその一部)を物理的世界に引き込む間にある接続ポイントで、私たちはそれを見つけて使うことができます。ハリーの見解では、それらバーチャルな力を組織化することは、クォンタム・フォース(量子の力)とも、意識とも好きなように呼べますが、名前ではなく、この力がどのように機能するかという仕組みがとても重要でした。

情報(バーチャルな領域)は常に、現実領域における周波数のような波に乗って運ばれます。この波(現実の搬送波やド・ブロイ波)とそれに乗って運ばれるバーチャル情報は、自己組織化や自己修復といった特定の特質を示すはずです。ですから、何らかのパターン、全体を支配する何らかの秩序が存在することになりますが、生命システムは静的ではなく動的なものなので、この秩序は常に変化し続けます。現実とバーチャルの切り替えスイッチは、何らかの方法でシステムの状態に関する情報をマシンに取得させます。それは、ピーターが〝ピクチャー(画像)〟と呼ぶもので、その情報がある瞬間にどのように構成され保存されているかを写し出します。これは完全な全体像ではありませんが、その瞬間のスナップショットを提供し、そこから情報を抽出することができます。

ハリーはリモートビューイング(遠隔透視)の本を読んで興味を持ち、この現象を、現実対バーチャルのパラドックスに応用できるのではないかと考えました。リモートビューイングとは、遠く離れたところにあり、何の感覚的情報も得られない対象物や景色、建物などを、心(マインド)を使って見る遠隔透視プロセスのことです。アメリカ政府や多くの主要国が、遠隔透視者を養成するプログラムをひそかに実施しており、誰でもこの技術を身に付けられる手順も開発されているのです。対象物とつながろうと意図(インテンション)し、対象物に関するイメージを受け取って書き出すことで、驚くべき正確さで対象物を特定し、詳しく描写することができるのです。この情報伝達のメカニズムは、まだ解明されていませんが、高い確率で正確に情報を得ることができる科学的手順が、すでに確立されているのです。

鍵は、意図にあります。遠隔透視者は、〝ブラインド〟状態でターゲットを与えられます。つまり、透視者は、何がターゲット(場所や物など情報を探し当てようとしているもの)なのか知らずに、透視に挑むのです。しかし、どういうわけか、透視者のマインドは、すべてのものの中からターゲットを選んで〝見つける〟ことができます。実際、ターゲットとなり得るものは、無数にあります。太陽系の惑星、人、外国の新しいテクノロジー、秘密書類、建物、場所など、ターゲットは何でもいいのです。意図を設定することで、透視者が宇宙の中のエネルギーのネットワークにつながり、そこから情報が与えられるように見えます。しかし、ハリーは、

> 意図はむしろ情報へのリンクなのではないだろうか。だから、情報を伝えたり、捉えたりする仕組みを、意図から知ることはできない、

と考えました。透視を練習しているとき、意図が透視者をターゲットがある場所に連れていきますが、これは、実際にターゲットから情報を引き出すメカニズムではありません。アメリカ政府のリモートビューイング・チームは、〝どうして〟透視できるのかには興味がありませんでした。彼らはただ、それがうまくいくことを知っていたから、使っていただけなのです。ハリーは、〝どうして〟に興味がありましたが、その答えは意図ではないように、少なくとも意図だけではないように思われました。

〝意図〟とは、非常にとらえどころのない言葉で、あらゆるものを指し示すことができます。いくら考えても、

意図とは、情報を引き出す抽出プロセスではなく、情報とつながるためのリンクプロセスであるように、ハリーには思えました。多くの場合、現在のヘルス・バイオテクノロジーにも、同じことが当てはまるように思えました。たとえば、今、市場に出ているヘルス・バイオテクノロジーの多くは、〝遠隔ヒーリング〟をすることも可能です。なぜなら、こういうテクノロジーは、集中した意図を用いることで機能するからです。たとえば、物理的に離れたところにいる人に働きかけるため、その人につながることを意図します。そして、癒しの調整効果がある周波数をその人に送り、その人の健康状態に関する有用な情報を得たりするというわけですが、意図は接続ポイントに過ぎません。それ以上の何かが起きて、情報の伝達を可能にしています。リモートビューイングや他の超心理学実験によって、意図が実際に人々や物をつなげることができると証明されましたが、これは非常に不正確で、行き当たりばったりのアプローチです。量子力学的の観点から見たとき、ヘルス・バイオテクノロジーの最大の問題は、そのシステムを利用してヒーリングや診断を行う人、すなわちオペレーターが、ヒーリングや診断を受ける人のボディフィールドから自分のボディフィールドをどうやって分離するのかということです。それぞれのフィールドを離さないと、汚染やら〝ノイズ〟という問題が生じてきます。そして、ヒーリングプロセスがうまくいくかどうかは、ヒーラーの腕次第ということになってしまいます。現実とバーチャルの間のメイン・スイッチとして意図を使うことにはあいまいさがつきまとい、そこから無数の問題が引き起こされます。それに物理学の視点から言えば、もう装置はいらないということにもなってしまいます！

よりすぐれたバイオテクノロジーを作るのに必要なもう一つの鍵は、いったい、どうやって**ボディフィールド**のエネルギーを計るのかということです。体の中のエネルギーの幅は、電磁波スペクトルの狭い幅をはるかに超えています。ほとんどのバイオテクノロジーが計測しているのは、この電磁波の周波数です。ボディフィールド自体の仕組みについての理解が欠けているだけでなく、ボディフィールドが肉体に影響を与える仕組みについて総合的に理解する視点もまた欠けているのです。ハリーはエネルギーと情報を、もっと正確で客観的に検出し伝達するため、よりよい〝スイッチ〟を作ろうとしましたが、自分のアイデアを賭ける価値のある**ボディ**

フィールド理論（ひいてはエネルギーヒーリング理論）がなければ、技術の進歩を追求しても意味がないと実感していました。ハリーはまだ十分に納得のいく理論を見つけていませんでしたが、ピーターの研究のことを思い出しました。新たな着想を得た今、ピーターの論文に書かれている考えを以前よりも、よく理解することができたのです。

ハリーは、オーストラリアのピーターに電話をして、自分のアイデアをいくつか話しました。ピーターはすぐに、ハリーのアイデアが、自分のヒーリング理論や**ボディフィールド・マップ**にとって価値のあるものだと気づきました。このとき、ピーターはすでに**ボディフィールド・マップ**を作成していましたが、それをどう活用すべきか、わかりかねていました。ハリーの誘いで、ピーターはカリフォルニアに飛び、二人は1週間の間、ただ話し続けました。石を打ちつけて火花が散るように、二人からアイデアがほとばしりました。それはすぐに大きな炎に育ち、もっと大胆なアイデアやより深い洞察がひらめきました。ピーターは20年以上、データを集め、理論化してきましたが、ハリーの哲学的、技術的洞察に大いに刺激を受けたのです。そして、ピーターがオーストラリアに帰る準備をする頃には、ハリーの技術的アイデアとピーターの**HBF**理論を統合させようという計画ができていました。

この新たな試みに、非常にワクワクしていたものの、ハリーの第一優先課題は、健康を取り戻すことでした。ピーターの斬新なヒーリング理論を試してみたかったので、ハリーは自分を彼の患者にしてくれるよう頼みました。ピーターは了解しました。ピーターのライフワークのすべても、実は彼自身の闘病から生まれたものだったのです。ピーターもまた、慢性疲労症候群（CFS）で10年以上苦しんだのでした。この先、**ニュートリ・エナジェティックス・システム（NES）**のヘルスケア・システムとなるものは、ピーター自身の健康を取り戻すための旅路から始まったのです。

5章❖バーチャル・ボディについて

１９８３年、ピーター・フレーザーは、オーストラリアの自分が創設した学校で13年近く鍼治療を教えていました。彼はオランダの学校で４年かけて鍼治療の学位を取得後、因習にとらわれないヒーリング手法に興味を持って、長年の間、古典的なホメオパシーを学び、中国伝統医学を学ぶために東南アジアや台湾、中国を旅してきました。そして、オーストラリアで学校を開きプロフェッショナルな鍼治療の臨床的・倫理的基準を築き上げるため身を捧げていたのです。

この学校がメルボルンのヴィクトリア大学に統合され、ヴィクトリア州初の鍼治療の学位取得校になることになりました。ピーターは教授兼管理者として招かれましたが、教育活動は十分に行ったと感じていたので断りました。まだ40代半ばでしたが、体の調子が悪かったピーターは、教師を引退してストレスを減らし、開業してもっと自分の健康状態を管理しようと考えたのです。翌年ピーターは結婚し、地方に移って、鍼治療とホメオパシー、ハーブ療法を統合した治療院を開きました。

健康状態が悪化するにつれ、ピーターは知り合いの代替療法家たちに助けを求めました。彼らは、ピーターの症状は、あのあいまいな病気、慢性疲労症候群（ＣＦＳ）だろうと言いました。ピーター自身、ヒーリングに関しては相当な知識があったし、彼を治療した専門家たちもそうでしたが、それにもかかわらず、ピーターの健康は悪化していきました。ＣＦＳが悪化する様子を、ピーターは次のように説明します。

どんなに治療しても、徐々にこの病気に支配され、人生を破壊されてしまいます。エネルギーやスタミナが失われ、すべてが崩れ落ちていくのです。やがて、私の結婚生活も仕事も破綻しました。生きのびるのに必要な額を稼ぐのが、やっとでした。私は海のそばの小さな家に引っ越し、雨風をしのぐ屋根と食べ物を確保するのに必要な数の患者だけ診察しました。たいていいつも、午後3時か4時にはベッドに横たわらねばならず、14～15時間眠らねばならない日もありました。私の小さな家は海から100メートルも離れていなかったのですが、海岸まで歩くこともできないことがしばしばでした。食料品店に行って、生きていくのに必要なものを買うためのエネルギーをとっておかねばならなかったのです。この病気は、思考力や記憶力も低下させるので、かつて30年近く住んでいたメルボルンを訪れたとき、道に迷ってしまう始末でした。自分がどこにいるのか、どこに行けばいいのかもわからず、とても屈辱的な思いをしたのです！

役に立ちそうなことはすべて試しました。自分が知っている方法はすべて試し、新しい方法も学んで試しました。ビタミンBが豊富だという蜂のローヤルゼリーも食べ、ビタミンやハーブも山ほど摂取しました。いろんな治療法も試し、少しの間よくなったように感じても、症状はまた戻ってきました。ときに非常に激しいぶり返しに襲われることもあり、私はやがて、生活費を稼ぐ以外のことはできなくなってしまいました。人々を診察し、電話の受け答えをし、生き残るためにしなければならないことをするエネルギーしかなかったのです。働き盛りの時期に、私は植物状態に陥っていました。

ピーターも、ハリーと同じように、慣れ親しんだ世界から飛び出て助けを求めました。ピーターはエドワード・バッチ（1886～1936年）を見習うことにしました。バッチは、植物のヒーリングエッセンスが入ったハーブ薬である〝バッチフラワーレメディ〟の開発者です。ピーターは自然が好きで、薬草療法家でもあったので、バッチを見習って、オーストラリアの植物で自分の症状を癒すことができるか試してみることにしたのです。ピーターは、初期段階の電子インプリンティング装置を持っていたので、必要とあらば、自分の病気を治してくれそうな植物や花からホメオパシーのような薬を作ることができました（注5－1）。また、皮膚電位測定機器（編注：皮膚電位タイプを測定する診断機器）を使って、植物の〝エネルギー特性〟を診断する方法も考案しました。この機器は、ある物質に固有のエネルギーを特定できると言われている電子機器です（注5－2）。一般的に、皮膚電位測定機器は、皮膚にある経穴（ツボ）の電気抵抗の変化を測定し、滞りがあると思われる場所を教えてくれます。しかし、この機器を使って、ある物質に、他のある物質と似たようなエネルギーが含まれているかどうか、言い換えれば、互いに同種であることを示すような反応が引き起こされるかどうか、ということについて、調べることもできます。実際のところピーターは、この機器に本当にそういうことができるのか、疑わしく思っていました。というのも、機器を操作する人の影響が、たいへん強く結果に影響してしまうために、とても注意深く干渉信号を取り除かなければならないからです。それに、従来的な科学の世界において、この機器は認められていないことも知っていました。しかし、ピーターはティーンエイジャーの頃から、この種の電子機器を使って遊んでいました。従来型の科学に対する敬意は十分に持っていましたが、（非生化学的な意味での）エネルギーが体の中でどのように働くのか、従来型の科学理論ではまったく考慮されていなかったからです。鍼治療や中国伝統医学は、アジアの多くの地域の主要な医療システムであり、経験を積んだ者が治療を施せば、素晴らしい結果を得られることが多くの記録に残っていますが、たいていの場合、西洋の科学者はそれらを無視するか、見落としています。しかしとにかく、そのときのピーターは藁にもすがる思いだったので、助けになりそうなものなら、何でも大歓迎だったのです。

だから、ピーターは自然の中に出かけました。健康状態が悪くエネルギーも不足していたので、1年以上かけてさまざまなオーストラリア自生の植物を集め、自分の血液と唾液のサンプルとそれらを比較し、慢性疲労症候群（CFS）と診断されたさまざまな症状に効果があるかテストしました。オーストラリア中の友人、及び、海外の友人も数人、植物や花を送ってくれました。しかし、ピーターはこの試みがあまりうまくいかなかったことを認めています。

私は自分が何を探しているのか、よくわかっていませんでした。だから、あまり意味のないことをしていたわけですが、それでも私はやり続けました。

112もの植物と花を調べた後、ついにピーターは、血液と唾液のサンプルとエネルギー的に**マッチ**する(彼が会話したと呼ぶ)3種を見つけました。何らかの理由で、これら3種の植物は、ピーターの血液と唾液のエネルギー特性と一致していました。つまり、ピーターの血液と唾液のサンプルを介した**ボディフィールド**と、植物独自の**エネルギー的インプリント(転写)**の間に、何らかのエネルギー的リンク、もしくはコミュニケーションが存在するということです。もともと好奇心旺盛な性質だったので、ピーターはこの研究を突き進めることにしました。CFS患者の血液と唾液のサンプルが、作成中のハーブ薬にどう反応するかテストして、自分のサンプルのエネルギー反応と比べたかったのです。それに、一般のCFS患者のサンプルを互いに血液同士、唾液同士で**マッチ**させたら、何かエネルギー特性が見つかるかどうかも調べたかったのです。ピーターは語ります。

私が知る限り、そのようなことを調べようとした者は、今までいませんでしたが、これは非常に興味深い探求だと思ったのです!

ピーターが決意を表明するとすぐに、各国から知り合いの代替療法家たちが、CFS患者の唾液サンプルを送ってくれました(注5-3)。その結果、非常に興味深いことがわかりました。

送られてきた唾液サンプルをすべてテストしてみたところ、それらが互いに〝会話〟することはありませんでした。つまり、それらのサンプルに、CFS患者共通のタグはないように見えたのです。タグとは、特定の状態のサンプル(この場合はCFS)すべてに結びつくなんらかの共通の性質をさします。ピーターは当時、ある微生物学者と連絡を取っていました。二人は長く話し合い、彼女はピーターにもっと深く考え、さらにいろいろなことを調べるよう叱咤激励しました。彼女はもちろん、ピーターのテスト方法に質問しました。彼女自身はやがて微生物学者からハーブ療法家に転身したのですが、ピーターに対しては常に一般的でない手法は注意深く用いるよう促しました。懐疑的な態度を保ち、結果をよく調べ、科学的な視点で考えるようにと忠告したのです。彼女の指導の下、ピーターは微生物学、特にウイルスについて多くを学びました。

こうした実験の結果、ピーターが驚いたのは、多くの花の蜜がさまざまなウイルス、特に、脳炎に関係のあるフラビウイルス科のウイルスの**エネルギー的インプリント**を持っていたことです。ピーターは送ってもらったCFS患者の唾液サンプルに、このウイルスのエネルギー特性があるか調べてみることにしました。すると、ほとんどすべてのサンプルに、フラビウイルス科のウイルス全般のタグ、もしくは、少なくともエネルギー特性が見つかりました。さらに、ピーターの血液サンプルに**マッチ**した3種の花のうちの1種が、フラビウイルスの**エネルギー的インプリント**に一致しました。そこで、ホメオパシーの〝毒を以て毒を制す〟の論理に従い、この花がCFSを治療する薬となるかもしれないとピーターは考えました。この考えに沿って、ピーターは、その花の抽出物を使って薬を作り、摂取し始めました。

10日もたたないうちに、ピーターは薬に反応して、インフルエンザのような症状を示しました。これはいいことだと、ピーターは知っていました。多くのホメオパシー療法家や補完医療の専門家たちが言うように、免疫系が長期間、不活発だった後に、再び活性化するとき、インフルエンザのような症状が出るのです。このとき、ピーターの免疫系は侵入者を認識しています。もっと正確に言うと、彼の免疫系は最初、実際のウイルスを攻撃するのに失敗したのですが、今はウイルスの仮想インプリントを介してそれに反応しています。ピーターは長年、鍼治療やホメオパシー、中国伝統医学の訓練を受けてきましたが、なぜ仮想ウイルスにこのような効果があるのかはわかりませんでした。しかし、この**フラワーレメディ**が効いていることは否定できませんでした。慢性疲労症候群（CFS）にはよくあることですが、長い間、調子がよく、エネルギーに満ちているように感じていたのに、再び症状がぶり返すことが、ピーターにもよくありました。もっと後になって、**ヒューマン・ボディフィールド（HBF）**の構造を探り当てたとき、このぶり返しは、ウイルスが突然変異を起こして、ボディフィールドの〝ある区画〟から〝別の区画〟に移ったことによるものだとピーターは確信しました。

区画、区分、仕切られたスペースなどをあらわす**コンパートメント**という言葉は、後に**ニュートリ・エナジェティックス・システム（NES）**の**エナジェティック・インテグレーター**となるものに、当初、ピーターが付けた名前です。**インテグレーター**は、特別な構造を持った体内の情報経路で、エネルギー的なレベルで特定の生理的プロセスを調節しています。**NES**のモデルでは、**HBF**には12の**インテグレーター**があります。ウイルスは、一つの**インテグレーター**から別の**インテグレーター**に飛び移り、隠れます。そして、ウイルスが飛び移るとき、たいてい、患者の症状が再発します。科学者が突然変異と呼んでいるものは、微生物の遺伝的構造が実際に変化することで起きるのではなく、微生物が一つの**インテグレーター**から別の**インテグレーター**へと移動することで引き起こされるのではないかと、後にピーターは考えるようになります。それぞれの**インテグレーター**は、異なる周波数域で機能するので、ピーターは後々、突然変異とはエネルギー的に見ると、微生物のキャリア*周波数の変化であると定義するようになります。もっと後になって、**インフォシューティカル**を開発したとき、ピーターは、**フィールド・スタビライザー**（編注：フィールドを安定させるという意味）というものを作りました。それは、**インテグレーター**の間を移動することによるこの種の突然変異を防ぐ、少なくとも遅らせることができるものです。しかし、その時のピーターには、後に**NES**と呼ぶことになるシステムのヴィジョンはちらりともありませんでした。

その後の数年間、ピーターはエネルギーをインプリントする実験を続けつつ、彼自身の症状の再発をコントロールすることにエネルギーを費やしました。この努力は、１９９８年、ＣＦＳが完治するまで、長い間、続くことになります。しかし、この初期の研究によって、ピーターはあることを発見し、彼の理解と実験技術は大いに深まりました。クライアントの**ボディフィールド**と、そのクライアントにヒーリング反応をもたらす可能性のある物質を、エネルギー的に照合する方法を身に付けたのです。ピーターは、鍼治療についての論文も書いているケニヨンなど、数人の研究者に、このメソッドについて手紙を書きました〈注５-４〉。ケニヨンはピーターを励まし続けましたが、ピーターはこの未開の領域をほぼ独力で探求し続けました。

　ピーターの装置は、クライアントの**ボディフィールド**（クライアントがその場にいないときは唾液のサンプルを使用）と、治療物質を入れてプレート上に置いたアンプルが一貫して**マッチング***しているように見えました。**マッチング**したことは、経穴（ツボ）の皮膚伝導度が突然変化することでわかりました。変化は、指示針が下降することで示されます。しかし、何かそれ以上のことが起きているのかどうかは、ピーターにはわかりませんでした。ピーターは物理学と生物物理学の本を読み始めましたが、ほとんどの時間は**マッチング**実験とデータ収集に費やされました。

◆

　１９８０年代後半から90年代初めにかけて、ピーターは、鍼治療に関して抱いていた疑問をますます深く探求していきました。ピーターはこの分野の権威として業績も上げてきましたが、それでも鍼治療における経絡システムの説明に疑問を抱いていました。経絡（けいらく）や鍼治療の元となっている中国伝統医学の理論も、この点を納得のいくように説明してはくれませんでした。中国伝統医学による説明は、あまりにも比喩的で、哲学や形而上学に偏っていました。ピーターは言います。

私は鍼治療や中国伝統医学の分野において、訓練を受けてきましたが、経絡に関する説明は空論に過ぎないという結論に達しました。私は、鍼治療の経穴や経絡をもっと実際的な言葉で定義したかったのです。それで、私がもともと持っていた機器を使って、経穴や経絡と戯れてみることにしたのです。こういう機器の仕組みについて、よく知らなかったので、深い結論にたどり着けるとは期待していませんでした。それに、従来型の科学者たちは、こういう機器を信用していません。ですから、自分が見当違いのおかしなことをしているということはわかっていました。でも、私は、そういうおかしな人間でいたいのです！　誰かに頭がおかしいと指摘されることもなく、一人きりで自由に探求したかったのです。

ピーターが言うように、鍼治療で使われる経絡が何なのか、知っている人はいません。多くの研究者が、経絡を通って流れているという氣を見つけようとしましたが、そんなものは体の中のどこにも見つかりませんでした。ただ、体の経穴や、経絡の流れに沿って、電気的状態が変化することが実証されているのみです。今まで、誰も氣を発見していないということは、ピーターにとっては驚きではありませんでした。なぜなら、ピーターは氣の存在を信じていなかったからです。体のエネルギーを説明するのに、未知の宇宙的な力を持ち出す必要などないと考えていたのです。もし、体が健康を管理するのにエネルギーが必要なら、それはよく知られた物理的エネルギーの一つだと考えるのが、少なくとも科学的には妥当だろう、とピーターは考えました。それに、ただ体内のエネルギーを見つけ、その性質を知ったところで、臨床的にはほとんど役に立たないとも考えていました。ピーターが興味を持っていたのは、体がどのように情報を使うかということでした。中国伝統医学では、だいたいにおいて、エネルギーや情報を哲学的に捉え、比喩や類推によって説明します。この詩的な教えから科学を引き出すことに、ピーターは興味があったのです。

事態をもっと複雑にすることに、ほとんどの鍼治療師が、経絡を流れる氣とは、少なくとも部分的に、電磁気的なものであると信じていました。本当にそうなのか、誰も知りませんでしたが。ピーターが使っていた情報インプリンティング装置や、皮膚電位測定機器が実際のところ何をしているにせよ、こうした機器が拾い上げているものは電磁エネルギー以上のものだと、ピーターはますます確信を深めました。皮膚の電気伝導度が変化するのは事実かもしれないが、それは体内のもっと深いエネルギー的なレベルで起きていることの結果に過ぎない、とピーターは推測しました。深いレベルで何が起きているのかは謎のままでしたが、ピーターは、自分がある種の**量子フィールド**のプロセスを探求しているのではないかと考えるようになりました。

それと同時に、もし体内に量子的なプロセスがあるならば、自分は新たな困難にぶつかるということに、ピーターは気づきました。バーチャルと現実を識別するという困難です。生物学と化学は現実ですが、それらの根本にある量子的なプロセスはすべて、粒子や波動など、根本的だけれど抽象的な素粒子の世界のエネルギーに基づいています。しかし、ピーターは、この時点では、自分が集めたデータの意味を考え続けるより、ひたすら、もっとデータを集めるほうが生産的だと考えました。ただ実験に集中し、もしこの探求の旅にゴールがあるなら、どこにたどり着くのか見てみようと思ったのです。

１９８０年代後半、ピーターはホメオパシーの組織サンプルを集め始めました。ほとんどはオーストラリアの会社から取り寄せ、海外からも輸入しました。アンプルが何千も集められ、体にとって重要なホメオパシー的または**エネルギー的インプリント**を持つほぼすべてが入っていました〈注５－５〉。細胞や、さまざまな組織（皮膚、内臓、脳など）、血液、酵素、ホルモンなどが２００種類近くありました。また、カルシウムやカリウム、亜鉛など、たくさんのミネラルや元素、環境化学物質や毒素なども集めました。それから、自分を実験台にして、それぞれのアンプルのエネルギー的側面を、体のさまざまな経穴（ツボ）と照合することにしました。すべての経穴は、経絡と呼ばれるエネルギーのチャネルを介してつながっています。この経絡は体中をジグザグに走って、さまざまな臓器や組織につながっています。中国伝統医学では、12の主要な経絡と、それらに沿って３６５の経穴があります〈注５－６〉。

経絡のイメージをつかむために、12の主要な経絡の一つ、腎経について考えてみましょう。このエネルギーのチャネルは、足裏から始まって、左右対称に両足の内側を登っていき、腹部と胸、喉の裏側を通って、最後は舌の付け根で終わります。内側のチャネルは、腎経の主流から舌の付け根に走り、内耳と脳の組織にも至ります。伝統的には、腎経に沿って27の経穴があります。

12の主な経絡と、そこから分岐するより深い内側の経絡には、それぞれ、無数の健康状態のつながりが関連しています。たとえば、先ほどの例を続けると、腎経のアンバランスは、摂食障害、顔色の変化、視力の衰え、不安感、恐れなど、常識的には腎臓の機能と何の関係もない問題を引き起こす可能性があります。それから、たとえば、鍼治療師は、頭痛を軽減したいときは腎経の端にある足のツボを刺激するといいのですが、それは、そのチャネルのもう一方の端が頭や脳に影響を及ぼすからです。

ピーターは、何千ものアンプルがさまざまな経穴とエネルギー的に**マッチ**するか、根気良くテストし続け、経絡を探求しました。**マッチ**した場合、そのアンプルに入っている物質は、その経絡、もしくは経絡に対応する臓器や体の機能が正しく働くために重要な役割を果たすと考えられます。**マッチ**したということは、エネルギーのつながりがあるということ、両者の間にコミュニケーションがあることを意味します。ピーターは几帳面に、可能な組み合わせを何千も試していきました。それぞれの組織と、それぞれの経穴を照合し、それらが**マッチ**するか確かめたのです。たとえば、カルシウムのような元素を一つひとつ、どの経穴や経絡と関連しているか調べ、体内における元素の正しい使用と、こうしたエネルギーのチャネルとの関連性を見ていったのです。**マッチ**する組み合わせを見つけると、ピーターは何度も実験を繰り返して、結果を確かめたので、研究は少しずつしか進みませんでした。

１９９０年代の初めまでに、ピーターは何千もの初期の**マッチング**実験の結果をまとめ、関係性のネットワーク図を作り始めました。この図は、一連の同心円から成っており、円の中心から外側に走る、さまざまな長さ、方向の線によって区分けされています。そして、この輪と線の上には、さまざまな経穴をあらわす点が散らばっています。ピーターはこの図を**クモの巣図**と呼んでいました。

ピーターは、アンプル内の物質と経絡のエネルギーの**マッチング**を図表化するだけでなく、何千ものアンプル内のさまざまなサンプルが互いにどのように**マッチ**したか、データを集めました。どの細胞や組織、器官が互いにコミュニケーションしているか、ピーターの言葉を借りれば会話しているか、あらゆる可能性を探っていったのです。心臓組織は、肝臓組織より脳組織と会話するだろうか。クロムと会話するのは、どの元素だろう。鉛のように毒素として知られているものと**マッチ**したとき、筋肉組織はどのように反応するだろうか。**マッチング**は、それらをエネルギー的に結びつけている何か共通の情報ネットワークがあるかもしれないことを示しているのです。

ピーターの発見は驚きの連続でした。そのうちのいくつかは、古代中国の医学システムを裏付けるものでした。たとえば、中国伝統医学では、心経が、体のエネルギーを束ねて脳につなげる主要なつなぎ役であると考えます。ピーターはこれが正しいことを発見しましたが、それだけではなく、**マッチ**には驚くべき解剖学的特異性(結びつき)があることにも気づきました。ピーターが行ったテストによると、心臓が話しかける脳の部分は、中脳だけでした。脳のより高度で統合的な部分とはエネルギー的に**マッチ**しなかったのです。この発見は非常に興味深いものでした。というのも、中脳は、血圧、血糖レベル、体温など、体の調節機能を多く司るからです。古代中国人によるエネルギー解剖学は部分的に正しかったのですが、ピーターはなぜそうなのか、解剖学的レベルで解明することができたのです。

肝経のテスト結果も、驚くべきものでした。中国伝統医学では、肝経は目や頭頂部とつながる内部のチャネルです。ピーターの**マッチング**実験においても、肝経は目に話しかけましたが、しかし、網膜と虹彩にだけ話しかけました。ピーターは、初の詳細な**生体エネルギー的**解剖モデルを記録していたのです。

他の側面においても、**マッチング**実験は、中国伝統医学の価値を実証、拡大していきました。12の主要な経絡を流れるエネルギーは皮膚のすぐ下を流れています。だから、経絡、特に肝経は、すべてのタイプの組織、特に皮膚組織と関連しています。しかし、水平方向に走る内部の経絡(絡(ルオ)と呼ばれることも)は、体中の結合組織に奥深く広がっていると言われています。ピーターの実験結果もこれを裏付けましたが、内部の経絡だけでなく、主な経絡もそうであることがわかりました。実際、経絡は皮膚には話しかけないことがわかりましたが、経絡は、体内で巨大なネットワークを形作る結合組織に強く関連していることがわかったのです。このネットワークは、丈夫な繊維状の筋膜や枝分かれした組織による柔らかな骨組み(骨のような堅固な構造と対照的です)のようなもので、体内のすべての細胞に及んでいます。

第1部でも述べましたが、結合組織の主な役割は、筋肉の伸縮など、動く機能にあります。それ以上のこととなると、ほとんどの生物学者は注意を払いません。それとは対照的に、生物物理学者は、この巨大な内部構造を集中的に研究しています。結合組織のマトリックスは、体中に情報を即座に伝達する第二の神経系のようなものとして働くので、私たちの健康全般に欠かせないと、彼らは考えているのです。結合組織の結晶格子状ネットワークを介して、体内で量子プロセスが起きているという興味をそそる証拠もすでに示されています(注5-7)。ピーターの**マッチング**実験を通してわかったのは、肝経だけでなく、すべての経絡が少なくとも1種類の結合組織とコミュニケーションしているということです。そして、多くの経絡が、複数の種類の結合組織と同時に会話しているのです。これは、従来型の生物学ではほとんど知られていなかった巨大な情報ネットワークが、実際に体内にあるという証拠です。ピーターの実験は意図せずして、古代中国のシステムにある特異性をもたらし、生理学的およびエネルギー学的、両方の視点から体の生態を説明する助けとなりました。

ピーターの初期の研究によってわかった、もう一つの重要なことは、体内で元素がコミュニケーションする仕組みです。たとえば、カルシウムは体のほとんどの細胞や組織と会話することを、ピーターは発見しましたが、これはそう驚くことではありません。というのも、カルシウムは、何千もの重要な生化学活動に関わっていて、多くの細胞の細胞骨格を、少なくとも部分的には構成しているからです。それから、重水素のようなもっと複雑な元素はほとんどマッチしないのですが、これも驚きではありません。なぜなら、こういう元素は健康にとって重要ではないからです。一般的に、元素周期表の始めのほうに来る元素（水素、炭素、ホウ素、酸素、窒素、ナトリウム、マグネシウム、カリウム、カルシウム）は、体と激しくマッチします。周期表で後のほうに来るいくつかの例外を除く多くの元素は、ほとんどまったく体と会話をしません。これはまさしく、体を生化学的に見たときとと同じです。周期表の最初のほうの元素は、体中のいたるところに存在し、体が正しく機能するのに必要なのです。この発見自体は新しくもなければ、予期せぬものでもありませんが、その重要性はピーターが一般的ではないテスト方法を用いて、生化学的事実と一致する結果を、完全に一つのエネルギー準位で再現したという事実にあります。これこそ、このテスト方法が確かなものであるという証拠でした。

１９９０年代半ばまでには、ピーターは、まだ理論的に説明することはできなかったものの、自分のテスト方法に十分な自信を得て、もっと大がかりな実験を行うことを決意しました。ピーターは、経穴（ツボ）のエネルギーを直接、液体にインプリントできるのではないかと考えていたのです。それまでは、実際の物質だけをインプリントしていました。しかし今は、経穴のエネルギー特性をとらえようと考えていました。つまり、経絡のエネルギーの流れを液体の中にとらえようとしていたのです。ピーターは、今まで使っていた2台の機械、皮膚電位測定機器とインプリンティング機器を改造して、実験を行いました。何度も挑戦した結果、この技術は完璧なものとなり、実験は成功したのです。得られた液体は、とても元気で生き生きしていました。つまり経穴のエネルギーが直接インプリントされたのです！　どんなエネルギーが液体にインプリントされたにせよ、それはまったく少しも電磁気的なものではないと、ピーターはここに来て強く確信しました。

しかし、この実験結果が示すものに、ピーターは誰よりも驚き、困惑しました。ピーターは言います。

いったい何が起きているのか、見当もつきませんでした。まったくもって狂気の沙汰でした。でも、何度テストを繰り返しても、実際に何かが起きているし、それは、電気的なものではありませんでした！　だから、いったい何が感知され、伝達されているのだろうと、私は考え込んでしまいました。それは情報に違いないと気づくには、しばらく時間がかかりました。どういうわけか、私はおそらく経穴または経絡全体を経由して、体の情報を液体にインプリントしていたのです。どうしてそんなことが実際に可能なのか、まったくわかりませんでした。

ホメオパシーの療法家は、希釈と震盪を繰り返すことで、ある物質のエネルギー的特性を液体にインプリントすることができると主張します。しかし、ピーターは電子機器を使ってインプリントしていました。ホメオパシーの療法家たちと同様、ピーターも、液体が物質の生物学的活動の記憶を保持できることを発見しました。ピーターはさらに、液体が、経絡を通して体から直接得た情報の記憶を保持できることも発見したのです！しかし、どうしてそんなことができるのか、科学的に説明することはできませんでした。こうした理論的問題にピーターは悩み、さらに**マッチング**実験を続けました。ピーターは、体の経穴を計測し、そのエネルギーをインプリントする確実な方法を発見しましたが、この新たな技術を使って何ができるか探求したかったのです。**マッチング**実験によって、どんな種類の情報が、どの経絡によって運ばれるのかが明らかになり、ピーターはゆっくりと、しかし確実に**クモの巣図**を作り上げていきました。それにつれて、これは体の情報経路を示す地図だと、ピーターは気づき始めました。もっと正確に言うと、それはある種の構造化されたエネルギー・ボディの地図であり、ピーターは後にそれを**ＨＢＦ**と呼ぶようになります。しかし、この時点では、この地図が何の役に立つのかまったくわかりませんでした。これは、実際の臨床現場で、どのように役立つのでしょうか。情報が体のどこを流れるのかわかっても、たとえ、その情報が何なのかわかったとしても、臨床家がその流れに何か影響を与えることはできません。また、ブロックされたり、歪められたりしたエネルギーを確実に探し出すことはできるのでしょうか。そのようなエネルギー的問題は、正確には、どのような仕組みで、肉体に影響を与えるのでしょうか。そして、体のエネルギーや情報をコントロールするだけで、実際に肉体的問題を正すことができるのでしょうか。このような疑問に突き動かされ、ピーターは永遠に続くようにも思われたマッチング実験を続けていきました。

やがて、ピーターの努力が見事に報われる日が来ました。今まで調べ上げた96の内部経絡を、12のグループに分類することができたのです。中国伝統医学では、12の主要な経絡があります。しかし、ピーターは、体内に12の主要な情報経路しかないとはまったく思っていなかったので、100近くある主要な経絡と二次的な経絡の実験を続けました。膨大な時間を費やして莫大なデータを整理し、いろいろな数学的手法を用いて何らかの秩序や関係性を見つけようとしました。ピーターは20年以上、易経の中に比喩的に表現されている古代中国の数学的変換を研究してきました。ある日、この手法を用いたところ、パターンを読み解くヒントを見つけることができたのです。

ピーターは、次のように説明します。

私はついに、96の内部経絡が**マッチ**する法則、秩序を見つけたのです。これがわかると、96の経絡は論理的に12のカテゴリーに分類されます。中国伝統医学にも12のグループがあります。しかし、これだけでは、実際の体と関連性があるとは言えません。これはすべて、単なる偶然かもしれません。しかし、そうではないと私は思いました。**マッチング**実験や計測を繰り返して、納得のいくパターンを見つけようとしているうちに、私は、96の個々の内部経絡が、12の主要なグループに変換できることを発見したのです。これは素晴らしいことです。と言うのも、96の経絡システムはあまりにも複雑すぎて、少なくともヘルスケアにおいては実用的ではないからです。しかし、12のグループへと数を減らすことができれば、単純化され、もっと使いやすくなります。

これは重要な瞬間でした。というのも、複雑なシステムが、自然に単純化され、理解しやすいものとなったからです。ある種の構造が見えてきたのですが、構造とは、すなわち情報です。自然は、複雑なものを組織化し、より大きな、しかし、シンプルで高度な秩序を持ったパターンに変容させるのが好きなのです。この創発的で高度な秩序と、その中に含まれていると思われる情報が、垣間見えてきました。

実用的な側面から言うと、私はまだ、このテストによってわかったことは何なのか、そして、それをどう利用したらいいのか、わかりませんでした。これは、経絡の情報がインプリントされたものではないかと考えましたが、まだ大きな疑問が残っていました。これは、いったい何なのでしょう。ある種の信号でしょうか。いいえ、電荷が一定のときに信号を検出することはできません。多くの人が試みましたが、経穴（ツボ）の電荷を検出した人はまだいません。確かに電荷を変調できるという考えもあるかもしれないですが、電荷にはフィールドが必要、つまり体内を移動するエネルギーが必要なのでそれも意味を成しません。体の中にエネルギーがあるというエピソード的な証拠はたくさんありますし、だからこそ長いヒーリングの伝統があるわけですが、それをきちんと証明した人はまだいません。

私はずっとフィールドについて考え続け、量子物理学も少し学んできましたが、電荷があるからと言って、どうして体が正しく機能するのに必要な情報伝達が起きるのか、まったくわかりませんでした。構造と空間とでも言うべきもの、**ボディフィールド**の幾何学模様が浮かび上がってきましたが、私にはそれを説明する理論がありませんでした。その理論は、まず間違いなく量子電磁力学であると思われますが、私はそのとき、まだ、そこにたどり着いていませんでした。

しかし、システムが単純化されたのは、素晴らしいことでした！　これはつまり、ある種の内部構造、ある種の秩序とパターンが明らかになりつつあるということです。一生懸命努力すれば、秩序とパターンの背後に隠れている意味を理解することもできるでしょう！

この大発見の後すぐ、ピーターの研究はもう一歩、意義深い前進を遂げました。12の主要なチャネルには順番があることがわかったのです。ピーターはそれを当初、**ボディフィールド**の**コンパートメント**と呼んでいました。それぞれの**コンパートメント**は、理論的にも実践的にも、中国伝統医学で言うところの経絡とは大きく異なっていました。まず、第一に、それらは、生命力エネルギー（もしくは氣）の単なる受動的なパイプラインではありませんでした。**コンパートメント**自体、どういうわけか、体の正しい機能に必要な特定の種類の情報のやり取りに活発に関わっていました。そして、さまざまなコンパートメント間の関係性を探求していくうちに、体内での役割の重要度に応じた順番があることもわかりました。もし、順番が守られないと、**コンパートメント**はお互いにあまり話しかけない、もしくはまったく話しかけないのです。この順番には明らかに、ヒーリングとの深い関わりがありました。なぜなら、体がアンバランスな状態（自己調整システムがうまく働いていない状態）から、ホメオスタシス（自己調整システムが回復された状態）に効率よく戻るのに適した順番があるということを示しているからです。

ボディフィールド・コンパートメント、つまり**インテグレーター**は交換可能なものではないこともわかりました。数学では、1と2と3を足したら、6になります。もし、この順番を2＋1＋3に変えても、答えはやはり6です。つまり、足し算は交換可能です。順番は問題ではないのです。しかし、**ボディフィールド**のエネルギーや情報が働く仕組みは異なります。ピーターは、**インテグレーター**の順番は交換可能ではないことを発見しました。各**インテグレーター**がお互いにコミュニケーションをとるのには、順番が重要なのです。もし、順番が守られないと、コミュニケーションのリンクの効率性が失われます。これは、ヒーリングに重大な影響を及ぼす可能性があります。

これらの発見は、中国伝統医学の訓練を受けていたときの思い出をよみがえらせました。ピーターが中国伝統医学を勉強していたとき、主要な経絡の順番には二つのシステムがあると教わりました。しかし、二つのうち、よく知られているほうのシステムには誤りがあるのだそうです。この誤りは、古代の教師たちによって意図的に挿入されたものです。生徒がその誤りを発見し、正しい順番を見つけることができれば、修業は完成というわけです。ピーターはこのように教わったのですが、この古い言い伝えはでっちあげだろうと思っていました。しかし、今、この言い伝えは本当だったことがわかったのです。だから、ピーターはさらに**ボディフィールド**の順番とパターンを探求し続けました。そして、エネルギーの**コンパートメント**の順番がしっかりと確立することによって、**クモの巣図**を、さらに一段と詳しいレベルへと、深めることができました。それがのちに、**ＨＢＦ**の地図、テンプレートとなったのです。

◆

ピーターは膨大な量のデータと記録を集め、すでに10年以上、マッチング実験を続けていました。**クモの巣図**も発展していき、実験で見つかったエネルギーと情報の流れに方向性があることを図表から読み取ることができるまでになりました。ある種の構造が浮かび上がってきて、**ＨＢＦ**には秩序や順番があること、そしてエネルギーがこのフィールドの中を特定の方法で流れていることを示してくれました。多くの古代文化が、方向性など特定の要因に従い、エネルギーが体のエネルギーフィールドの経路に沿って流れる仕組みを説明しています。こういう経路が歪んだり、詰まったりすると、エネルギーの流れが遅くなったり、完全に止まることもあります。エネルギーの流れの効率が落ちると、体のホメオスタシス機能が失われ、病気の症状があらわれます。しかし、ピーターの研究は、チャクラやオーラなど、一般的に受け入れられているボディフィールド構造モデルのさらに先を行くものでした。

このときまでに、ピーターは、自分が見つけたのはフィールドであると確信していました。となると、好むと好まざるとにかかわらず、量子電磁力学（ＱＥＤ）の領域に参入したことを意味します。量子システムには常に、現実とバーチャルの二つの側面があります。フィールドつまり〝場〟は、システムの中の現実的部分ですが、情報はバーチャルの部分です。ここまでは、ピーターにとっても納得のいくものでしたが、もし、体の中にフィールドがあるなら、そのフィールドは、特定の方法で情報を処理しなければなりません。つまり、情報は体内の正しい場所に正しいタイミングで届けられねばならず、これにはしばしば信じられないくらい微妙な調整が必要です。このようなシステムは、電磁気学では説明がつかないとピーターは考えました。

ピーターは次のように語ります。

1990年代の半ばには、私は行き詰まってしまいました。**クモの巣図**は新しい段階に突入し、**HBF**の地図と呼ぶべきものになりましたが、誰にもその話をすることができませんでした。説明する言葉がなかったのです。少なくとも私が知っている限り、科学的に私の発見を説明できるものもありませんでした。私は何を発見したのか、まったく見当がつかなかったのです。ある日、私は、**ボディフィールド**の各部分がどのように**マッチ**するか発見し、夜になったら、シャンパンのボトルを手に家に帰ってお祝いしました。しかし、数時間後には疑いにさいなまれ、「こんなばかげたことが正しいはずない！」とつぶやいていました。

このようなことがしばしばで、まるで、感情のジェットコースターに乗っているようでしたが、アイデアが次から次に湧いてきました。あるとき、生化学ではうまく説明できない体の仕組みを見事に解明する、あるつながりを見つけましたが、それは**生体エネルギー的**なものだったので、誰も私の言うことに耳を傾けないだろうとわかっていました。しかし、このつながりによって、別のアイデアも浮かんできたので、私はそれも実験せずにいられませんでした。私はやる気に満ちていましたが、それと同時に、すべてを疑っていました。ある事実を発見したら、それが他のものにも当てはまるに違いないと考え、夜中にベッドから飛び出て実験することもよくありました。こんなことを何年もの間、何千回も繰り返していたのです。ある瞬間、好奇心と興奮に駆り立てられていたかと思うと、次の瞬間には、絶望と疑いの中に沈みこむこともよくありました。

これは試練の時でした。この心理的ストレスのせいで、自分が作った地図を信用するのに10年以上、かかってしまいました。極めて非一般的な方法を使っているという現実的問題に、頭を悩まされていたのです。このときまでに、こうした皮膚電位測定機器が主に取り扱っているのは電磁気ではないと、私は確信していました。それは電磁気ではなくて、フォトンであるように思われました。フォトンに媒介させるには、電子がなければなりませんが、情報を運ぶのに重要な役割を果たしているのはフォトンであるように思われたのです。少なくとも、当時、私はそのように推測しました。私は、こうした機械の開発者たちに手紙を書き、彼らの作った機械が本当は何をしているのか、自分の考えを説明したりもしました。しかし、そうした手紙に返事が返ってくることはありませんでした。

一つだけ、確かに言えることがありました。私は、物理学をもっと勉強すべきだということです。私は自分の研究の中に、パターンを発見しつつありました。**マッチング**実験によって、体の中にあるものは、特定の秩序と順番にもとづいてつながっているということがわかりました。たとえば、心臓は腎臓に話しかけますが、腎臓は必ずしも心臓に話し返しません。エネルギーの流れには、方向性があるように見えました。これは非常に重要なことであり、ヒーリングに多大な影響を及ぼす可能性があります。皮膚電位測定機器の診断結果にしばしば間違いがあり、鍼治療やホメオパシーのような補完療法の治療結果にしばしばばらつきがあるのも、おそらく、体を正しい順番で診断、治療していないからだと思われます。しかし、このとき私はまだ、将来、インテグレーターと呼ばれるようになるコンパートメントの複雑なシステムを解明し始めたばかりでした。**インテグレーター**は、体内の情報の伝達と調整に関係がありますが、このときは、まだちゃんとした理論がありませんでした。ただ、私が集めたデータがもし理論的に説明可能であるのならば、その理論は物理学に基づくものでなければならない、ということだけはわかっていました。私は、オーストラリアの生物学者で腫瘍専門医のビヴァン・リード博士に指示を仰ぎました。博士はその当時、代替科学にも関わっており、私にとって、この分野における最初の本物の師でした。博士に出会ったことで、私の研究はまったく新たな局面を迎えました。〈注5－8〉

◆

ピーターは1990年代の初めにリードに会ったことがありましたが、そのとき、リードはピーターの研究にあまり興味を示しませんでした。ピーターは、代替療法についてイギリスのケニヨンのような研究者たちと連絡を取り合っていましたが、オーストラリアの誰かと彼のアイデアについて話し合う方が便利なので、範囲がかなり絞られました。リードはピーターのすぐ近くに住んでいたので、もう一度、連絡を取ってみることにしました。リードは今回はピーターを招待して面会し、何時間もピーターの研究について議論を交わしました。リードはピーターの研究に非常な興味を示したので、最初の会合の数日後に再会したとき、ピーターはリードに**クモの巣図**を見せました。その結果、この図は、本質的にボディフィールドの**エネルギー・コンパートメント**の配線図であることが明らかになったのです。リードは、ピーターが発見した関係性のシステムと、ピーターのデータから導き出された幾何学的構造に感銘を受けましたが、ピーターが使っている形而上学的用語には感心しませんでした。西洋の科学者たちの目を代替療法に対して開かせるには科学の言葉を用いたほうがいいと、リードは考えていたのです。リードのアドバイスは実際的で、相手を見下すような類のものではありませんでした。リードは、ピーターが科学者に理解できる言葉で話すべきだと主張したのです。共通の言葉がなければ、二つのグループが協力し合って成果を上げることはできないでしょう。リードはまた、ピーターが体の仕組みに発見した特異性を見ていくことで生物学における未解決の謎のいくつかを解き明かすことができるのではないだろうかと、努力を重ねるよう勧めました。生物学に入った亀裂に目を向ければ、ピーター自身の研究に有効な道を見出すことができるかもしれないと促したのです。

毎朝のように、リードは電話でピーターを何時間も指導し、生物学、腫瘍学、量子物理学、**生体エネルギー学**などを教えてくれました。この対話に刺激され、ピーターは今までとは違う視点から考えるようになり、自分の研究が実用的な成果を生むという希望を持ちました。リードはマーベリックな科学者であり、自分の考えに自信を持っていました。だから、エネルギーと情報が体の仕組みと健康管理において重要な役割を果たす、少なくとも生化学と同じくらい重要な役割を果たすということに、医学界が気づくのは時間の問題だと確信していました。しかし、ピーターにとって何よりありがたかったのは、リードがピーターの風変わりな実験手法を認めてくれたことです。二人は一緒に**マッチング**実験を繰り返し、新たな実験も試みました。ある実験は、特に意義深いものでした。実験過程から電子が除外されたように思われたのです！

リードと話した後、ピーターは、さまざまな空間的制約下における情報の流れと方向性について、もっと真剣に考えるようになりました。ピーターは、空間の構造、言わばエネルギーの幾何学について何時間も考え続けました。ピーターはどういうわけだか量子電磁力学的レベルに関連するものを計測しているということに、リードも同意しました。もしそうならば、おそらく、試験容器の中の物質ではなく、容器の周りの変化しつつある空間、フィールドが**マッチ**しているということになります。当初、ピーターは、二つの容器の中のエネルギー、もしくはそれらの中の情報や物質が、お互いに補い合うとき、**マッチ**が起きると考えていました。しかしながら、**マッチ**しているのは〝空間の形〟ではないか、ある種の空間の共鳴が起きているのではないかとリードは提案しました。おそらく、空間の形状が**マッチ**したとき、ある種のエネルギー的功利主義、体内においては生物学的功利主義が採用されるのでしょう。

物理学においては、エネルギーが空間を形作ります。何かが、量子電磁力学的フィールドを刺激し、かき乱さなければならないのです。音(フォノン)やフォトンなど、多くのものが要因となり得ます。すべての場、フィールドは、何らかの方法で、力(フォース)によって形作られているのです。たとえば、重力は、惑星の軌道を変えます。アインシュタインの時空は、物質の質量の影響を受けて歪みます。空気の流れが声帯を通りぬけて、空気の分子を振動させ、そのほとばしりが言葉となります。金属板の上に砂を撒いて音波にさらすと、ただの砂が複雑な幾何学的模様を描き出します【図8-2】。自然は、エネルギーの幾何学を好むように思われます。だから、体もそうだと考えるのは、行き過ぎた発想の飛躍とは言えないでしょう。

　ピーターとリードはこうしたアイデアのいくつかを実際に試し始めました。最初に行った実験の一つは、エネルギーの**マッチング・プロセス**に重要な役割を果たす空間的構造、フィールドの検出を試みることでした。これはまた、**マッチング**の過程において、電子とフォトンのどちらが主要な情報の運び手か探るための実験でもありました。二人は、ピーターが使っていた皮膚電位測定機器を改造し、追加のサンプルを載せられるようにしました。今までは一つだったプレートが、サンプルを載せるために接続された二つのプレートになりました。二人は電場を設定し、それぞれのプレートにサンプルを載せました。それらのサンプルは、**マッチング**反応が得られることがあらかじめわかっている組み合わせでした。実際、指示針が下降し、**マッチング**反応が得られました。それから、二人はサンプルを下ろし、リードは機器から電源を外し、二つのプレートの上にサンプルを戻しました。電源につながっていないというのに、**マッチング**反応が再びあらわれました。指示針が下降したのです！　二人はこの実験を何時間も何日も繰り返しましたが、いつも同じ結果でした。最初のマッチングが静電場（現実のフィールド）で起きた後は、（装置から電源コードを外すことによって）静電場が消えて、**バーチャルフィールド**だけが残るような状態になったとしても、ある程度の時間、エネルギーはマッチし続けたのです。この、静電場が消えた後でも残存している**バーチャルフィールド**が、実際の物質に影響を与えているように思われました。

　リードは、ピーターがこの現象を説明する仮説を作るのを助けました。**バーチャルフィールド**（より正確に言えば、そのフィールドの中に含まれる情報）は、現実のフィールドによって運ばれなければならないということは、すでにわかっていました。**仮想粒子**が、現実の粒子や真空からエネルギーを借りて真空の中から飛び出してくるのと同じように、バーチャルはいつも現実に便乗してくるのです。つまり、最初に現実の静電場でマッチング反応を起こすことで、バーチャルのマッチング反応を起こすことができるようになります。**バーチャルフィールド**での反応が確立すると、現実のフィールドが消えても、反応はしばらくの間続きます〈注5－9〉。リードもピーターと同じくらい、この実験結果に驚きました。また、この実験結果は、電子ではなくフォトンの働きによるものであることも示唆されました。

二人は、この理論をもっとテストすることにしました。**バーチャルフィールド**の中の二つの**マッチ**するサンプルの間に鉛のプレートを置いてみたところ、すぐに**マッチング**反応は消えました。プレートを取り除くと、**マッチング反応**が再びあらわれました。二人はさまざまな金属を試してみましたが、鉛、錫、タンタル、イッテルビウムのプレートだけが**バーチャルフィールド**をブロックしました。

二人はさらに実験を行い、リードは二つ目のプレートを回転させて、**バーチャルフィールド効果**に方向性があるかどうか調べることを思いつきました。何回もテストを重ねた末、二つのプレートをまずお互いに対して90度（垂直）に並べ、それから片方のプレートを一回につき2～3度ずつ回転させていきました。その結果は、興味深いものでした。**マッチング効果**は、フィールドが90度に並んでいるときだけ持続したのです。どちらかの方向に2～3度動かすと、**マッチング効果**は弱まり、5度以上ずれると完全に消えてしまいました。このテストによって、方向の重要性がうかがわれますが、これが事実ならば、ある種の幾何学、ピーターが言うところの空間における何らかの構造が関係しているはずです。

このテスト結果は生物にも当てはまるものなのか、このときはまだわかりませんでしたが、正式な訓練を受けた医師として、リードは即座に、これは体にも関係しているのではないかと見抜きました。ある種の細胞は空間的、幾何学的に並んでいます。たとえば、上皮細胞は一般的に、平面状、立方体状、または円柱状の形をしていますが、体の主要な腔（くう）や器官の表面に並んでいます。それは、極性を持った細胞のシートのようなものですが、ということはつまり、方向性があるということを示します〈注5－10〉。そして、ある種の上皮細胞は土台となる膜に対して垂直に、つまり90度に並ぶ傾向があります。角膜と腸の細胞も同様です。こういう正確な方向性を持つ細胞には、量子レベルの機能があるかもしれないと、リードとピーターは考えました。つまり、こういった細胞には、体のバーチャル情報、すなわち化学やＤＮＡよりも下のレベルで働く情報を運ぶことに関係する**生体エネルギー的**目的があるということです。皮膚細胞は上皮細胞ですが、皮膚は体で一番大きな臓器であり、私たちと環境を直接つないでいます。この極性を持つ上皮細胞のシートがどういうわけだか、空間の性質を定め、私たちを環境のエネルギー、さらには宇宙のバーチャルエネルギーに結びつけるらしいと、二人は考えました。

世界中の文化が、歴史を通じて、氣やプラーナなどと呼ばれる、満ち渡る自然のエネルギーについて語っています。**NES**ではのちに、こういう宇宙的な満ち渡るエネルギーを「**ソースエネルギー**」と呼ぶようになりますが、ピーターとハリーは、これは単なる未知の宇宙的エネルギーではなく、物理学的な現実のエネルギー、いわゆるゼロポイント・エネルギー（ＺＰＥ）、すなわちゼロポイント・フィールド（ＺＰＦ）のエネルギーだと考えています。先にも簡単に説明しましたが、〝場の量子論〟におけるＺＰＦは、真空と関係性があります。真空は誤って、空っぽの空間だと考えられていますが、量子物理学的には、空っぽの空間などというものは存在しません。真空はケルビン目盛で絶対零度０Ｋ（編注：熱エネルギーがゼロの温度）のこれより低い温度がない空間であり、原子より小さな粒子の相互作用によって生まれた微細振動のエネルギーに満ちています。実際、物理学者たちはＺＰＦを比喩的に、宇宙の泡の海と描写しています。なぜなら、仮想量子粒子があらわれたり消えたりするのに合わせて、ＺＰＦもエネルギーで沸き立つからです。宇宙のすべての物質の中に存在するエネルギーよりも、もっと多くのエネルギーがＺＰＦの中にあると、物理学者たちは推定しています。後でピーターも説明しますが、腔（おおよそ中空の構造）は、**ソースエネルギー**、ＺＰＦなど、さまざまな名で呼ばれるエネルギーを集め、蓄積するのに重要な役目を果たします〈注5－11〉。すべての主要な臓器がそれ自体、腔であり、さらに、それらの臓器は、微小管という、より小さな腔から成り立っているのも、驚くべきことではありません。細胞もまた腔であり、その中にたくさんの管状の構造物があるのです。腔の構造は、効率的にエネルギーを蓄積、増幅し、さらには調整することもできますが、これについては、10章で論じます。

　リードの指導によって、ピーターは研究をさらに進める上での自信を得ることができ、初めて理論の一般的なアウトラインを作ることができました。リードはピーターに物理学の基礎知識を与え、そして、二人はピーターの発見した現象を説明するため、フォトンと量子もつれを含む試験的理論の非常に大まかな概要を作りました。しかし、二人とも、自分たちが従来型の科学から大きく外れた領域を探求しているということは、わかっていました。でも、ほとんどとは言わないまでも、多くの革命的理論や発見が、そうだったのではないでしょうか。ピーターはついに、自分が常にアウトサイダーであることを受け入れ、〝学術的〟に認められるかどうか気にするのをやめました。ピーターにとって最も重要なのは、**ボディフィールド**をさらに探求して、もっと正確な地図を作ることでした。ピーターは新たな情熱とともに研究に取り組み、１９９０年代の終わりが近づくころには、爆発的な勢いで実験を重ねました。その数年後にハリー・マッシーに出会うのですが、ハリーは、ピーターの**ボディフィールド・**エネルギー実験がより安定したものとなるように、コンピューターのソフトウェアを開発することとなります。二人は一緒になって、**ボディフィールド**の構造と力学を包括的に説明する理論を打ち立て、のちに**インフォシューティカル**と呼ばれることになるレメディを開発していきます。これは、**ボディフィールド**に直接、情報を提供し、フィールド内の歪みを修正するものです。

6章 ❖ カリフォルニアでの共同作業

2001年の秋、ピーターはカリフォルニアに来て、ハリーに会いました。その前に二人は電話で長く強烈な会話を交わしていました。理論的、技術的な考えをとりとめなく交わしていると、ときおり、素晴らしいひらめきが湧きあがり、ピーターの実験的**ボディフィールド**研究がさらに深まっていきました。二人がついに対面したとき、創造的コラボレーションの炎がますます燃え上がりました。10日間というもの、二人は1日中、夜中まで話し続け、生物学や量子理論、政治、ヘルスケアの実用性などありとあらゆることを語り合いました。

ピーターは、集めたデータの意味を読み取る努力など、この研究の年月についてハリーに語り、**ヒューマン・ボディフィールド（HBF）**の概略も説明しました。二人は、**ボディフィールド**が健康を司る根本的メカニズムである可能性について語り合いました。

たとえばピーターはこれまで、**コンパートメント**の順番について真剣に考えてきました。**コンパートメント**とは、経絡（けいらく）のような体内の情報ルートで、これはのちに**エナジェティック インテグレーター**（**インテグレーター**）と呼ばれるようになります。ピーターは、**ビッグ・ボディフィールド***（9章参照）が存在することに気づいていましたが、それは、いくつかの下位構造（すべての**ドライバー**と**インテグレーター**を含む集合体）からできていることもわかっていました。こうした下位のサブフィールドはすべて、一つの大きなフィードバック・ループにつながっているものと考えられ、それが**ビッグ・ボディフィールド**の波であると考えられます。**インテグレーター**の観点から説明すると、たとえば、**ボディフィールド全体**の波の起点に**コンパートメント①**があり、終点に

コンパートメント⑫があると考えられます。この**コンパートメント①**から⑫の流れにおいて情報が歪められると、波の終わりの**コンパートメント⑫**から、始まりの**コンパートメント①**へと歪んだ情報が送られます。**ボディフィールド全体**の波に歪んだ情報が継続的にフィードバックされると、やがて、体はホメオスタシスを失います。

ハリーのように、ピーターも、現実世界とバーチャル世界について考え続けました。長年の間、オーストラリアで犬を連れて山の中を何時間も散歩し、どうしたらこの二つの領域を統合できるか考え続けたのです。**生体エネルギー学**において行われた研究のほとんどは、電磁気と生物の細胞から発せられたバイオフォトン（生物光子）に焦点が当てられていました。しかし、このときピーターは、それらが**ボディフィールド**内の情報交換において重要な役目を果たすとは思っていませんでした。

ピーターは次のように語ります。

リードと研究していた頃から、ずっと、この問題に悩まされていました。どうしたら、現実とバーチャルがつながるのでしょうか。どうしたら、現実とバーチャルがお互いに話しかけ合うのでしょうか。私はこの疑問に5年以上、悩み続けていました。二つの世界が存在するということは、あり得ません。一つの世界だけがあり、おそらく、その世界には関連し合った二つの側面があるということでしょう。二元性など、私たちは欲しくありません！　私たちは、一つの世界に住みたいのです！　現実とバーチャルの間には物理的なエネルギーのつながりがあるはずです。それさえ見つければ、**HBF**を読み解くことができるのです。

科学者や医師はすでに、電気やフォトンを用いたさまざまな機械を使って、肉体を読み解いています。肉体の電磁気や、その他の既知のエネルギーを調べるためには、心電図やfMRI（磁気共鳴機能画像法）など、いろいろな種類の機械があります。しかし、バーチャルを計測する方法はまだありません。なぜなら、それが何なのか、私たちは知らないからです！　何らかの数学的投影によって、それを知ることができるに違いないと私は考えました。

この頃、私はあることを思いつきました。現実対バーチャルという大問題は、不完全な物理学モデルによって生み出されたに過ぎないのではないでしょうか。私の師のリード博士もかつて、このように言っていました。〝目に見えるフォトン、つまり光や電磁気は、**量子〝情報〟フィールド効果**において、重要な役目を果たすものではない〟と。光は、エネルギー交換に影響を与えるが、情報の伝達にはほとんど関係ないということです。私はやがて、**マッチング**実験を通じて、この考えを立証することができましたが、電子とフォトンの役目に関しては、まだ確信が持てませんでした。散歩してはラボに戻り、昼も夜も**マッチング**実験を行い、疑問を解決しようとしていたときのことを、ハリーに詳しく話しました。目に見えるフォトンは情報交換において重要な役目を果たさないという考えに同意してくれたのは、リード博士を除くと、ハリーが最初でした。もちろん、今では、目に見えるフォトンが量子電磁力学場にエネルギーを与えることがわかっています。だから、私たちは**インフォシューティカル**のインプリントプロセスにおいて、フォトンを特定の方法で利用しています。しかし、フォトンは、**ボディフィールド**の情報交換プロセスにおいて、重要な役割を果たすわけではありません。最先端の物理学実験によると、フォトンは、個別の粒子ですらない可能性があります。結局のところ、このプロセスにおいて最も重要なのは、電子なのです。私たちの研究と直観に**マッチ**する理論を見つけたのは、2005年後半になってからでした。それは、ミロ・ウルフの作った空間共鳴理論です。この理論によれば、電子とは振動する球面定常波なのです。二つの電子、つまり二つの球面定常波が交わると、その交点で、空間の共鳴の仕方が変化します。ウルフの理論が立証されれば、私が磨き上げてきた**マッチング**理論も、より強固な基盤を得たことになります。つまり、簡単に言うと、〝**マッチング**〟とは、空間の抵抗もしくは誘電率の変化、空間の形や構造と考えられるものの変化であると考えられるのです。私は、抵抗とか誘電率という言葉を使いましたが、電磁場の話をしているのではありません。ミロ・ウルフが空間共鳴と呼ぶものの変化を説明するのに便利だから、こういう言葉を使っているにすぎません。空間の構造の変化が物質の見た目、あらわれ方に影響を与える、つまり、空間共鳴の数だけ、さまざまな配列の電子があるということです。たとえば、周期表にさまざまな元素が存在するのも、その結果です。おそらく、ド・ブロイ波も、実際は空間共鳴なのでしょう。さらに、空間共鳴の変化が、原子より小さなレベルの化学反応を引き起こし、それによって体の生理機能を管理しているのでしょう。私が20年以上、サンプル**マッチング**実験で計測してきたことが、空間共鳴によって見事に説明できるのです。

しかし、この理論と出会うのは、まだ数年先のことでした。初めてカリフォルニアに行って、ハリーと会話した時間は、素晴らしいものでした。ハリーは私が言ったことを、本当に理解してくれたし、それだけではなく、重要な貢献も果たしてくれました。私が集めたデータをどのように表現し、コンピューターにプログラムしていくべきか、創造的なアイデアを提供してくれたのです。これは、私の突飛なアイデアを臨床的に応用するための真の突破口でした。

ハリーとピーターが交わした理論的論議の一つは、**マッチング**についてでした。これは、今まで二人がそれぞれ、現実とバーチャルについて考えてきたことの延長線上にありましたが、二人はここで根本的な疑問に立ち返ることにしました。

バーチャルが物理的な現実世界に引き込まれるとき、何が起きているのだろう？

物理学者たちは、計測すると波動関数が収縮し、量子の領域では確率でしかなかったものが、物理的な世界で一つの確固としたできごとになるのだと言います。計測される前、電子やフォトンは可能性の霧であり、ここにもあそこにもいる可能性のある量子粒子の確率性でしかありません。しかし、それを計測すれば、粒子の位置を特定できます。このような現象は、自然が**マッチング**を行っているのだと説明することができます。つまり、自然が、すべての可能性の中から状況（実験の設定）に一番**マッチ**するものを選んでいるということです。ハリーは、**現実とバーチャルの切り替えスイッチ**に関するアイデアを、ピーターに話しました。それから、コンピューターを使って、このような現実とバーチャルの結合ポイントを作る方法についても話しました。そして、意図（インテンション）は、**マッチング**、すなわち物をリンクさせるプロセスの一部であるが、情報を抽出するメカニズムではないということを説明しました。意図以外の何かが起きていると、ハリーは考えていたのです。

その何かとは、宇宙のさまざまなエネルギーと、ほぼ無限の種類の情報が、便利で組織化された、そして一貫したやり方でコミュニケーションすることを可能にする自然のプロセスもしくはメカニズムに違いありません。どういうわけだか、自然は、まったく異なる物を一緒にして、そこから意味のあるパターンを作ることができるようです。異なる物を**マッチ**させて、無から何かを作ったり、カオスに秩序をもたらしたり、ありそうもないことを可能にしたり、ほぼ無限の変数を創造的かつ実用的に利用したりする方法があるのです。意図は、このプロセスを利用できるかもしれませんが、プロセス自体は、たんに物と物を結びつける以上のものです。このプロセスはまた、物に秩序をもたらすものでなければなりません。

ピーターは、**マッチング**に関する自分の考えをハリーに伝えました。量子物理学の真髄は**マッチング・プロセス**であると言っても過言ではないと、ピーターは考えていました。標準モデルによると、電子は同時に波動でも粒子でもあります。電子やその他の粒子がどのように見えるかは、どのような実験を行うかにかかっています。だから、この〝粒子と波動の二重性〟、さらにはバーチャル世界、すなわち物質の根本的エネルギーの領域で起きているほとんどのことは、**マッチング**によって説明できるのではないかと、ピーターは考えました。

バーチャル世界、または量子の世界においては、すべての可能な状態が共存しています。これは、量子力学では、〝重ね合わせ〟と呼ばれています。しかし、何か、もしくは何者かが観測することによって、情報のネットワークの中で、**マッチング**の基本的なプロセスが起き、すべての可能な状態を調べ、その中から観察中の状態に一番**マッチ**するものを選びます。**マッチング**のプロセスである観測という行為が波動関数を収縮させ、観測の状況に応じて、バーチャルなもの（量的にも質的にも、計測することも知ることもできないもの）を、現実のもの（計測することができ、特質を知ることができるもの）に変えます。すべての可能性が重ね合わさった領域から、観測されている物が、一つの特質をまとってあらわれます。その特質は、たまたま、その時の観察の状況にマッチしたものなのです。

ハリーは、情報ホログラムを遠くから**マッチ**させるというアイデアを何年も考え続けていました。一方、ピーターは、情報ホログラムは波動関数のどこに、どのように「位置づけられる」のかということに、もっと興味がありました。お互いの考えをすり合わせているうちに、新たな理解がひらめきました。二人は、物質世界の下にあるもう一つの現実の側面を想像しました。そこでは常に、情報が自分自身を関係性のネットワークへと編み上げていくのです。神秘家たちが言うように、おそらく、意識が究極的な〝**マッチメーカー**（仲介人）〟なのでしょう。はっきりしたことは何も知ることはできませんが、それでも一つだけ、二人が確信していたことがあります。それは、秩序があるところには、法則、もしくはプロセスがあるということです。そして、**ボディフィールド**のエネルギーと情報を計測するプロセスを客観的に把握していくのに、そうした法則やプロセスが役に立つだろうと、二人は考えたのです。

たとえば、自然は唯一正しい答えだけを用意しているわけではないことに気づきました。この気づきは、ヒーリングに関わるすべてのバイオテクノロジーに多大な影響を及ぼします。対症療法（アロパシー）でも、この考え方に基づいて検査を行います。たとえば、血液の生化学検査の値には、一定の正常範囲があります。体には柔軟性があるので、ある程度の変動には対処できるのです。コレステロール値は２００以下であるべきですが、１７５も１８３も１６７も正常範囲内です。体のいろんな数値を計るとき、唯一正しい値を求める必要はありません。システムレベルにおいて、たいていの場合、体はただ一つの正しい答えを必要としているわけではないのです。同じことが自然界にもだいたい当てはまります。

ハリーは次のように説明します。


自然は、状況に**マッチ**する多くの可能性の中から、可能な限り最善の答えを探し出すように思われます。これは、量子の世界を支配する統計的確率とは違います。これは、偶然とかでたらめではありません。これはもっと創発的で、秩序やパターンをもたらすものなのです。


そこで、ハリーとピーターは、次のように考えました。私たちが知っている自然とは、宇宙の情報とエネルギーがよりよい**マッチ**を作っていった結果、もたらされたものなのです。つまり、エントロピー（混沌状態、もしくは平衡状態へ向かう傾向）が存在するにもかかわらず、時の経過とともに、自然の組織化レベルは上がり続けます。私たちは、自己組織化された複雑な世界の中で生きていますが、これは、**マッチング**を強く好む自然の創発特性によるものなのかもしれません。自然は、可能な限り最善の**マッチ**を見つけるのがとてもうまいように見えます。非常に現実的な意味で、**マッチング**のプロセスとは進化論的なものです。物質世界には最善の答えが刻まれ、非効率的な**マッチ**や、ふさわしくない**マッチ**は消えていきます。ピーターの**マッチング**実験では、機械の指示針がどの程度、降下するかによって、二つのアイテムのエネルギー特質がどの程度**マッチ**しているかがわかりますが、これもすべて、このプロセスによって説明できます。

１９８０年代半ば、実験初期のころに遡りますが、ピーターは自分が発見したことに非常に驚きました。というのも、より適切な**マッチ**が作られると、元の**マッチ**が消えてしまうように見えることがあったからです。

ピーターは次のように語ります。

これは不思議なくらい非科学的なことです！　科学には再現性が必要です。しかし、生化学においては違います。たとえば、体が複雑なホルモンや酵素の分子を製造するのに不可欠な材料が手に入らないとき、体は代用物を作ることができます。例を挙げると、ある種の酵素は、亜鉛の代わりに銅を代用します。体は、問題が起きたとき、ベストな解決策を選ぶのです。こういうことを探求していくうちに、私はコンテクスト（状況、関係）という概念にたどり着きました。**マッチ**はあるコンテクストの中で起き、そして、最善の**マッチ**はコンテクストに呼応しています。このコンテクストという概念によって、薬が働く仕組みを説明することができます。

スケール（規模）という概念も重要です。大規模な**マッチングパターン**は、それに先立つ、たくさんの小規模な**マッチング**から作られますが、これによって、創発や相転移を部分的に説明できます。自然界には、微調整された定数が存在し、これは私たちの生命に必要不可欠なものです。最大規模のレベルでは、宇宙の存在を可能にする、微調整された宇宙定数が存在します。最小の規模では、生命を維持するのに必要な正確な要因が存在します。たとえば、正確な順番で並んだアミノ酸は、タンパク質を形作り、それが体内でもっとも重要な役目を果たします。もし、こういう定数をちょっとでも変更すれば、私たちが知っている宇宙は存在しないし、アミノ酸も役に立つ形で並んだりしません。

しかし、ほとんどの場合、生命が存続できるのは正確さのおかげではなく、柔軟性のおかげだというのも真実です。生命の特徴は、常に環境と相互作用して、適応、変化していく驚くべき能力にあります。この適応性は、生命を存続、繁栄させるために、情報とエネルギーが作り出すことができる**マッチング**の範囲が、非常に幅広いことを意味しています。ある**マッチング**が最善な**マッチング**であるのは、特定の環境というコンテクストの中においてだけです。それゆえに生物学者は、灼熱の不毛の砂漠から厳寒の極地まで、もっとも住みにくい場所で微生物が繁殖していることを発見してきたのです。ある環境、あるスケールにおいてうまくいくことが、別の環境では命取りになるということもあり得ます。明らかに、生命は、ある特定の環境のエネルギーと情報を自分の役に立つよう利用する方法を知っています。理論的なレベルにおいて、もっとも深く強力な生命の創造プロセスは、この絶え間ない**マッチング・プロセス**に依存していると、ハリーとピーターは考えました。

では、可能な限り最善な**マッチング**とは、いったい何でしょうか。その答えは、質問の仕方、もしくはコンテクストにかかっています。たとえば、次のような例を考えてみましょう。

１９７８年1月12日に生まれたジムという男性がいるとします。そして、２００８年の1月13日に、誰かがあなたに「ジムは何歳か」と尋ねたとします。あなたは程度に差こそあれ正確で有効な答えとして、たとえば「ジムは30歳である」「ジムの年齢は29歳から31歳までの間である」「ジムは40歳以下である」など、いくつか与えることができます。事実としてもっとも正確な答えは、「ジムは30歳である」ですが、必要とされる情報によっては、先に挙げたどの答えもきわめて正確なものと言えます。質問の文脈をより洗練させれば（質問はそれを測る変数だと考えることができます）、あまり望ましくない答えは消えていき、**マッチング**はどんどん改良されていきます。

では、自然界では、**マッチング**はどのように働くのでしょう。そのメカニズムはどんなものでしょう。

哲学の教授だったアーヴィン・ラズロ（１９３２年〜）は、著書『Science and the Akashic Field』（邦訳『叡智の海・宇宙――物質・生命・意識の統合理論をもとめて』日本教文社）の中で、この疑問に取り組んでいます。ラズロが略してＡフィールドと呼んでいるアカシック・フィールドとは、ゼロポイント・フィールドと同じとは言わないまでも、よく似たものです。ラズロはこのように説明します。

Ａフィールドが、すべての物に他のすべての物の情報を与えているというのは、物理学や宇宙論、生物学や意識研究において見てきた非局在性とエンタングルメント（量子もつれ）に関する最も簡単で意味のある説明です。〈注６－１〉

重力を直接感じることができないように、Aフィールドを直接、感知することはできないけれど、その効果を現実世界で感じることはできるとラズロは言います。この効果は、**マッチ**するもの、関係し合うものの間で、Aフィールドが情報を運ぶ仕組みによってもたらされます。ラズロはさらにこう書いています。

Aフィールドは、よく似た物同士の間で、つまり、同じ基本的形状を持つ〝同形〟の物の間で、最も直接的で強烈に、それゆえ明確に情報を伝えます。それは、Aフィールドの情報が、ホログラムと同じく重なり合う真空波の干渉パターンによって伝達されるからです。ホログラムにおいては、すべての要素が同形の要素、つまり、似た要素ともつれ合うことがわかっています。科学者は、このようなもつれ合いを〝結合〟と呼びます。ゆえに、ホログラフィックなパターンは、いかなるパターンの集合においても、その中の自分に似たパターンと結合するのです。その集合が、どんなに巨大なものだったとしても変わりません。〈注6－2〉

元宇宙飛行士で、ノエティック科学研究所の創設者でもあるエドガー・ミッチェル（1930～2016年）と、その共同研究者たちも、似たような考えを意識の研究に応用しています。ミッチェルは、意識とはホログラフィックなものであり、「位相結合適応共鳴」の結果もたらされると考えています〈注6－3〉。この言葉は、どのように共鳴が起きるかを説明する数学的用語です。つまり、宇宙に存在するものは、意識のような非物質的なものも含めて、共鳴が起きるとき出会う、もしくは一つになるということです。なぜなら、それらのものは波動の位相関係を通じて、似たような（結合）エネルギー的関係を分かち合っているからです。こうした位相関係が情報を運びます。ラズロやミッチェルなど、いろいろな人たちが、この、まだはっきり計測されていないメカニズムについて説明しています。いえ、誰かが計測したかもしれません。ピーターの**マッチング**実験によって、**HBF**と空間構造のホログラフィックな共鳴効果を実際に計測する方法がみつかったものと思われます。ピーターが発見した**マッチング**によって、**ボディフィールド**と肉体の間の結合システムが明らかになったのです。

NESの用語を使って**マッチング**を説明すると、それは相似と相違が説明可能になるプロセスと言えるでしょう。**マッチング**は、私たちが「情報の構造」と呼ぶもの同士の間で起きます。情報とは、エネルギーのように現実的なものであり、エネルギーのように秩序あるものにも、無秩序なものにもなり得ます。人体の土台を成す膨大な情報が集合し、特定の方法で、より大きくて秩序がある自己組織化の構造となり、これを私たちは**ヒューマン・ボディフィールド（HBF）**と呼びます。**ボディフィールド**とは、システム内が入れ子（編注：ある構造の内部に同じ構造が含まれる状態）になった一連のシステムの集合体で、小規模な下位システムが連結することで、より大きくて秩序ある情報システムが生じるプロセスにより作られます。それは、さまざまな種類の構造化された情報が結合し、相互作用し、通知し合って**ビッグ・ボディフィールド**を形成するダイナミックなプロセスなのです。

こうしたアイデアを磨き上げ、より優れた技術を作り上げるにはどうしたらいいのか、ハリーはずっと考えてきました。多くのバイオテクノロジー技術は、たった一つの正しい答えを見つけようとします。たとえば、そういう技術は、ある臓器や生物が特定の振動や周波数を持っていると定めます。そして、その特徴的な振動、周波数が体にあるかどうか調べるのですが、なかった場合、もしくは歪んでいた場合は、体に修正用の振動、周波数を送ります。どの装置を使うかによって、音や電気パルス、色光などが、修正のために用いられます。こういうアプローチは、理論的には効果があります。しかし——ハリーとピーターにとっては大きな〝しかし〟なのですが、こういうアプローチは体の電磁気的側面を主に扱う、もしくはそれだけを扱うものと思われます。**ボディフィールド**と体にはもっと深い真実があると、ピーターは確信していました。それに、歪んだ周波数が正しいものにリセットされるとしても、このプロセスは先手を打つアプローチではなく、反応型の受身的なものので、対症療法（アロパシー）のやり方となんら変わりありません。なぜなら、根本的なエネルギーの問題によってもたらされた結果（症状）に対処しているだけであり、根本的なプロセス自体に取り組んでいるわけではないからです。つまり、もし肝臓が壊れたら、このような技術は、肝臓の自然な振動を取り戻そうとしますが、そもそも、なぜ肝臓が自然な周波数を失ったのか考えることはしません。

　ピーターとハリーはまったく異なる視点から、エネルギーヒーリングに取り組みたいと思っていました。人間の体は、ある特定の範囲内で働きます。だから、体をテストするときは、体の仕組みの相対的な性質を十分、考慮に入れなければなりません。そこで二人は、**ボディフィールド**の機能的統合性をテストできる技術を作ったらいいのではないかと考えました。一つひとつのプロセスが個々に働く仕組みを調べるのではなく、すべてのプロセスがお互いや環境に関連し合って機能する仕組みを調べたいと考えたのです。ピーターには、こういう根本的な**マッチング・プロセス**を説明することができる**ボディフィールド**の理論的モデルがありました。**HBF**は、常に変化し続けるダイナミックなものだから、それを修正する方法も相対的なものであると、ピーターは考えていました。何千にも及ぶ体の機能は複雑に相互関連しており、究極的に体は、**ボディフィールド**によって調節されているのです。だから、**ボディフィールド全体**のシステムレベルにおいて、**ボディフィールド**が体のホメオスタシスを取り戻すために修正する方法は複数あるのです。もちろん、プロセスは、建設的にも（秩序や健康を増すものとしても）、破壊的にも（健康を衰えさせ病気をもたらすものとしても）働きます。体は、スケールに反応します。つまり、体は小さな歪みがたくさんあっても受け入れることができますが、変化が積み重なると、こうしたたくさんの小さなエラーが、より大きくて深刻な問題をシステムレベルで引き起こします。エラーが修正されないまま残ってしまうと、やがて、システムの機能が低下してしまいます。ピーターは、集合化という概念にますます興味を持つようになりました。なぜなら、**ビッグ・ボディフィールド**とは、特定の方法で構造化された情報フィールドであり、複数のシステムとそれらの下位システムから成り立っているからです。集合化とは、構造化されたさまざまな結合的情報が結合、相互作用し、ともに**ビッグ・ボディフィールド**を作ろうとするダイナミックなプロセスだと考えることができます。

ピーターのアプローチのユニークさと強みは、**エネルギーフィールド**が組織化される仕組み、つまり体内で**マッチング**が起きる仕組みの核心をつかんでいるところです。体を修理しようとする固定的なヒーリングアプローチではなく、**ボディフィールド**のダイナミックなプロセスを最適に**マッチ**させる技術を作ろうと、ピーターとハリーは思っていたのです。もし、ピーターが研究でずっと目指してきたダイナミックな**マッチング**パターンの関係性を解釈することができれば、**ボディフィールド**の根本にある歪みが生化学反応や生理機能に影響を与える仕組みを、よりよく知ることができるでしょう。そうすれば、プラクティショナーは、体そのものの自己治癒メカニズムを無視するのではなく、それとともに働きかけることができます。

ハリーは、コンピューター自体によって作られた量子電磁力学的フィールドと、ある種のアルゴリズムを組み込んだソフトウェアプログラム（**NES**が知的所有権を持っています）を用いて、患者のダイナミックな**ボディフィールド**を**マッチング**させることができると考えていました。このソフトウェアは、**ボディフィールド・スキャン**を分析して、多数の可能な**マッチ**の中から、相対的に最適なものを見つけることができます。ピーターには、包括的な**ボディフィールド**理論がありました。この理論は、形而上学的なエネルギーに基づくものではなく、**量子フィールド**を実際の体の構造と生理機能に結びづけるものだったので、臨床的に価値のあるものでした。ピーターの奥深い**マッチング**実験は、厳格な生物学的データと深く結びついていたので、**ボディフィールド・スキャン**で得られた**量子フィールド**の**マッチング**（空間共鳴）はすべて、肉体の生化学反応と生理機能に関連付けることができました。

二人が初めて対面し、対話を続けるうちに、ピーターが20年以上かけて集めてきたデータと理論が、ハリーの哲学的、技術的洞察によって触発され、変容を遂げました。二人は、ピーターが見出した**HBF**のエネルギー学的生物学と、病気と健康に関するエネルギー的病理学のモデルに基づいたバイオテクノロジー技術を作る計画を立てました。しかし、ハリーは自分自身、ピーターの治療を受けたいとも考えていました。自分の慢性疲労症候群（CFS）にピーターのレメディが効くかどうか、試してみたかったのです。だから、このプロジェクトも、ピーターの滞在中に始動しました。

◆

ピーターは、CFSの主な原因だと考えているフラビウイルスに対するレメディを作ってハリーに与え、治療を開始しました。当時彼が使っていたそのレメディは、経絡混合液、つまりピーターの初期の経絡研究に基づいたものでしたが、**クモの巣図**によって、12の**コンパートメント**には中国伝統医学の規定とは異なる特定の順序があるということは明らかでした。このレメディは、現在の新しい**インフォシューティカル**のように液体で、小さなコップの水に数滴たらして摂取されるものでした。ハリーは、フラビウイルス全般向けレメディの摂取を始めて数日のうちに、ひどいインフルエンザのような症状でデトックス反応が起きました。

先にも述べたように、体がエネルギー的、さらには肉体的にも弱まった状態から、再び正常な機能を取り戻すとき、インフルエンザのような症状が出るのは、絶対とは言わないまでも、よくあることなのです。体の免疫機能が再び完全に機能し始めると、筋肉痛や発熱、頭痛、疲労など、実際のインフルエンザのような症状が出る可能性があります。補完医療の世界では、この治療に対する初期反応はヒーリング反応（編注：好転反応とも呼ばれます）であるとよく言われます〈注6－4〉。患者は初めの短期間、さらに具合が悪くなったように感じますが、このインフルエンザのような症状は実際、体が、すべきことをやっと始めたというサインなのです。つまり、体がアンバランスな状態に対処を始めたのですが、これはウイルスや細菌のような異物の侵入によって引き起こされたものと思われます。通常、このヒーリング反応は、数日から1週間以内におさまります。

ハリーは、ピーターの滞在中にもしばらく寝込んでしまいましたが、ピーターが帰る頃には、ずっと体調がよくなったように感じました。しかし、ピーターは、根本的な問題を解決するには数週間以上かかるだろうと、ハリーに警告しました。CFSの症状はよく再発することを、ピーターは知っていたからです。このときピーターはすでに、**ボディフィールド**の**エネルギー・コンパートメント**の移動によるウイルスの突然変異が再発の原因だという理論を打ち立てていました。それに、ハリーの**ボディフィールド**には修正が必要な箇所がたくさんあることもわかっていました。ピーター自身、CFSを克服するのに10年近くかかったのです。だから、ハリーにも、治癒するまでには時間がかかるだろうと警告し、今後も治療を続けたいなら、自分の指示に厳密に従うことを念押しし、ハリーも約束しました。ピーターは、ハリーの**ボディフィールド**の特定の**コンパートメント**の歪みを修正するレメディを数種類置いてオーストラリアに帰りました。それは、のちに**インテグレーター・インフォシューティカル**の一部に発展することになります。

それらのレメディを飲んで、体がもっと効率的に働くようになってくるにつれて、ハリーにはさらなるヒーリング反応が起こりました。このときのことをハリーは次のように説明します。

ピーターのテストによって、環境有害物、特にカドミウム、ダイオキシン、放射能、有機塩化物、有機リン酸化合物などとの関連性が明らかになりました。免疫機能はエネルギー・**コンパートメント④⑩⑪**の影響を非常に強く受けますが、私には、これらに深刻なダメージがあることが判明しました……**コンパートメント④⑩⑪**の歪みは主にホルモンとエネルギー的に関係しており（⑪は男性ホルモンと関係している）、深刻なストレスを引き起こします。それが次に、**コンパートメント①⑦⑫**に影響を与えます。**コンパートメント⑦**は、特に大脳皮質と関連しているので、以前、私の精神的な機能が低下したことにもおそらく関係があったと思われます。そのときには、車の運転恐怖症がひどくなったり、失読症になったり、もっと肉体的なところでは手の震えなど、ありとあらゆる症状が出たのです。私の体を浄化して、元の正常な状態に戻すには、何か月もレメディをとらねばならないだろうということは、わかっていました。

ハリーは、レメディを摂取したことによって、鮮明な夢など予期せぬ感情的な反応も体験しました。

コンパートメント①⑦⑫のためのレメディの組み合わせは、長年、封じ込められていた感情のブロックを解き放っていきました。主に夢の中で、自分の人生を形作った重要な出来事を、驚くべき鮮明さで思い出し、気づきを得ました。ある種の安らぎ、腹が据わったような感覚としか言えないものを得ました。

ハリーは正確にピーターの指示に従い、レメディを飲み始めて数か月後には、ずいぶんよくなったと感じました。実際、治ったとは言わないまでも、正常な状態に戻ったと思ったのですが、ピーターはそうではないことを知っていました。ピーターは多くのＣＦＳ患者を研究してきたので、彼らと自分自身の経験から、再発が問題であることに気づいていました。よくなるのには1年、もしくはそれ以上かかることもしばしばでした。もし、クライアントが最初に〝もとの自分に戻ったような気分〟と感じたときにプログラムを中断してしまうと、**ボディフィールド**はまだ完全に機能していないので、再び苦しみの中に戻ることになってしまいます。

時とともにクライアントの症状は軽減し症状が完全に消えることもありましたが、ピーターは自分の作ったエネルギー的な経絡混合液に過ぎないレメディにまだ納得していませんでした。彼の理論が示唆するほど、あるいは予想通りには、うまく機能していないように思われました。ピーターはこの懸念をハリーに打ち明け、二人は**ボディフィールド**の**エネルギー・コンパートメント**を空間構造としてとらえるというピーターのアイデアについて議論しました。各**コンパートメント**は特定の周波数域で働いているように見えたので、二人は、**コンパートメント**における周波数の役割についても話し合いました。しかし、周波数は、電磁気と時間に関係しています。このときまでにピーターは、たとえそのことをまだ証明できなくても、**ＨＢＦ**は電磁気より、超高周波数の量子波に依存していると確信していました。そして、時間は、量子力学ではまだはっきり解明されていないこともわかっていました。

量子力学の数学的な方程式の多くは、粒子の動きを時間の中で後ろ向きに定めても、前向きに定めても同じようにうまく働きます。それはファインマンによる経路積分と〝経歴総和法〟と呼ばれるテクニックで、量子電磁力学における革命的な業績は明らかにされています。

ピーターが説明するように、**ボディフィールド**の12の**コンパートメント**は「周波数域に特有の構造だが、単なる周波数域以上のもの」なのです。ピーターがしようとしていたことは、これらの構造、すなわち、体内の生化学反応を引き起こす、**ボディフィールド**内の連鎖した情報のホログラフィックなチャネルに歪みが生じて、情報が劣化したり誤送されたりする仕組みと直接的に結びついていました。どうしたらもっといいレメディを作れるのか、ピーターにははっきりしたことはわかりませんでした。空間の構造、より正確に言うと、空間における配列としての**コンパートメント**について、ピーターはハリーと語り合いましたが、その会話は非常に抽象的なものでした。ピーターがまだカリフォルニアに滞在していたある日、いつでも単刀直入にポイントをつくハリーは、あっさりとこう言いました。

それなら、経絡のエネルギー的コピーを修正する代わりに、空間構造を修正すればいいんじゃないかな?

ハリーの言葉の意味を理解したときの衝撃を、ピーターは今でも覚えています。つまり、現実からバーチャルへ向かうべきだとハリーは言ったのです。経絡の情報がインプリントされた現実のレメディは、体を流れる情報のほんの一部分しか運ぶことができません。だから、空間共鳴が実際に情報を運ぶ仕組みそのものへと向かうべきなのです。

私は、ハリーの言葉に打ちのめされたように感じました。じつは１９９８年に、同じようなことをしようとしたことがあったのですが、何も結果は得られませんでした。その当時は、どうしたらいいのかさっぱりわからなかったのですが、ハリーの単刀直入な言葉を聞いたとき、彼が私の言いたいことを理解していることがわかりました。その瞬間、私は、彼が私のしていることを信じてくれていることを知りました。それは私にとっては、とても大切なことでした！　私はある種の変人として無視されることに慣れてしまっていたのですが、彼は私がやれるということを信じていました。だから、家に帰ると、私は再び、**コンパートメント構造**について、それらが空間共鳴であるとして、計測しなおしてみました。そして、成功したのです！　もちろん、一連のレメディを完璧なものにするには、その後、ハリーと一緒に何年も努力を続けなくてはなりませんでしたが、ハリーのあの言葉が、私を再び正しい道に引き戻してくれたのです。

7章 ❖ 夢の実現

オーストラリアに帰国すると、ピーターはすぐに、ハリーがもっと早く再発から立ち直り、健康が持続するよう、レメディの改善に取り組みました。ピーターは、ハリーの症状が再発すると予測していましたし、自分の運は、ハリーがよくなるのを助けることができるかどうかにかかっていることもわかっていました。もし助けることができれば、二人は協力して臨床的システムを実現させ、ピーターの長年に及ぶ努力と苦心がついに報われ、ヘルスケア分野で広く脚光を浴びることになるかもしれません。もし助けることができなかったら、オーストラリアの亜熱帯のじめじめとした僻地で永遠に骨折り仕事を続けることになるでしょう。

ピーターは言います。

ハリーは、慢性疲労症候群（ＣＦＳ）患者に起きる典型的な問題を抱えていました。ＣＦＳ患者は食欲不振のせいでますます弱ってしまうのですが、ハリーも深刻な栄養問題を抱えていました。中国伝統医学の知識から、私はハリーの胃経に問題があることがわかっていましたが、どこから始めたらいいものかと考えこみました。私は、ホメオパシーや他の伝統的医学において、何が胃を悪くする原因とされているのか知っていましたし、胃はカドミウムのような毒素が行き着く場所だということも知っていました。でも、ホメオパシーの法則〝毒を持って毒を制す〟に従って治療するつもりはありませんでした。たとえエネルギーの形でも、毒素を体に取り込むことは絶対にしないと、以前から心に誓っていたのです。だから、そのときもそういうことはしませんでしたし、**NES**の**インフォシューティカル**が完全にできあがった今も、そういうことはしていません。その代わり、私は**マッチング**の概念と実験に再び戻りました。胃の中で、何が何に話しかけているのか、もっと調べなければなりませんでした。何がエネルギー的に結びついているのか、エネルギーと情報の調節プロセスにおいて、何が何を後押ししているのか、知らねばなりませんでした。私は、何がシステムを動かしているのか探求していたのです。そうすることで、**ドライバー・インフォシューティカル**が生まれ、その名もそこから来ました。リード博士が私に教えてくださったのも、動力源を探しなさい、ということでした。（編注：**ドライバー・インフォシューティカル**の〝ドライバー〟とは〝動かすもの〟、インフォシューティカルは〝情報と薬〟を組み合わせた造語です）

中国伝統医学には、体の主要なエネルギー機能のユニットである〝臓〟という概念があります。これは、脺臓とか肺のような臓器をあらわす古代の言葉です。ピーターは次のように言います。

〝臓〟については知っていたし、無からエネルギーを得ることなどできないということも知っていました。だから、胃の中の一部がフィールドにエネルギーを提供しているけれど、他の部分はしていないのだろうと推論しました。そこで、私は何度も何度も**マッチング**実験を行い、何が何に話しかけているのか、胃の細胞のどの部分が**ビッグ・ボディフィールド**にエネルギーを押し出しているのか探り当てました。すでに言ったとおり、私の技術は独自開発技術なので、すべてはお話しできませんが、私が最初に作った**ドライバー・レメディ**は**ED❽胃**のもので、ハリーがそれを飲むと、効いたのです！　飲んでから2日後でしたが、ハリーは大規模な胃のデトックスを経験しました。

実際、ハリーは**ED❽胃**のレメディの効果を体験しました。慢性疲労症候群（ＣＦＳ）を患っていたので、ハリーには胃の痛みがありました。ひどい痛みに体をくの字に折り曲げてしまうこともありましたが、対症療法のテストでは何の肉体的問題も見つかりませんでした。一般的な治療も役に立たなかったのですが、**ED❽胃**を飲み始めてからたった2日後に、主に腸と結腸でヒーリング反応が起きました。数日間、便がひどく臭い、穏やかな痛みも感じましたが、消化器系はすぐに回復しました。そして、**ED❽胃**を飲み続けているうちに、ガスがお腹に溜まる感じがしなくなったことに気づきました。ＣＦＳを患ってから何年もの間、慢性的にこの症状に悩んでいたのですが、もう腹痛もありませんでした。

ピーターがハリーに説明したように、**胃ドライバー・レメディ**がハリーの**ボディフィールド**に、肉体を正しく機能させること（この場合は胃と腸）が必要だという情報を送ったのです。内臓が正しく働きだせば、病原菌が繁栄できる環境はもうありません。体は病原菌を排出できるのです。実際、ハリーの腸内菌のバランスは変化しました。ハリーの体は、必要な情報を取り戻し、本来すべきことを行っていました。

それから数か月間、ピーターは、**ボディフィールド**全体に対して、神経系、心臓、肺がエネルギーの**ドライバー**、すなわちエネルギー発生装置として働く仕組みを解明しました。ピーターは神経系、心臓、肺のための**ドライバー**を作り、ハリーに送りました。それらを摂取すると、ハリーはさまざまなヒーリング反応を体験しました。たとえば、ハリーは煙草を吸っていたことがあるので、**肺ドライバー・レメディ**は即座に肺のシステムに影響を及ぼしました。数日間、咳が出て、濃い粘液が排出されましたが、これはおそらくカドミウムなど、長年に及ぶ喫煙に起因する毒素だったのだと思われます。しかし、すぐにハリーは再び楽に深く呼吸できるようになりました。こんな風に呼吸できたのは、ほぼ10年ぶりのことでした。神経系のエネルギー的修正によるヒーリング反応は、もっと微妙なものでした。

ハリーはそのときのことをこのように語ります。

私は、本当に奇妙な変化に気づきました。私は常にピリピリと興奮し、それから完全に疲れ切ってしまうというパターンを繰り返していたのですが、そのバランスが良くなったのです。それまでの私は、何でもやりすぎて、その結果、倒れてしまうのが常でしたが、それが今では非常にリラックスしているのです。睡眠も、ここ何年かの間で、もっとも正常でした。まだ疲れを感じてはいましたが、寛いだ安らかな感じの疲労感で、体がついに、何年分もの休息にありつけたような感じでした。自分自身を駆り立て続けてきた年月が抜け落ちたようでした。私の体は、今は休息の時だと知っていました。このとき、私はまだビジネスを立ち上げようとしていたのですが、それに関しても、突然、リラックスした気持ちになりました。その結果、まだ回復途中であったにもかかわらず、より質のいい仕事をすることができました。このビジネスを始めるというプレッシャーがなければ、もっと早く回復できただろうと思います。

ピーターは、のちに**インテグレーター・インフォシューティカル**となるものの初期バージョンを、さらに開発し続けていました。それらを摂取すると、ハリーはすぐに協調運動とバランスが良くなるのを感じました。回復は続き、５か月以内には、ハリーは再びロック・クライミングをすることができました。クライミングを再開すると、他の変化にも気づきました。古い肩の故障から来る慢性的な痛みが消えていたのです。左前腕の筋肉がわずかに委縮し、右腕に比べると未発達だったのですが、それも改善され始めました。手足の慢性的な冷え（チル）やアレルギーも消え、心理的な明晰さも戻ってきました。実際、ＣＦＳになる前の健康だった時代よりも、調子がいいように感じられました。

現在、ハリーは、自分とピーターがこれらの初期のレメディを大量に摂取していたことを人々に楽しみながら説明しています。二人が摂取していた初期の原型的レメディに比べると、現在の**インフォシューティカル**はもっと洗練され、より効果的なので、摂取量もずっと少なくて済むのです。また、ヒーリング反応も絶対に起きるものではありませんし、特にハリーが経験したような激しい反応が必ず起きるということはありません。それに、ここ3年間のピーターの研究により、**ボディフィールド**の中の特定のエネルギー配列や、**ボディフィールド**の修正に最適な順番に関する知識が、飛躍的に深まりました。だから、現在の**NES**は、ハリーがわずか数年前に経験したものとは大分、異なっているのです。

ハリーが回復していく期間、彼らは常に連絡を取り合い、ピーターはハリーに会いにアメリカまで飛んでいくこともありました。この二回目の訪問時に、ふたりは正式に協力し合うことにし、自分たちのビジネスを**ニュートリ・エナジェティックス・システム（NES）**と呼ぶことにしました。それは、情報が**ヒューマン・ボディフィールド（HBF）**にとって生命を維持する栄養のようなものであり、そこには全体的に統一して調整されるべき多様な側面がかかわるヒーリングのシステムがあると考えたからです。液体レメディのことは、**量子フィールド**の情報を直接**ボディフィールド**に投入することから、**インフォシューティカル**と名付けました。

ドライバーという名前はすでに付けられていましたが、12の経絡のような**コンパートメント**には、**インテグレーター**という新しい名前が付けられました（**インテグレーター**、**ドライバー**、その他の**ボディフィールド**の構成要素の詳細については9章および第3部の関連部分を参照）。これらは**ボディフィールド**の中の情報ルートで、周波数に従い、正確な順番で配列されています。（さらに研究を進めることによって、ピーターとハリーは、**インテグレーター**の配置が位相にも従っていることを理解しました。この点については13章を参照）

インテグレーターは、特定の生化学反応と生理機能プロセスに関係しており、伝統的な経絡（けいらく）以上のものであることがわかりました。**インテグレーター**には特定の順番、秩序があり、それに従えばよりよい臨床的結果が得られます。

ピーターとハリーは、技術的問題についても真剣に話し合いはじめました。ハリーはコンピューターのプログラマーをイギリスから呼び寄せ、ピーターのデータを実用可能なソフトウェアに変換する作業を始めました。ピーターはそれまでもずっとデータを整理し磨きあげていたのですが、実際にコンピューターにプログラムする前に、もっと見直したいと考えました。実際にプログラムが作成され、テストされるまでにほとんど1年かかってしまいましたが、驚くべきことにこのシステムは最初の試用テストのときからうまく作動しました。

この2回目の訪問の際、ピーターは器具の一部を持参し、二人のブレインストーミングに基づいた、さまざまな予備実験を行いました。ピーターは、ハリーの**インテグレーター**に関するアドバイスについて、考え続けていました。経絡のエネルギーのコピーを修正するのではなく、こうしたチャネルの空間構造そのものを修正しようとしていたのです。体内で元素が使われる仕組みや、特定の細胞の機能、臓器や体のシステムの特定の部分に関するデータなど、各**インテグレーター**はさまざまな具体的情報をカバーしています。ピーターの実験はたいへん精密なものになっていたので、エネルギーと肉体のつながりを非常に細かいところまで特定できるようになっていました。たとえば、副鼻腔は**インテグレーター（EI）❶感覚神経／大腸経**とつながっていますが、前頭洞は**EI❺リンパ系／膀胱経**、上顎洞は**EI⓫骨髄／胃経**につながっています。しかし、体のすべての部分に対して、**ボディフィールド**のどこが歪んでいるのか特定するのは煩雑すぎるので、もっと大きな構造の歪み、**インテグレーター**全体の歪みを扱うべきだと二人は考えました。この構造の中に、具体的な情報が流れているのです。だから、一つひとつの**インテグレーター**の中を流れている何百もの個別の情報の中のエラーを修正する代わりに、**インテグレーター**の構造そのものを最適化することにしました。では、この**インテグレーター**の構造とは何でしょうか。この質問に対する答えは何通りもありますが、すべてが抽象的です。ピーターは言います。

インテグレーターとは、**量子フィールド**の中の**コンパートメント**です。しかし、それが集まると、もともとの状態よりずっと広く、大きなものになります。空間の中の情報の配列として考えると、一番わかりやすいでしょう。すべての情報交換は、励起された電子の相互交流によって起こります。それが空間共鳴――私は空間の誘電率と呼ぶのが好きですが――を変化させるのです。

ピーターはさらに説明します。

こうした**インテグレーター**、つまり情報の配列、もしくは自己組織化の情報構造は、数学的なデータによってあらわせます。**マッチング**実験を通じて、私はありとあらゆる種類のデータ、何組もの数値を得ました。こういう場合、言葉はむしろ邪魔なのです。数字とは何でしょうか。それは抽象的なものですが、物理が証明しているように、数字で自然を解明できます。それはエネルギーの配列ではなく、情報の配列をあらわしていると考えることができます。標準モデルで物理学が扱うのはエネルギー伝達ですが、私が注目しているのは情報伝達です。これは大きな違いです！私がお話ししているのは、電磁であろうとなかろうと、物理的でエネルギーの波動上にあるホログラフィック情報についてです。**NES**では、エネルギーではなく情報の配列を取り扱います。私たちのやっていることが、バイオフォトンや体内の光などを調べている研究者たちと完全に異なる理由は、そこにあります。

空間の構造を理解するには、繰り返しあらわれる位置、もしくはデータの配列を見つけなければなりません。構造とは、空間に同じ配列が繰り返しあらわれることを意味します。ここでお話ししているのは量子的空間で、エーテルや空気のような古典的な物理空間ではありません。私たちは幾何学の先に行かなければならないのです。こういう空間構造を視覚化することはできません。

これは理解するのがとても難しいものです！

このフィールド構造、ホログラフィック情報の配列は、とても強力なので、自己を組織化できる、つまり、たとえめちゃくちゃにかき乱されても、元の状態、配列に戻ることができるのです。おそらくリチャード・ファインマンの研究は別ですが、普通の物理学ではもちろん、量子物理学でさえも、時間の中で量子的なものの位置を特定することはできないと言います。でも、私は見つけたのです！　私が言っているのは、量子力学が今までに発見した以上のルールが自然界にはあるということです。これは、大胆な声明であることは承知しています。私自身、実験を行い、そういうことが可能だというデータを何度も得ても、弱気になったことがあることを認めなければなりません。

従来型の科学は「そんなことはできない、不可能だ」と言いますが、それは可能なのです！　そして、ハリーを2回訪問して話をしているときに、突然、理解したのです。**インテグレーター**に関して、私たちがしなければならないことは、異なる周波数の影響を受けたとき、空間がどのように振舞うか計測することだけだ、と。

私は自分自身にこう言いました。「その通り！　問題となるのは、異なる周波数だ！」でも、その後、これは量子物理学における周波数であり、計測不可能だということになっているのを思い出しました。

しかし、その考えも、私を止めることはできませんでした。私はまっすぐ突き進み、不可能なことに挑戦しました。オーストラリアで最初に作った機器を使って、ひたすら無を計測し始めたのです！　もちろん、私が実際に計測していたのは空間の誘電率で、私はそれを**インテグレーター**と名付けましたが、十刻みの周波数域が存在し、**インテグレーター**の構造に影響を与えているのではないかと推測しました。そして、自分でも驚いたことに、何もないと思われていたところから、何組ものデータを得ることができたのです。私は空間と、それが周波数ごとにどのように構造化されているかを計測していたのです！　私は、ここでハリーの名前を挙げなければなりません。経絡混合液というアイデアに固執するのではなく、空間の構造を変える**インフォシューティカル**を作るべきだというハリーの助言のおかげで、発見できたのですから。

私の頭は、こうしたことすべての重みにほとんど押しつぶされていたことを認めなければなりません。これは禅の公案のようなものです。答えはあるけれど、それは私たちが期待していたようなものではありません。それは非論理的で、時には説明することすらできません。だから、物理学者たちは、自然を理解する唯一の方法は、概念を証拠立てる方程式を知ることだと言うのです。

私はもともと経絡から始めました。鍼治療では、広く認められたエネルギーの流れの順番がありますが、私は、それを超えたものを発見していたのです。経絡とは、主に結合組織を通じて働くチャネルであると考えられていますが、必要な仕事の一部しか果たすことができません。経絡は深く流れていますが、しかし、実際に**ビッグ・ボディフィールド**全体、波動的な構造全体に影響を与えるほど深くはないのです。ハリーに、経絡混合液ではなく空間の構造を修正するよう提案されたとき、それに同意しました。古いデータは皆、捨て去り、ある意味、一からやり直したのです。リード博士から得た情報や理論も忘れました。この、私が空間の構造と呼んでいるものを計測するために行った実験については、知的所有権が関わるので詳しくは語れませんが、多くのデータを得たということは言えます！

空間が歪むと、電子はあるべき場所に落ち着きません。そのとき初めて、それぞれの**インテグレーター**が特定の周波数域における電子の正しい運動についての一種の署名のような特徴を備えているということを理解しました。そして、それぞれの**インテグレーター**にはいくつかの〝定数〟があるということがわかり、さらに飛躍を遂げました。この定数とは、スピン、周波数、位相に関係したデータのセットであり、各**インテグレーター**は1ヘルツ以下から約10の12乗ヘルツまでの幅広い周波数域をカバーします。今日では、位相も病理学において主要な役割を果たすことがわかっています。この新しいデータとともに、**インテグレーター・インフォシューティカル**が本格的に始動し、そのデータをインフォシューティカルに情報をインプリントすることに成功したのです。初期のレ原型的レメディと、この新しい**インフォシューティカル**は、比較のしようもありません。初期のレメディは、主に鍼治療の経絡に基づいていましたが、今のものは、全経絡の情報が含まれています。しかし、それも、**インフォシューティカル**にインプリントされた情報のほんの一部分に過ぎません。**インフォシューティカル**は、それ以上のものになったのです。

ピーターとハリーは、このバイオテクノロジー技術の実用化と商品化に向けて動き出しましたが、そうするうちに、自分たちのヘルスケアを人々に理解してもらうためには、教育活動が非常に重要であることに気づきました。**NES**の原理やコンセプトは、対症療法（アロパシー）とは大きく異なっています。ピーターが扱っているのは量子的な構造であり、肉体自体の特定の部分ではなく、エネルギーの構造なので、**NES**ヘルスケア・システムを臨床に用いる際は、肉体的症状レベルではなく、エネルギー的システムレベルに焦点が当てられます。**インフォシューティカル**は、肉体的なものに直接働きかけるものではありません。というのも、すべての臓器や生理機能などは、より大きな体の下位システムであり、体自体もエネルギー的には**ボディフィールド**全体のコントロール下にあるからです。

だから、この、ピーターの理論を臨床的に実用化した**NESプロフェッショナル・システム**（編注：現在のBWSシステム）というバイオテクノロジー技術は、対症療法のように病気を診断、治療するものではないし、予防するものですらありません。対症療法における医師と違い、**NESヘルスケア**のプラクティショナーは、体のどこが悪いのか正確に特定する必要がありませんし、どの臓器、もしくは臓器のどの部分がうまく機能していないのか知ろうとする必要すらありません。その代わり、**NESスキャン**によって、**ボディフィールド**のパワーが失われているのはどこか（**ドライバー**）、情報が弱まったり、誤った方向に向けられたりしている場所はどこか（**インテグレーター**）がわかります。**NES**が扱うのは**ボディフィールド**の機能的統合性、全体と比較した時の各部分の機能です。特定の**インテグレーター**を修正することで、その領域内の生理機能もすべて修正されます。体は自分に何が必要か知っているので、**ボディフィールド**から情報を与えられると、その時自分に必要なものだけ利用するのです。

オーケストラのたとえを用いると、**NES**は、個々の音楽家(体のさまざまな肉体的側面)ではなく、指揮者(**ビッグ・ボディフィールド**)に焦点を当てているのです。体の中にあるものはすべて相互につながっているので、特定の部分だけ修理しようとするのはほとんど不可能であり、意図せぬ問題を引き起こすことがあります。これが、医薬品によって予期せぬ副作用がたびたびもたらされる理由です。**NES**では、ただ、**ボディフィールド**を通して体に情報を与えることで、体が再び、本来すべきことをするようになり、その結果、すべてがともにスムーズに効率的に働くようになるのです。このように、**NES**は体を治療するのではなく、たんに情報を与えることで、体自体の自己治癒能力と、その仕組みを再始動させるのです。

ピーターは次のように説明します。

NESには、新しい病理学の理論があります。驚くべきことのように思われるかも知れませんが、それは部分的に、ファインマンの経路積分理論に基づいています。そしてごく最近では、ミロ・ウルフの空間共鳴理論をよりどころとしているのです。しかし、実際のところ、病理学理論とはシンプルなものです。つまり、電子が、すべきことをしているかいないか、それだけなのです！電子がすべきことをしないと、**ボディフィールド**に問題が生じ、時の経過とともに、肉体にも問題があらわれます。もちろん、うまく行っていないものを修理するシステムを作るのは、非常に複雑な仕事です。**ボディフィールド**の中で何が起きているのか、本物の手がかりを得たと感じるまでに、私はほとんど20年、費やしました。

私たちは膨大な量の研究を行いましたが、やらねばならないことが、たくさん残っています。**ボディフィールド**は信じられないほど複雑で、それをすべて解明するには何世代もかかるでしょう。しかし、私たちは、それがホリスティック(全的)なシステムレベルで、どう働くのか知っています。

そして、ただ、そのレベルで、**ボディフィールド**を修正することで、素晴らしい臨床的結果を得ているのです。

ピーターが**インフォシューティカル**を磨き上げるには、相当な時間がかかりました。その努力の中には、多くの異なる種類の情報を統合することも含まれていましたが、たとえば、この爆発的な開発研究期間中に、ピーターは**インフォシューティカル**を細胞や臓器、その他の体の構造や生理機能に結び付けることができました。ピーターは次のように説明しています。

私は、定数以外のすべてのものでレメディを作りました。ハリーと一緒に定数を加えたレメディも作ってみましたが、あまりに強力すぎたので、ラボに戻って実験し直さなければなりませんでした。そして、ある**インテグレーター**や**ドライバー**に関係する臓器と結びついた、いろんな種類の細胞に関するデータとともに定数を加えると、かなりいい効果が得られることがわかりました。**インフォシューティカル**の効果を10分以内に感じる人たちもいました！　それで私は、情報（**ボディフィールド**のバーチャル部分）と体の実際の生理機能をさらに結びつけ、**インフォシューティカル**を識別することに夢中になりました。このようにしないと、**インフォシューティカル**を肉体に結び付けることはできません。と言っても、これはエネルギー的な結びつきですが。

驚くべき結果も得られました。**インフォシューティカル**が私たちを傷つけることはありません。というのは、**インフォシューティカル**は情報に過ぎず、体は自分に必要なもの、欲しいものだけ利用するからです。しかし、体の中にあるものはすべてつながっていて、それを全部、把握することは不可能なので、**インフォシューティカル**はときに、予期せぬやり方で私たちを助けます。体は、コミュニケーション経路の広大なネットワークであり、そのすべてを正確な地図として書き出す段階には至っていません。それを成し遂げるには何世代もかかるでしょう。私は、情報から、それに**マッチ**する体の部分へと働きかけましたが、逆方向から、何が起きているのか学ぶこともできます！　現実からバーチャルに働きかける例を、一つお話ししましょう。

新しい**ED❽胃・インフォシューティカル**を摂取した婦人が、私のところに来て言いました。

「あの**インフォシューティカル**を飲んだら、カイロプラクティック反応が起きたんだけど」

何の話かさっぱりわからなかったので、私は「え？」と、尋ね返すことしかできませんでした。

彼女は、「**胃ドライバー**を飲んだら、背骨がボキッとなったのよ！」と答えました。

彼女は、背骨の下部の椎間板に慢性的な問題があるようでしたが、**ED❽胃・インフォシューティカル**を飲んで数分以内に、自然治癒したのでした。情報（物事のバーチャルな側面と呼んだほうがいいのかもしれません）がエネルギーのつながりを活性化し、それが実際の背骨の問題を修正するのを助けたのです。

このことが手がかりとなり、私はラボに戻って**マッチング**実験を行い、**ED❽胃**と背骨にエネルギー的なつながりが実際にあるかどうか確かめました。私は、決して、こういう奇妙なエピソードを無視しません。常に好奇心を持って、こういう話を追及していきます。

この婦人の一件は特に奇妙だったので、私はラボに戻って、これはいったいどういうことなのか調べました。そして、**マッチング**実験を行った結果、彼女が話していた背骨の部分は、実際、エネルギー的に胃とつながっていたのです！　この二つが**マッチ**するかどうか実験しようと考えたことは一度もありませんでした。しかし、そうだということがわかったのです。この二つは**マッチ**し、いわば、お互いに話しかける（会話する）のです。**NES**はオステオパシーやカイロプラクティックともつながっていると言えるでしょう！

いつもこのように謎が解けたわけではありません。こんなことが起きた、あんなことが起きたと、摂取した人が言い、ラボに戻ってチェックしても、何の**マッチング**も見つからないこともありました。そういう例は、ただのプラシーボ効果だったのかもしれないし、あまりにも複雑すぎて、私には解明できなかっただけかもしれません。しかし多くの場合、謎が実際に解明され、**ボディフィールド**のパズルの新しいピースを手に入れることができました。そういうことが常に起こっていたのです。知るべきことはたくさんあります。

体には、まだ知られていない、たくさんのエネルギー的リンクがあるのです。そのため私たちは、この、体と呼ばれる素晴らしい複雑なものについて、何を尋ねたらいいのかさえ、知りません。**NES**は、そのほんの一部を取り扱っているにすぎません。私たちは膨大な実験を行い、理解を深め続けています。**NES**プラクティショナーは、ヒーリングの最先端に立とうとするだけでなく、常にその場所に居続けなければなりません。なぜなら、もっと知るべきことが、常にあるからです。真に包括的なエネルギー医療、新たなエネルギー病理学の実現に向けて、私たちは最初の一歩を踏み出したにすぎません。

◆

２００４年までに、ハリーとコンピュータープログラマーは、ピーターの集めたデータを分類し、それをソフトウェアにコード化することに成功しました。次の挑戦は、**インフォシューティカル**のインプリンティングのプロセスを標準化し、自動化することでした。手作業では時間がかかりすぎますが、最初に作ったいくつかの装置はうまく作動しませんでした。６回の試作の後、やっと、**インフォシューティカル**に特定の量子情報を正確かつ確実にインプリントできる装置を作ることができました。現在では、ボトルは、最新の安全基準と医療品質コントロール基準を満たした工場で瓶詰されていますが、エネルギーをインプリントする作業は、特別な訓練を受けた**NES**のスタッフが行っています。インプリンティングのプロセスは複雑で、その中には、ホログラフィック情報をデータに変換することや、大規模な静電場を作ること、特定の色のフォトンを注入すること、その他の物理学的、技術的パラメータを処理することが含まれますが、これらはＮＥＳの独自開発技術です。

ホログラフィック情報をどのようにあらわすかという問題が解決された後は、**インフォシューティカル**の中で、この情報を運ぶキャリア物質を探さねばなりませんでした。**インフォシューティカル**は精製水でできていますが、量子データは水自体ではなく、水の中の、キャリアと呼ばれる物質的媒介物にインプリントされなければなりません。自然界では、生体水に情報をインプリントできるようですが、どうすれば、その自然の仕組みを真似できるのかは、まだ誰も解明していません。少なくとも、複雑なデータのセットをインプリントする方法はわかっていないのです。ホメオパシーの希釈－震盪（しんとう）メソッドはうまく働きますが、あまり効率的なシステムではありません。それに、水にインプリントするには、ヒーリング反応を促すとされる実際の物質を使わねばなりませんが、そうするとインプリントできる情報の種類が厳しく制限されてしまいます。ピーターとハリーは、物理的な修正物質のインプリントを体に与えようとしていたわけではありません。そうではなくて、抽象的な情報、すなわちピーターのマッチング実験から得られたデータのセットを、直接的にインプリントしようとしていたのです。二人は何か月もかけて、多くの物質をテストし、もっとも確実で安定したキャリア物質は植物由来のミネラル群であることを発見しました。**インフォシューティカル**を何滴か水にたらして飲むと、こうした微量栄養物質が体に情報を運び、**ボディフィールド**がその情報を使えるようになります。**NESインフォシューティカル**のボトルにはすべて、同一の物理的原料がいくつか含まれているので、原材料リストからそれらを識別することはできません。各ボトルの違いは、それらにコード化された情報にあります。たとえば、**ED⓫肝臓**には**ED❶ソース**や**ED❾筋肉**とは異なる情報がコード化されているのです。

ピーターとハリーの共同作業はすぐに実を結び、２００４年の7月に、ピーターはハリーと仕事をするためにイギリスに移りました。ハリーも1年以上、アメリカに滞在した後、イギリスの家に戻っていたのです。その夏、**NES**の最初の臨床システムが公開されましたが、その後も研究は続けられたので、ソフトウェアは数回、アップデートされ、臨床プロトコルもやがて変更されました。さらなる研究に伴い、ピーターはより多くの**インフォシューティカル**を開発していきました(詳細は第3部で扱います)。

たとえば、初期の頃には、磁極軸や赤道軸のような地球のエネルギーと**ボディフィールド**の調整を扱う**ビッグ・フィールド・インフォシューティカル**[脚注]が一つあるだけでした。その後、関連した**インフォシューティカル**として、**ポラリティ**[*]**・インフォシューティカル**が、**ボディフィールド**と静電場の関係を扱うために追加されました。**ドライバー**は、当初11しかなかったのですが、それがさらに追加され、本書の執筆時点で合計16あります。また、初期の頃には、ショック・アジャスターと呼ばれる別の種類の**インフォシューティカル**が25以上ありました。それぞれが、感情的ストレス、聴力や視力、女性の周期、電磁場、神経の解毒、**ボディフィールド**の衰えなど、特定のタイプの情報の歪みに働きかけるものでした。しかし、感情的ストレスを解放する**インフォシューティカル**を除いて、これらすべては**スター・インフォシューティカル**に置き換えられました。これは、**ボディフィールド**のブロックを取り除く主要な〝アンブロッカー〟として働く最新のレメディで、体内の代謝経路とエネルギー的に関係があります。**テレイン**という**インフォシューティカル**も開発されました。これは、ウイルスや細菌のような病原体、もしくはそれらの**エネルギー的インプリント**の住処となる体内のエネルギー環境を扱います。

第3部では**NES**のヒーリング・システムの詳細を解説しますが、その前に**NES**の理論的発展について、ピーターのデータをもっともうまく説明できる物理学理論について説明しておかなければなりません。これまでにも少し言及しましたが、本当に詳しい説明と理論は8章で述べます。物理学にあまり関心がなければ、8

(脚注)ここで言うビッグ・フィールドとそれに関連するインフォシューティカルは、自然界の地球のフィールドを指しており、ビッグ・ボディフィールドとは異なりますので注意してください。ビッグ・フィールドについては11章で詳しく扱います。

章は飛ばしてもかまいません。しかし、ピーターが言う空間の構造とは何なのか知りたい方は、ミロ・ウルフの空間共鳴理論についても知りたいことと思います。HBFでは何が起きているのか、ひいては、物質が生じる仕組みについて、ウルフの理論は量子的な理解の窓を開いてくれます。

8章❖NESと物理の最前線

ピーターは何十年もかけて、信頼できる実験データを集めてきましたが、それを適切に説明する理論がありませんでした。伝統的な物理学と最前線の物理学のさまざまな側面、たとえばクーパー対(つい)、ファインマンの経路積分、量子もつれ、シンクと複雑系理論、複雑系理論、ハロルド・アスプデン(1927〜2011年)による電子の磁気モーメントのモデルなどが、ピーターの実験データの一部に関連があります。しかし、広く受け入れられている物理学理論の中に、ピーターの実験データ全体に当てはまる理論はありませんでした。

そして、2005年、ピーターは空間共鳴理論に出会いました。これは、アメリカの宇宙物理学者ミロ・ウルフによって提唱された量子電磁力学(QED)理論ですが、まるで天啓がひらめいたかのような出会いでした。ウルフの理論は、**ヒューマン・ボディフィールド(HBF)モデル**を理論的に下支えするものであり、ひいては、生物学全体の土台となるものです。空間共鳴理論(物質の波動構造理論とも呼ばれます(注8-1))はそれ自体、最前線の科学です。というのも、まだ物理学界で広く知られておらず、当初は標準モデルと適合しないと思われていたからです。しかし、2章でも簡単にお話ししたように、シャリアール・アフシャールなどによる最近の実験によって、波動を重視する理論一般において、とりわけウルフのフォトンに関するモデルにおいて、それらの理論の信頼性が高まりました。

空間共鳴理論のどこがそんなに過激なのでしょうか。まず始めに、この理論は、電子、陽子、中性子という三つの基本粒子しかないと提案します。しかし、それらは実際のところ、粒子ではなく波動なのです(わかりにくいですが、ウルフも伝統的な物理学の用語に従い、便宜上、これらを粒子と呼んでいます）。これらは、二つの球面定常波の相互作用によって生まれたものだと、ウルフは主張し、二つの定常波を内向き波と外向き波と呼んでいます。内向き波と外向き波がさまざまに相互作用する間に、空間の質、もしくは空間共鳴が変化し、その結果、フォトンや他のすべての粒子が、電子の相互作用によって見かけ上、作り出されるのです。ウルフの理論については、これから詳しく見ていきますが、まず始めに、将来性のある新たな理論を提案するにあたって、彼が直面した困難を想像してみてください。量子力学は、物理の歴史においてもっとも確実に立証された理論です。だから、その主な教義を覆すような主張をするには、もっともな証拠が必要なのです。科学とは明快で、もうすっかりできあがった学問だと私たちは信じ込まされていますが、実際はそうではないということを、ここでちょっと見てみるのも悪くないでしょう。科学の世界では、科学の意義は何か、相反する理論が自然界の仕組みについて新しい説明をどのように提供するか、激しく議論されています。

対立しあう科学理論

量子力学が20世紀初めから半ばにかけて発展していくにつれ、自然界の謎を解き明かすには、量子力学と相対性理論が統合されなければならないことが明らかになりました。この問題は、シュレーディンガーの波動方程式を基礎に置くことで、量子電磁力学が解決しました。この方程式は、波動の量子的性質と相対論的性質を両方、表現するものです。しかし、この二つを結びつけるには、いわゆる数学的なごまかしが必要で、深い疑問も生じてきます。この問題を説明するために、電子のスピンについて見ていきましょう。

量子電磁力学が抱える主な問題の一つに、電子のスピン値を記述できないということがあります。スピンとは量子物理学における興味深い性質で、それぞれの粒子に固有の角運動量を示すものです。これは、質量や電荷のような、量子物体に固有の性質で、正の値、負の値を持つことができます。量子スピンはなかなか理解しがたく、風変わりですらあります。これは、コマの回転とか地球の軸回転のような、物理世界で日常的に見られる回転(スピン)のことではありません。もし、電子がコマのように、古典的な意味で回転するとしたら、回り始めの地点に戻るのに、2回転しなければなりません。つまり、３６０度ではなく、７２０度回転するのです。量子論的意味合いで、電子を３６０度「回転」させたら、反対の位相値を得ることになります。

さらに、スピンはしばしば粒子の特徴的性質として用いられますが、実際のところ、スピンとは、量子物体の波動的性質を指すのです。スピンが2分の1の電子は、スピンがマイナス2分の1の電子と同じ粒子ではありません。なぜなら、それらの量子波動が異なるからです。電子を「粒子」と呼ぶのは、「スピンが初めて計測される以前から、今に至るまで続いている、歴史的な過ち」であると、ウルフは指摘しています。〈注8-2〉

同じスピンを持つ二つの同一の粒子が、同じ状態でともに存在することはできないということも、指摘しておいたほうがいいでしょう。これは、パウリの排他原理と呼ばれ、化学において、重要な意味を持ちます。元素の周期律表も、この組織化の原理に基づいていますが、どうして自然がそのようになっているのか誰にもわかりません。しかしながらパウリの排他原則には、ヘリウムHe^4など、いくつかの例外があります。

当時、まだ新しい科学だった量子力学にとって、シュレーディンガー方程式では電子のスピンを記述できないというのは重要問題でした。それはやがて、物理学者のポール・ディラック(１９０２～１９８４年)によって解決されました。ディラック方程式は、電子のスピンだけでなく、その磁気モーメントも明らかにしました。粒子の磁気モーメントは、磁場中の粒子のスピンによって決まります。最終的に、一群の粒子の磁気モーメントによって、私たちが実際に、現実の物理世界で感じる磁場が生じます。

しかし、ディラック方程式にもいくつか問題があります。その一つは、無限大が含まれるということです。無限大は計測不可能な値なので、物理学で計算をする際、ほとんどの場合、無限大は避けるべき数とされています。一つの物体が無限大のエネルギーや質量を持つと考えることは、現実世界を解明する上で役に立ちません。だから、物理学者たちは、この無限大を取り除くため、〝繰り込み〟というプロセスを考え出しました。

どうして、量子力学に無限大が忍びこんだのでしょうか。1章でお話ししたように、量子レベルの粒子は実際のところ、小さなビリヤードの玉のようなものではありません。そうではなくて、もともと曖昧ではっきりとしない確率の雲のようなものなのですが、物理学者たちは、量子物体をかっきりとした点に収縮し、粒子と呼ぶことにしました。これにはいろいろな理由がありますが、そのほうが波をイメージするより簡単だったのと、計算しやすかったからです。しかし、量子物体を1点の粒子に収縮すると、粒子自体のエネルギーは無限大に大きくなってしまいます。これは、物理的に不可能なだけでなく、方程式を無意味なものにしてしまうので、これでは実際の世界を説明することはできません。そこで、物理学者たちは〝繰り込み〟という数学的テクニックを使って無限大を取り除き、実験結果と一致する予測をすることができました。

この数学的テクニックは、とてもうまく働きましたが、数学的な純粋さを好む物理学者たちの頭を悩ませました。ディラックはこのように書いています。

> これはまともな数学ではない。まともな数学においては、小さい数を無視することはある。しかし、無限に大きいものをそれが邪魔だからと言って無視することはあり得ない！　もちろん、基礎方程式が間違っていると考えるのが妥当だろう。何か思い切った改変を加えて、無限大がまったくあらわれないようにしなければならない。〈注8－3〉

量子電磁力学の父の一人と言われているリチャード・ファインマンもまた、〝繰り込み〟を快く思っていませんでした。ファインマンはこのテクニックの開発を手助けしたのですが、「ごまかし」「いんちき」と呼んでいました。しかし、この方程式で正確に予測することができるのだから、それで十分だと考え、数学的矛盾や同僚たちの不平に惑わされない物理学者たちもいました。

たとえば、物理学者のスティーブン・ワインバーグ（１９３３年～）は次のように指摘しています。

私たちは〝繰り込み〟可能性のような指針が非常に必要だ。そういう指針があれば、無限に考えうる多様な**場の量子論**の中から、現実世界の**場の量子論**を選び出すことができる。〈注8－4〉

ワインバーグの名誉のために付け加えると、彼は、〝繰り込み〟は、いい理論を選ぶことには役立つけれど、なぜその理論が現実世界を正しく説明するのかを明らかにすることはできないことは認識していました。

ほとんどの物理学者は点粒子説に飛びつきましたが、それに異を唱え代替案を探してフィールド（場）や波動寄りの立場をとる物理学者たちもいました。１９８０年代半ば、この無限大問題を新しい方法で解決する二つの最先端理論があらわれました。ジョン・クレイマーの交流解釈（ＴＩ＝Transactional Interpretation）とミロ・ウルフの空間共鳴理論です。クレイマーの理論は粒子を排除はしませんが、深く複雑な波動としての性質が、粒子に先立つと主張しています。

クレイマーは自身の理論を次のように説明しています。

ＣＩ（コペンハーゲン解釈）では〝知見の数学的表現〟と解釈する量子力学的な波動関数を、ＴＩでは空間に物理的に存在する実際の波であると解釈することが可能です。ＴＩは、量子力学的な状態ベクトルと、その〝崩壊（収縮）〟に関するメカニズムの複雑な性質を解明するのに役立ちます。また、ＴＩは、ＣＩの基本的要素であるハイゼンベルグの不確定性原理とボルンの確率法則を、自然な形で正当化することができます。〈注8－5〉

クレイマーの理論は、先進波（過去に向かって進む波）と遅延波（未来に向かって進む波）が、どのように空間の中で〝握手〟し、その相互作用がいわゆる粒子になるのかを説明します。先進波と遅延波が定常波を形作り、それが観察者には粒子として見えるのです。クレイマーの理論は、量子力学のほとんどすべての矛盾を解決します。これらの矛盾の多くは、粒子が実在すると考えるときのみ起こりますが、その中には、量子物理学の標準モデルにおける二つのもっとも風変わりな特徴も含まれます。つまり、〝粒子と波動の二重性〟と、非局在性です。（2章参照）

ウルフの理論も同様に、量子論の矛盾を解決します。それは、ウルフが内向き波と外向き波と呼ぶものの相互作用によって作り出される球面定常波に基づいています。しかし、ウルフの理論はクレイマーの先を行っています。というのも、ウルフは、三つの基本粒子(電子、陽子、中性子)しか存在しないと主張しているからです。他のすべての粒子は、シュレーディンガーがSchaumkommen（見かけ、appearances）と呼んだものに過ぎないのです。粒子を排除したい物理学者が異端者であることは間違いありません。標準モデルには無数の問題がありますが、それでも、これは予測理論として、たいへんよくできているのです。だから、〝繰り込み〟の問題は置いておくとして、どうして、ほとんどの粒子を排除したいなどと考える物理学者がいるのでしょうか。ウルフは著書『Exploring the Physics of the Unknown Universe（未知の宇宙の物理学を探る）』で、粒子という考え方の良い点と悪い点を次のように説明しています〈注8－6〉。

▼たいへんな努力を重ねているというのに、誰も電子の中心構造を見つけることができません。実際の構造がないということは、電子は粒子ではないように思われます。

▼標準モデルや、その他の広く受け入れられている量子論を用いた計算では、電子の大きさ、質量、電荷を予測できません。電子を数量化できる有効な計算法がないということは、〝粒子の存在を信じていようがいまいが、どんな計算でも電子を数量化できないのだから、粒子という概念は必要ない〟ということを意味します。

▼質量は電磁エネルギーに変換できます。電磁エネルギーに質量はありません。だから、質量という概念には〝実質〟がありません。したがって、粒子にも実質がありません。

科学者が量子の世界を粒子を基準に見ることにこだわるもっともらしい理由を、ウルフは三つ挙げています。

▼たとえ実際はそうでなくても、物体がどこか正確な1点に存在するものとして、おおよその質量を計算するのはたいへん便利です。

▼物理学や工学の授業では、何十年も粒子に関する理論を教えてきました。これは、とても便利な理論なので、性急に放棄することはできません。

▼私たちの感覚器官(特に目)と一般的なテクノロジー（ほとんどの顕微鏡など)は可視光より小さな波長を識別することができません。そして、小さな物体は点のように見えるので、点という概念、さらには、点のような量子粒子というものが、私たちの感覚、感情に根づき、それが慣習となってしまっています。

しかし、標準モデルで粒子と関連付けられているスピンや質量、電荷といった量子的性質は実際にあると、ウルフは考えています。だから、すべての量子論は、こういう性質を説明できなければならないというわけです。しかし、粒子がないのに、どうしてそんなことができるのでしょうか。ウルフの答えを見てみましょう。と言っても、私たちによる説明はどうしても短くて不完全なので、ウルフ本人の著書を読むことをお勧めします。そこでは、ウルフの理論が完全に説明されていますし、物理学の主流をなし、もっとも深く根づいている仮説のいくつかが再考されています。

ミロ・ウルフの空間共鳴理論

ウルフの空間共鳴理論は、電子に基づいています。しかし、標準モデルでは、フォトンが電子の間でエネルギーや力を運ぶ粒子であるとみなされます。ウルフの理論でも、フォトンは重要な役割を果たしますが、ウルフのフォトンに対する考え方は、ほとんどの物理学者の考え方と根本的に異なっています。空間共鳴理論では、フォトンに取って代わり、結合振動子が、電子の間でエネルギーを運ぶ「粒子」としての役割を果たします。先にも述べたように、振動子とは、自発的に共鳴し始めて、規則的なリズムの元に周期的に変化していくシステムのことです。何らかの作用によって二つ以上の振動子がお互いに影響を与え、単体のものとして振る舞うとき、振動子が結合したと言います。

結合振動子を研究する科学、シンクについて、科学者のスティーヴン・ストロガッツ（1959年〜）は次のように書いています。

惑星は重力で引き合い、心臓の細胞は電流を送受信し合う。このような例が示すように、自然はすべての可能な通路を使って振動子が互いに会話するよう仕向ける。このような会話の結果として、シンクロニシティが発生し、すべての振動子が一つのものとして振る舞いはじめる。〈注8-7〉

ウルフの理論では、球面定常波が結合振動子の役目を果たします。粒子に対する結合振動子の強みはたくさんありますが、たとえば、光速より速いコミュニケーションに頼らず、非局在性（アインシュタインが不気味な遠隔作用と呼んだ現象）の仕組みを説明できることが挙げられます。

ウルフの仮説は、次のように要約することができます。

▼ド・ブロイ波長をもっともうまく説明できるのは、粒子と波動の二重性ではなく、空間の波です。相互作用する電子の内向き波と外向き波の、それぞれの中心における結合振動子の動きが、ド・ブロイ波を作り出します。

▼電荷と質量は粒子の基本を成すものではなく、空間の性質に依るものです。空間の性質は、自然、物質、

宇宙の構造のすべての物理的法則の基礎を成すものです。

▼すべての物質は、空間共鳴から成る。その波は空間を移動する際、まれにしか相互作用しません。しかし、二つ以上の波が相互作用するとき、その作用点に生じた空間密度の特性によって、すべての既知の粒子を説明できます。

▼空間共鳴の相互作用が、量子力学や特殊相対性理論など、すべての既知の法則を生み出します。つまり、量子力学、相対性理論、電荷、エネルギー保存の法則などは、空間の特性によって生じるのです。一方、他の力(重力と慣性)は、（ハッブルの膨張宇宙と物質の加速による）電気力の摂動によって生じます。

ウルフは次のように語っています。

電子は球面波によって構成されていて、これらの球面波は中心に向かって収束した後、外向き波となります。二つの波が定常波を形成し、そのピーク(頂)とノード(節)は玉ねぎの層のようになっています。波の振幅は、電磁気ベクトル波ではなく量子波のようなスカラー量です〔スカラー波とは方向を持たずに量や大きさを持つ数学的な力の波〕。波の中心は、電子の〈粒子〉の見かけの位置です。〈注8－8・9〉

ウルフの理論におけるもっとも重要で革命的な側面の一つは、量子のスカラー波動方程式の解に、三次元または球面のスカラー波が含まれていることです。さらに、これらの球面波は、スカラー定常波でもあるのです。定常波は、同じ周波数の二つの波が重なり合いつつ、反対の方向に向かっているときに生まれます。

波動は、媒介物を通して進行していると、私たちは考えがちですが、定常波は媒介を通して振動しつつも、動くことなく、固定した状態を保ちます。つまり、たとえ、波を通してエネルギーが動いていても、波の頂点、

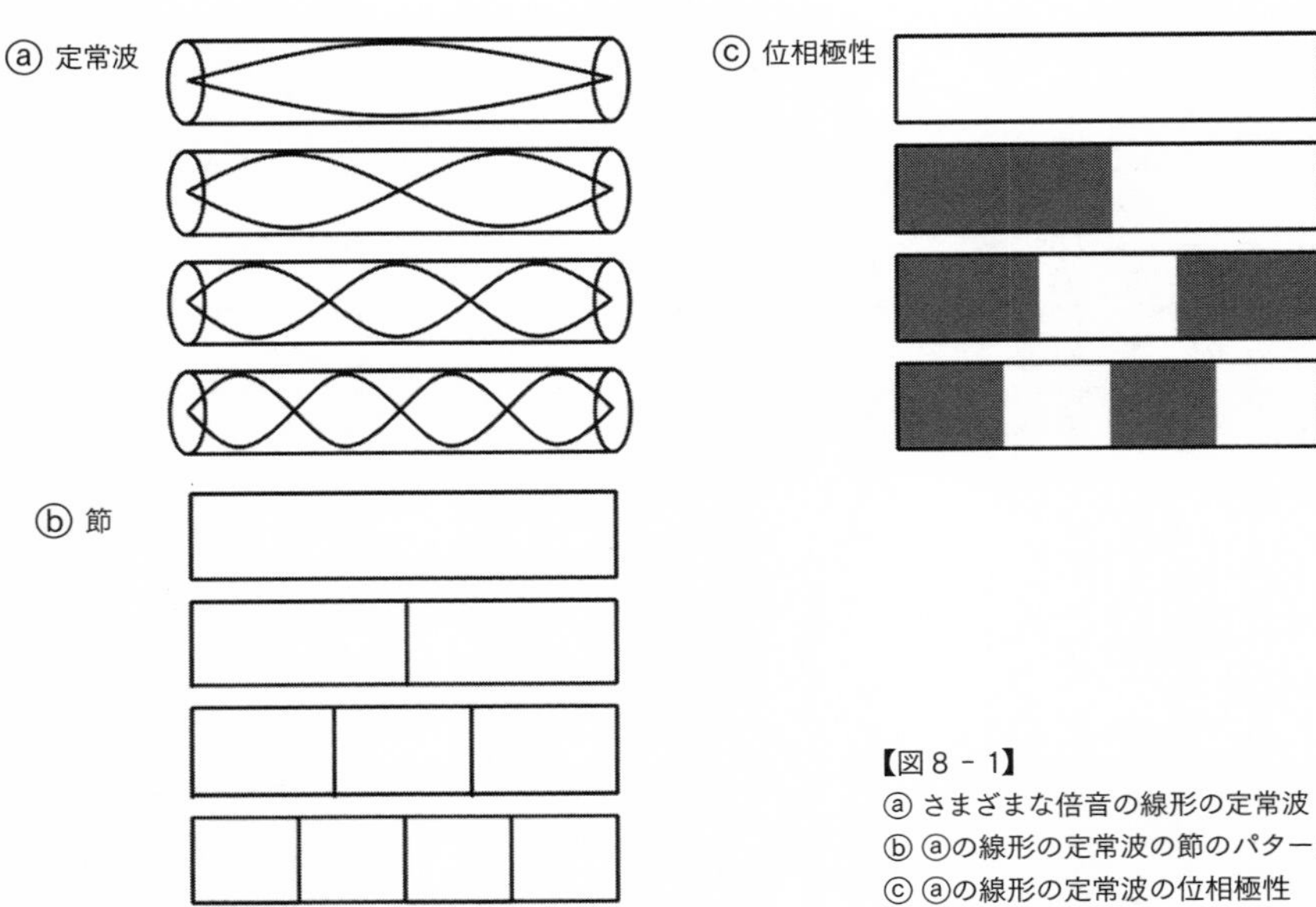

【図8－1】
ⓐ さまざまな倍音の線形の定常波
ⓑ ⓐの線形の定常波の節のパターン
ⓒ ⓐの線形の定常波の位相極性

もしくは振幅はいつも同じ場所にあるのです。私たちにとって、もっともなじみ深い定常波はヴァイオリンやトランペットなど、弦楽器や管楽器です。ヴァイオリンの弦の振動によって作られる波は定常波です。管楽器の空洞内で作られる波も同じです。空洞の中の定常波は、空洞の境界に波が当たって跳ね返るとき起こります。定常波の周波数は、ヴァイオリンの違う弦や、クラリネットの違うキーを押さえて違う音を出すとき変わります。【図8－1】

ウルフの理論では、同じ波長をもつ内向き波と外向き波という二つの球面定常波があります。すべての量子的活動は、二つ以上のこういう定常波が相互作用する点で起こります。なぜなら、これらの波が交わるところで、エネルギーの伝達が起きるからです。すでに説明したように、電子、陽子、中性子を除くすべての粒子は、この相互作用とそれに伴うエネルギー伝達によって作り出された見かけ上のものである、とウルフは仮定しています。

「粒子を**見つける**とは、エネルギー伝達を行うことである。なぜなら、エネルギーが伝達されることによってのみ、計測に必要なデータが得られるから

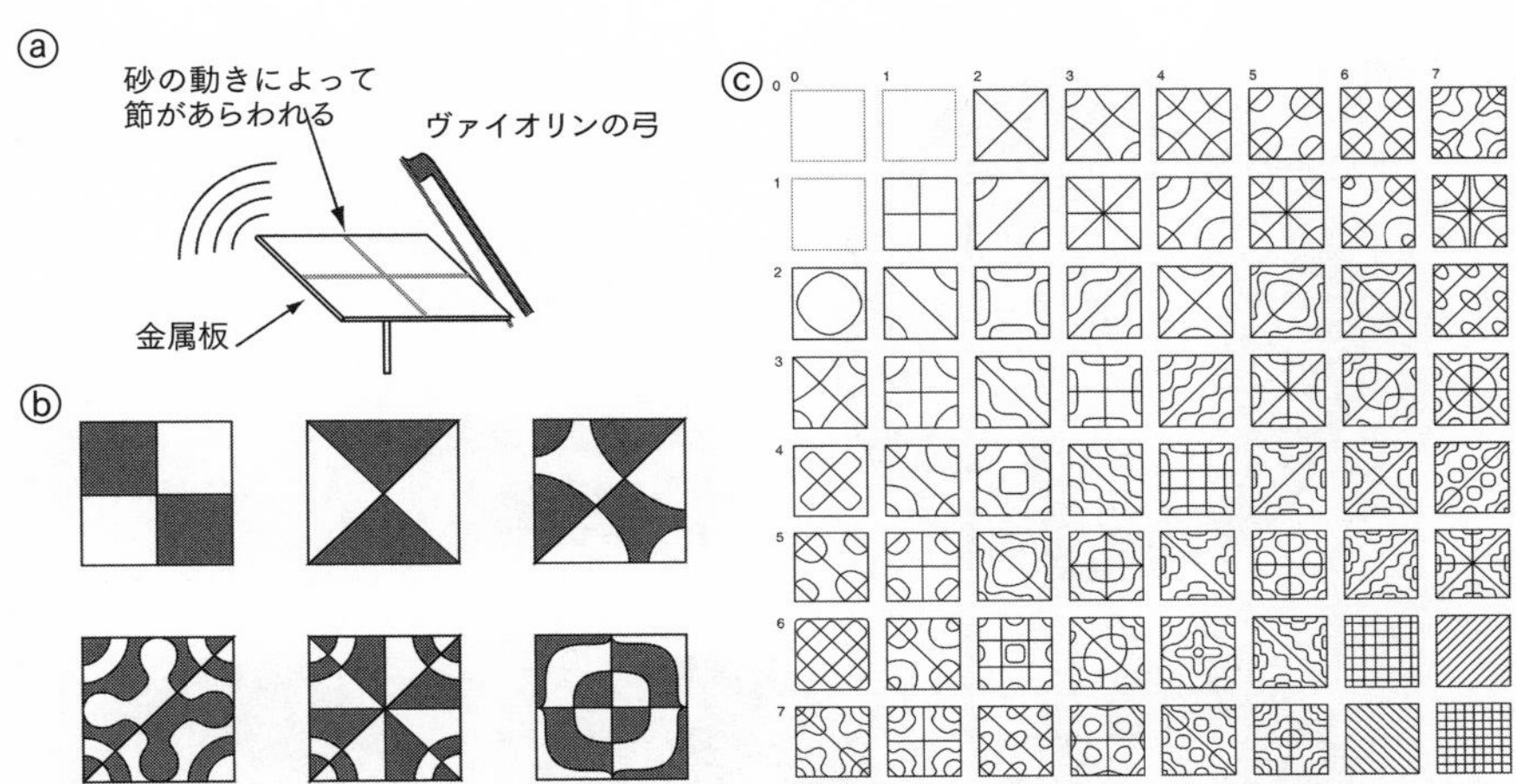

【図8-2】 ⓐ金属板の上に砂を撒き、板の端をヴァイオリンの弓でこすると、板が振動して定常波が起きる。
ⓑ 板の上の砂が、定常波によって幾何学模様を描く。それぞれのパターンが、定常波の振動、もしくは共鳴の異なる周波数をあらわしている。
ⓒ クラドニ図形。定常波のさまざまな共鳴によって描き出された幾何学的パターン（メアリー・D・ウォーラーの作品に基づいて作図）。

だ」とウルフは言っています。〈注8-10〉

エネルギー伝達が起きる条件を、ウルフは三つ挙げています。これらの条件が揃っていないと、波は独立して空間を移動し、相互作用しません。〈注8-11〉【図8-2・3】

▼波の中心には、非線形の領域がなければなりません。そこでは、周波数が波と波の間で変化します（波と波の間でエネルギー伝達が起こる）。

▼相互作用する共鳴の波は、相手の波の中心で重ならなければなりません。

▼最初の二つの条件で、エネルギー交換（周波数の変化）が起きますが、駆動力も必要となってきます。この駆動力によって、エネルギーがどちらの方向に向けて交換されるかが決まります。

量子物理学の標準モデルでは、フォトンがエネルギーを運ぶ主要な粒子ということになっています。しかし、驚くべきことに、ウルフの理論は、フォトンを用いずに、物理学における、すべての力や現象、粒子の相互作用を説明できます（光の粒子としての

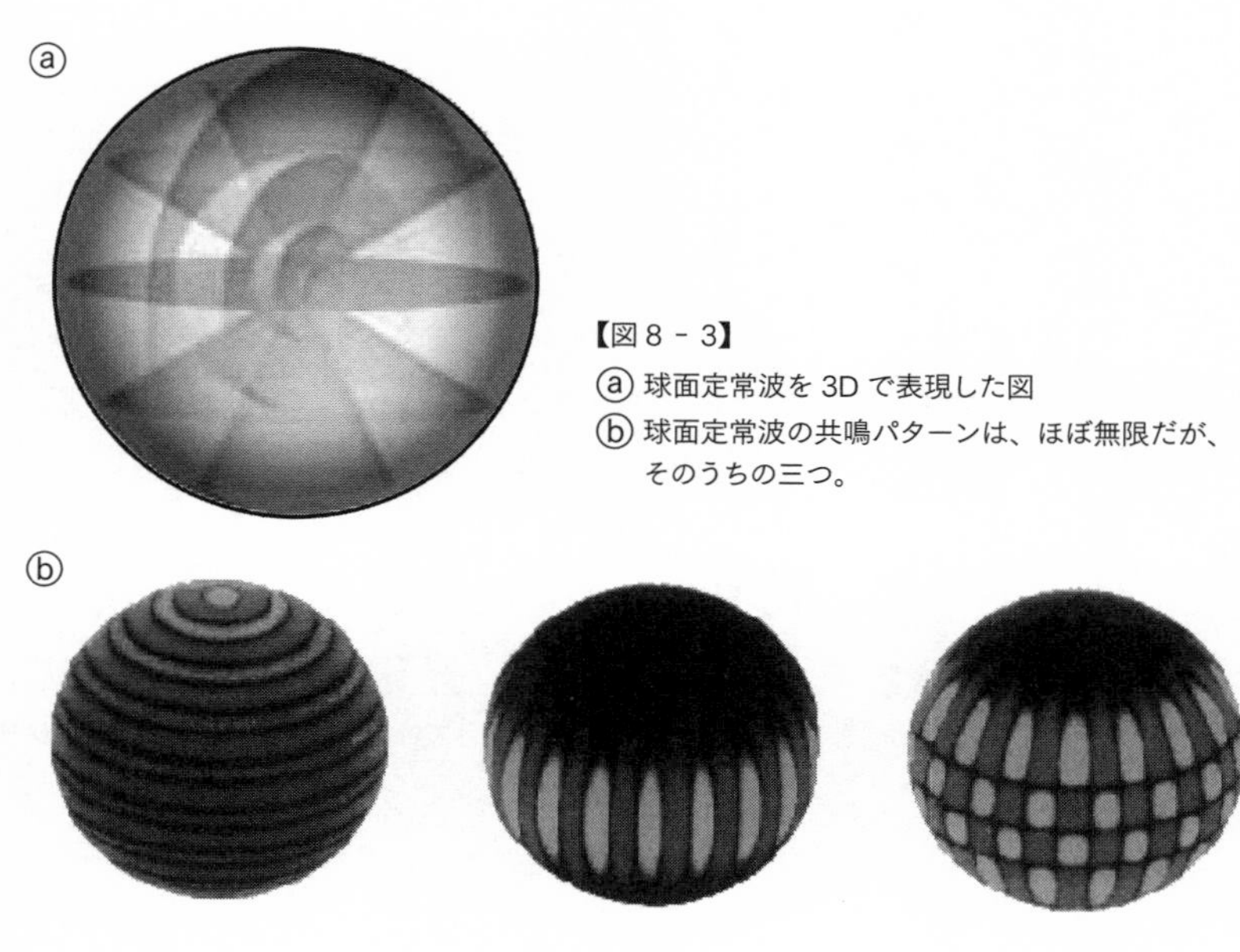

【図８－３】
ⓐ 球面定常波を3Dで表現した図
ⓑ 球面定常波の共鳴パターンは、ほぼ無限だが、そのうちの三つ。

フォトンの役割についてはここでは論じませんが、ウルフの理論は光についても説明できるものです）。

フォトンは粒子ではなく、「粒子間のエネルギー交換、つまり、粒子の波動の変調によってもたらされた二つの共鳴の周波数の変化である。粒子の間で伝達されるべきものなど何もないので、フォトンは必要ない」と、ウルフは言っています。〈注8－12〉

物理の歴史において、電子に対する従来型の概念ができあがったのは、「電子は質量と電荷の運び手である」と考えられているせいだと、ウルフは言います。ウルフは、別の理由により、電子は基本的な量子物体であると考えていますが、質量と電荷を運ぶ粒子としての電子は否定しています。というのも、そういう性質は、波動の相互作用によって説明できるからです。さらに、ウルフは、従来型の物理学者があえて見逃してきた事実、電子は決して単独ではあらわれないということを指摘します。そういう物理学者たちは、自分たちの方程式における量子の相互作用を理想化してこの事実を見逃してきたのですが、それは、見逃すほうが便利だったからです。相互作用には二つ以上の電子がなければなりません。

この相互作用に関係するどの現象も、常に両方の電荷に比例します。これは、量子の世界の奇妙さを際立たせます。というのも、相互作用している二つの電子の違いを見分けることはできないので、出現したすべての電子は、同じ粒子であると考えることができるのです。ウルフが指摘しているように、そもそも、電子が個別の粒子だと考えられたこと自体、興味深いことであります。

電子の相互作用は、内向き波と外向き波の間で起きる、もっともシンプルで基本的な相互作用だと、ウルフは考えます。内向き波と外向き波が相互作用するとき、空間の特質(ウルフは共鳴と呼んでいますが)が変わります。この変化によって、計測可能な粒子としての特質が定まります。そしてまた、より複雑な空間共鳴によって、電子以外のさまざまな種類の粒子の特質が生まれるのです。

さらに、電荷は決して単独ではあらわれず、質量のような、他の粒子の性質に関連してあらわれます。だから、電荷、及び、その発生の仕組みに関する私たちの考えを変えねばならないと、ウルフは指摘します。

ウルフは、さらにこう語ります。

> 大多数の意見に反して、電荷とは、二つの粒子(空間共鳴)とその周りの空間によって作られる特質なのです。電荷を一つの粒子の特質として捉えることは、意味をなしません。そうではなく、電荷とは、二つ以上の粒子の間のエネルギー交換による特質なのです……。〈注8-13〉

ウルフの驚くべき考察によれば、電荷や質量のように、通常、個々の粒子に属すると考えられている特質は実際のところ、空間共鳴とそれに関連する波動場の相互作用から生じているのです。〈注8-14〉

いい理論というものは皆そうですが、ウルフの理論も、すべての部分がお互いに関連し合っているので、正確に要約するのが難しく、ついつい細部に深入りしてしまいます。しかし、ここで、いったん一歩下がって、理論全体の中のハイライトを見直し、特に、**NES**の**HBF**理論に関連のある部分を取り上げていきましょう。

ウルフの空間共鳴理論は、空間（エーテルなどと同じく物理的なものとして視覚化はできない）が、宇宙の基本的な「本質」であり、空間は球面波（内向き波と外向き波）に満たされていると仮定します。これらの球面波は収束・発散するものと考えられます。つまり二つの波は、反対の方向に向かう前に、中心で短時間、結合します。二つの波は同じ周波数を持つので、定常波を形成します。

定常波の振幅はスカラー量で、波の中心では有限なので、現在の量子力学の点粒子－電子モデルを悩ます無限大を取り除くことができます。もし、定常波を見ることができるなら、内向き波と外向き波は球面波なので、何層にも皮が重なったタマネギのように見えるでしょう。内向き波と外向き波が相互作用すると、結合振動子のように振る舞います。エネルギー交換は、二つの振動子の周波数が一致するときのみ、起こります。空間共鳴（空間の特質の変化）は、この二つの波の相互作用から生じます。その結果、空間共鳴は、多くの中から一つの形をとります。内向き波と外向き波がどのように相互作用するかによって、それぞれに異なる特質を示すのです。もっともシンプルな共鳴は、電子の特質を示します。空間が宇宙の基本的な特質なので、私たちがそれぞれに異なる粒子だと考えている特質は皆、空間の変化から生じるのです。だから、粒子は、内向き波と外向き波の相互作用の中心にあると言えます。そこで起きた空間共鳴によって、私たちが、電子、陽子、中性子という三つの基本的な量子物体と関連付けて考える特質が生じます。すなわち、量子力学の法則と特殊相対性理論は、他の空間共鳴に対する、空間共鳴の動きから生じるのです。これがウルフの理論の要点ですが、ウルフは、最小振幅原理（ＭＡＰ）など、さらなる仮説や原則を披露します。これはたいへん重要な原則で、「空間における、すべての粒子の波の振幅の合計は、すべての地点で、つねに最小値になろうとする。その結果、空間共鳴の中心は、周波数の変化（エネルギー交換）とともに移動し、最小値に近づこうとする」というものです。〈注8－15〉

このモデルに基づいて、ウルフは、量子力学の標準モデルのパラドックスの多くを解決することができます。それに、重力と慣性を含む、物理学の主要な力と法則も説明できるのです。空間共鳴理論のもっとも大きななぞは、ウルフも自ら認めるように、内向き波の起源です。そして、どんな理論にも当てはまることですが、解決しなければならない問題がまだ多く残っているし、数学的にも証明していかねばなりません。

NESと空間共鳴理論

では、空間共鳴理論と**NES**にはどんな関係があるのでしょうか。空間共鳴理論は現時点で、ピーターの**マッチング**実験の基盤をもっとも論理的に説明してくれる物理学理論です。自分が計測しているものは何なのか、ピーターは何十年も考え続けました。ある組織や元素などのエネルギーを刻み込まれたアンプルは、ある特定のものやエネルギーにだけマッチする、ピーターの言葉を借りれば特定のものにだけ話しかけます。なぜでしょうか。どうして、可能なものの中から、一番**マッチ**するものを選ぶことができるのでしょうか。空間共鳴が、その疑問に答えてくれるかもしれません。もし、空間構造自体が、基本的粒子のすべての特質を生じさせる媒質ならば、もし内向き波と外向き波が相互作用する点が、実際にその場所の空間の誘電率を変え、エネルギーと情報が伝達されるならば、**マッチング**実験の説明もつきます。ピーターは、二つの波動が相互作用する空間の伝導率を計測する方法を見つけたのです。

ウルフは、次のように説明しています。

> エネルギー交換は、二つの振動子の周波数が一致するときのみ起きる。この現象は、関与する二つの原子が同種のものなら起こる可能性がある。異なる原子同士でもレベル差が同じなら、同様に起こる可能性がある。〈注8－16〉

これらの条件は、ピーターの実験で**マッチング**が起きる条件とほとんど同一です！　ピーターの言い回しを借りると、この二つの条件によって、**ボディフィールド**や肉体がどのようにお互いに会話するのか説明することができます。**マッチング**はさまざまなレベルで起きます。たとえば、**エナジェティック・インテグレーター**（**インテグレーター**）とは、**ボディフィールド**の情報の主要な道です。ピーターはそれを空間のホログラフィック構造と呼んでいますが、ホリスティック（全的）なシステムのレベルでそう呼んでいるのです。このもっとも高い構造レベルにおいて、各**インテグレーター**は特定の空間共鳴であると考えることができます。しかし、各**インテグレーター**は周波数範囲や位相値など、他の要因に基づいて、肉体につながります。それに、もっと深い下位システムレベルで、特定の臓器、細胞、酵素、ホルモンなどのエネルギー特性を通して、肉体につながります。**インテグレーター**と肉体は、同じ空間共鳴を分け合っているために、互いに会話するのです。

たとえば、ピーターは、中国伝統医学の肝経（**NESモデル**では**インテグレーター❽**）が網膜と光彩にだけ話しかけ、目の他の構造には話しかけないことを発見しました。どうしてピーターがそういうことを発見できたのか、この共有された空間共鳴によって説明できるかもしれません。この共鳴のレベルは、少しずつ小さくなって重なった入れ子の箱だと言えます。一つ奥の箱へ進んでいくと、別のシリーズの**マッチング**が見つかります。レベルごとに、より特殊化、明確化されていきます。エネルギー交換は、マッチする二つのものが相互作用する地点で起こります。そして、その結果、情報交換が起こります（エネルギー伝達が起きるときのみ、情報伝達が起きることに注意してください）。

ウルフは、ド・ブロイ波の周波数は10の21乗ヘルツの領域だと計算しました。しかし、現在のところ、この領域を探索できるテクノロジーはありません。では、ピーターは、**マッチング**実験と**NES**のコンピュータースキャンが何を計測しているのか、どのように知ることができるのでしょうか。15デシベル／倍音の領域において、（電気工学的に考えるなら）信号の伝導障害が生じている状況下で、2分の1、4分の1、8分の1の波長の倍音を計測しているのかもしれません。もし、ド・ブロイ波がウルフの空間共鳴理論に従って伝播するのなら、そして実際に信号の伝導障害があるのなら、倍音共鳴を可聴域の周波数まで下げることが可能だろうとピーターは推察しています。

インテグレーターは、特定の位相関係に対応し、電磁波の全周波数領域内の数学的構造をあらわしているのかもしれません。ウルフの理論によれば、内向き波と外向き波が相互作用するとき、中心点で周波数が変化します（より正確に言うと、相互作用するポイントでヘテロダイン効果が起きて、二つの新しい周波数が作られるのです）。しかし、ウルフは次のように書いています。

この変化は、一つの原子に自然に起きることはない。つまり二つの原子がなければならず、そのうちの一つは周波数が小さくなり、もう片方は周波数が大きくなる。最小振幅原理（ＭＡＰ）を満たすため、最終的に結合した二つの原子は、波の振幅の合計が減っていなければならない。〈注８－17〉

周波数が**ボディフィールド**に影響を与えるということは、ピーターもハリーもずっと前から知っていました。だから、ピーターは、周波数が身体の健康に関与していることを示すデータを、**マッチング**実験からたくさん集めました。しかし、位相変化*がもっと重要な役目を果たすこともわかりました。位相変化とは、基準信号に対する周期信号の変化のことで、この場合は、波の周期信号の変化です。

簡単に説明すると、お互いに対応して動く二つの波を想像してみてください。どちらの波も、同じ強さの山と谷を持っており、振幅が同位相です。もし、片方の波の振幅が変化し、山と谷が弱まったら、一方の波と位相がずれます（時間に対応した位相変化に関しては【図13－４】参照）。

インテグレーターはそれぞれ位相変化の値を持ち、システムは１８０度で上限に達するように見えました。しかし、どうして１８０度が限界なのか、そして、それに何か重要な意味があるなら、それは何なのか、ピーターにはわかりませんでした。だから、内向き波と外向き波の間の位相の差は１８０度であるとするウルフの理論に出会ったとき、ピーターにとって、この一致は偶然の域を超えていました。**ＮＥＳ**にとっての、１８０度の重要性が明らかになったのです。

ウルフは次のように書いています。

内向き波は中心で180度回転し、外向き波に変換される。この角度が固定された回転により、〈＋〉もしくは〈−〉の量子スピンが生み出される。そして、それは回転の向きによって、電子か陽電子になる。〈注8-18〉

ピーターはこれに興味をそそられ、身体の波動全体をあらわす**インテグレーター**の範囲は、この内向き波から外向き波への位相変化に対応しているかもしれないと考えました。なぜなら、この移行点において、干渉パターンが作り出され、情報が伝達されるからです。**インテグレーター**とは、情報の制御と伝達に関するすべてなのです。ピーターは**NES**の**インテグレーター**について、次のように説明しています。

各**インテグレーター**はそれぞれ15度の位相範囲をカバーします。だから、180度の位相変化の中に、12の**インテグレーター**がありますが、これはウルフの空間共鳴理論において、内向き波が球面定常波の中心で外向き波に変わる180度の位相変化と同じです。実際にそうであることを、私は実験で確かめました。つまり、それぞれの**インテグレーター**構造と、その**Eインテグレーター**が必要とする15度の位相範囲との間で、マッチングが起こる。この点において、自然は**ボディフィールド**をスイス製の時計のごとく正確に作ったように思われます。この正確さとは、もちろん、命が発生するのに必要な正確さのことです。

位相変化がどういうわけか**ボディフィールド**の状態、さらには健康に影響があるというピーターの発見により、**NES**はより深く未開拓の領域に踏み込みました。真の意味で統合的なエネルギー病理学を作るにあたって、この発見は重要な意味を持ちますが、それについては、13章でもお話しします。今の時点では、以下のピーターの指摘を理解しておいてください。

すべての化学反応は、相互作用し合う原子の周波数をわずかに変化させます。もし、ある化学反応が周辺の場の位相を進ませるなら、エネルギー保存の法則に従って、他の化学反応が同様に位相を遅らせるでしょう。位相とエネルギーの状態は究極的に関連し合っているのです。ようするに、化学や生化学さえも、周波数の変化と位相関係に関連しています。新しい医学は、体のすべての化学的活動において、周波数と位相の両方が正しいか確かめなければなりません。

ほかの研究者、特に元宇宙飛行士のエドガー・ミッチェルと彼の共同研究者たちは位相に注目しており、意識、それどころか宇宙の量子ホログラフィックな性質を探求しています。ミッチェルは、位相結合適応共鳴理論[*]を提唱するピーター・マーサー博士の研究を、大いに参考にしています。〈注8-19〉

簡単に説明すると、すべての物質は、すべての意識あるものと同様に位相波を放射していると、博士は仮定しています。人間が放射する位相波と、物質的対象物が放出する位相波がコンタクトすると、同じ幅だけれど逆向きの二つの波の交点が干渉パターンを作り出して、情報を伝達します。情報は、位相関係を通じて運ばれます。この位相結合適応共鳴は、量子レベルからマクロのレベルまで、現実のすべてのレベルで機能し、DNAレベルから細胞、代謝のレベルまで、体の生物学的機能に関わっていると、博士は提唱しています。この理論によって、意識と知覚を説明することもできます。この研究は、ピーターの研究と見事に一致していますが、ピーターはこうした研究者たちとは関わりなく位相の概念にたどりつきました。ピーターはウルフの理論を支持していますが、ミッチェルとマーサーは、クレイマーの放出－吸収モデルと交流解釈を支持しています。ただし、ウルフとクレイマーの理論には多くの共通点があり、ミッチェルとマーサーは量子ホログラフィーを意識と知覚に適用していて、ピーターはそれを人体と**ボディフィールド**に適用しています。

ウルフの空間共鳴理論に出会ったとき、ピーターは即座に、これは自分の**マッチング**実験や**HBF**理論だけでなく、**生体エネルギー学**全般に関わりがあると考えました。ミッチェルやマーサーが提唱しているような量子ホログラフィーの概念を取り入れれば、ウルフの理論によって、人体及び健康を真の意味で量子的にとらえることの正当さが証明されるかもしれません。ウルフの理論や他の人々の研究が、来たるべき医療革命に及ぼすであろう影響について、ピーターの考えを少し述べて、本章を終わりたいと思います。

ピーターは問いかけます。


ウルフの理論はどのように医療を変化させるのでしょうか?

私たちに二つの世界を提示することで変えるのです。どちらの世界も本物です。

一つめの世界については、私たちは十分、よく知っています。古典的な物理学の法則、五感、研究室の実験装置、時間に関連した出来事……などです。

二つ目の世界は、相互作用するスカラー波の量子的世界です。この相互作用は、宇宙のいたるところで、物質の自発的活動として起きています。この、目には見えないけれど確かに存在する量子の世界は、直接、観察できるマクロの世界で起きることに影響を及ぼしています。

スカラー波の世界では、物質は、他の物質の状態を「知って」います。そうでなかったら、化学反応が起きることは、決してありません!

内向き波と外向き波の相互作用によって、化学作用や、遠隔作用までも説明できます。どうして片方の原子が、もう片方が存在することや、その状態を「知る」ことができるのか、この相互作用によってうまく説明できるのです。

ピーターはさらに付け加え、さらなる研究が必要だと指摘します。

ある種のエネルギー配置が影響を及ぼすことができる距離については、何らかの制限があるかも知れません。

しかし、細胞の一部やもっと小さな一つの分子についてではなくて、生物体全体の健康において、化学作用が及ぼす影響の範囲が、周波数と位相によって決まっているということを示唆する証拠があります。

ですが、セラピーを行うときは、周波数を変えようとしてはいけません。なぜなら、周波数は、物質自体、及び、その物質の周期表における位置によって定まっているからです。だから、周波数を変えるのではなく、病気を引き起こすかもしれない内向き波と外向き波の間の〈位相エラー〉とでも呼ぶべきものを正すべきなのです。なぜなら、空間の構造や形は、こうした位相の間の関係によって、変化するらしいからです。体のすべての細胞は、特有の位相シフトの値を持っています。**NES**のテクノロジーでは、これらの値を用いて識別しますが、特に**インテグレーター**の識別に活用されています。

二つの試験項目が**マッチ**するとき、周辺を取り囲む、ごく近傍（きんぼう）の空間の構造が変化するのかもしれません〈注8-20〉。そして、この現象をどのように解釈するにせよ、何十年にもわたって、これがヨーロッパと北米の自然療法の基礎であったのです。40年間もの間、これはただの電気的効果であると思われてきました。しかし、そうではありません。これは**量子フィールド効果**です！ 私はそう確信しています！ **ボディフィールド**を形成し、維持するには多くの種類のエネルギーが必要で、その中には、弱い静電荷も含まれます。しかし、そもそもの話、生物エネルギーに関わる多くの人が信じているように、主として電磁気を通じて体内で情報が伝達される、というわけではないのです。代替療法においては、電磁気を超えて、量子電磁力学（QED）や位相シフトなどの領域に踏み込んでいかなければなりません。私たちが知る限り、体に関して、このような取り組みをしているのはNESだけです。私たちは、一緒に挑戦する仲間があらわれることを願っています。こういったアイデアはまだまだ揺籃期にありますが、生物学と医学の分野において、まったく新しいモデルを生み出す可能性を大いに秘めています。

第3部

NES ヒューマン・ボディフィールド・モデル

9章❖ヒューマン・ボディフィールドの概観

ボディフィールドの一般的な構成に関しては、外側のオーラ、チャクラ、経絡(けいらく)、経穴（ツボ）など、すでにいろいろと説明されています。しかし、**ヒューマン・ボディフィールド（HBF）**の構造やメカニズム、生化学反応や生理機能との関連性に関しては、ピーターの研究によって初めて明らかになり、真の意味で統合的に、システムレベルで説明されました。ピーターの研究を通じて、**ボディフィールド**が肉体の主要なコントロールシステムとして働く仕組みについて、より理解が深まったのです。まだまだ研究しなければならないことが、たくさん残っていますが、私たちは現在、相互に関連し合う**ボディフィールド**の複雑なシステムと、その下位システムが、量子電磁力学的レベルで肉体に影響を与える仕組みを理解し始めています。**ボディフィールド**自体が機能する仕組みについても、理解が深まっており、たとえば、**ボディフィールド**を駆動するエネルギーの種類や、体内で情報が作られ、分配され、制御される仕組み、**ボディフィールド**が地球場、食事、ストレス、毒素、病原体など、内外の要因によって影響を受ける仕組みがわかってきました。**ボディフィールド**内のエネルギーや情報の動きによって、感情や意識が生じたり、影響を受けたりする仕組みを理解するための新しい基盤が得られたのです。また、**ニュートリ・エナジェティックス・システム（NES）**の**インフォシューティカル**を使って、**ボディフィールド**の歪みを直接修正することもできます。

第3部では、**HBF**が働く仕組みや、**生体エネルギー的**レベルの歪みが健康に影響を与える仕組みについて、**NESモデル**に基づいて、詳細に説明していきます。最終章にたどり着くまでには、読者の皆さんも、私たちと同じように、**ボディフィールド**と肉体を相互に結び付ける壮麗なネットワークに畏敬の念を感じることでしょう。

ボディフィールドが機能する仕組み

ＨＢＦは、知的で、自己組織化、自己修正、自己維持されたエネルギッシュで情報的な構造で、量子電磁力学（ＱＥＤ）と量子ホログラフィーのレベルで機能します。**ボディフィールド**と肉体は相互に依存しており、お互いがないと存在できません。肉体は、生理機能を働かせる化学反応がないと生きていけないのです。こういう化学反応がＤＮＡや細胞、神経系、脳などすべてのものを動かし、あなたを生かし、健康にしています。しかし、この細胞の活動自体が少なくとも部分的に**ボディフィールド**を生じさせ、そして次に、**ボディフィールド**が生化学反応を引き起こす情報を管理統制します。これは卵が先か、鶏が先かという問題になってきますが、このケースに限っては、すべての生命プロセスにとって、現実とバーチャルの両方が必要だという量子レベルの話なのです。現実の化学反応が生理機能を働かせ、**生体エネルギー的**な現実としての**ボディフィールド**を生じさせますが、その一方、**ボディフィールド**は、生化学反応を維持する情報の管理を司っているのです。

たとえ話を用いれば、このコンセプトをもっと理解できるでしょう。たとえば、あなたはオペラのチケットを持っているとします。あなたは本物の紙のチケットを発行してもらいましたが、そこに、このチケットで何ができるかという情報が印刷されていなければ、このチケットはただの紙切れに過ぎません。あなたはオペラのコンサートに行くことができますが、このチケットでロック・コンサートに行くことはできません。それに、ある特定の日時にしか、オペラホールに入ることはできないし、特定の席にしか座れません。だから、あなたはチケットを所有していなければなりませんが、そこに情報が印刷されていなければ、自分に何ができるのかもわかりません。情報がなければ、チケットには何の意味もありません。しかし、チケットに価値を与える情報を伝えるには、何らかの物理的な形態が必要です。つまり、現実（紙のチケット）とバーチャル（チケットに印刷された情報）は相互に依存しています。

同様に、あなたの体の化学反応が健康な状態を作り出しますが、その化学反応は、電子やフォトンの交換や、内向き波と外向き波の相互作用のような量子プロセスといった**生体エネルギー的**プロセスによって統制されているのです。つまり、現実とバーチャルがともに働いているのです。

生体エネルギー的見地から言うと、すべての病気は**ボディフィールド**で始まります。なぜなら、生理機能プロセスが故障するのはすべて、情報の歪みのせいだからです。たとえば、アレルギー反応について考えてみましょう。花粉症の人は、ある花粉の分子を吸い込むと、体内で化学反応の連鎖が起こります。その結果、鼻水や涙目、目のかゆみといった反応が起こります。こういう体の化学反応自体は、何も問題ありません。体は、異物であるアレルゲンから体を守るために、完璧に反応し、働いているのです。問題なのは、体が処理している情報です。体はなぜか無害な花粉の分子を、有害な侵入者と勘違いしてしまい、免疫系が防御を開始してしまいます。これは、認識の誤りの例です。つまり、情報レベルで、体が間違った**マッチング**を作ってしまい、それが実際の肉体的な反応を引き起こしたのです。アレルギー症状を和らげるために、注射を打ってもらったり、抗ヒスタミン剤を摂取したりすることができますが、それでは問題の根本に働きかけることはできないでしょう。原因は**ボディフィールド**にあるのです。そこで、情報がブロックされ、歪められると、細胞レベルで体の機能に影響が及びます。

アミノ酸が特定の順番で並んだり、ＤＮＡが自らを解いて複製したり、神経伝達物質が神経系を流れたり、電気化学的インパルスが筋肉や心臓の細胞を刺激したりといった、体内の生化学的レベルで起きていることはすべて、情報によって伝達されています。あなたの体は、何をいつ、どこで、どの程度すべきか知っていなければなりません。そして、息をのむような正確さで、何百万ものアクションを千分の1秒の間に実行しなければなりません。だから、あなたの体と**ボディフィールド**は相互に依存しており、一つのコインの表と裏のようなものなのです。体の生化学的な側面も**生体エネルギー的**側面も、どちらの面もホメオスタシス（恒常性）を維持するため、相互に貢献しているのです。

病気とはホメオスタシスが失われることであると、しばしば言われますが、それは、体が正しく働くことができなくなり、健康で正常な生き生きとした状態が損なわれるからです。このホメオスタシス喪失のプロセスは、突然の大災害というより、ゆっくりと徐々に起きるのが普通です。**ボディフィールド**の多くの情報ネットワークがだんだん衰え、その精巧に組織化された相互作用の網がどんどん秩序を失っていくにつれて起きるのです。肉体的な平衡が失われる際の症状は、微妙なものであることもあれば、深刻な場合もあります。

HBFの確立に必要なこと

ピーターは自らの研究から、**HBF**をサポートするのに必要な最低限の条件を下記のように提案しています。この条件が満たされれば、**HBF**を正しく機能させることができるし、おそらく、**HBF**を作ることもできるでしょう。

▼溶液の中の(細胞の中のような)イオン化した粒子や、神経系における活動電位によって作られた静電位。

▼特定の高エネルギー周波数の光。体の内と外の両方で必要ですが、少量でもかまいません。生物物理学者のフリッツ‐アルバート・ポップは、細胞が超微弱な光を発していることを発見しました。体にはフォトンエネルギーの内なる源があるのです。ピーターは次のように説明します。

「**HBF**を作るのに多くのエネルギーはいりません。しかし、それに情報を運ばせるためには、正しい質のエネルギーが必要です」

▼重力及び、少なくとも弱い磁気の源。ジオパシック・ストレス*を引き起こすような地球エネルギーや、シューマン共振のような外部の磁場が、体と**ボディフィールド**に、微妙だけれども深い影響を及ぼす可能性がある

と、ピーターが指摘する理由もここにあります。

▼磁気の紙ふぶき。* これはリード博士の言葉ですが、博士は、電子は磁気の覆い、カプセルのようなもので包まれていると考えていました。リードが磁気の紙ふぶきと呼んでいる磁気の破片は、この交換の残存物と思われます。情報交換は、フォトンとの相互作用を通じて、電子の磁気カプセルが壊れて開いたときに起きます。しかし、ピーターは、リードが磁気のカプセルと呼んでいたものは、実際のところ、電子の球面定常波なのではないかと考えています。ウルフの空間共鳴理論によると、電子は電荷を持ち、空間に磁気のパターンを形成します。

生化学反応を引き起こす化学的結合プロセスも含めて、すべての化学反応は、基本的な量子粒子の相互作用に基づいており、分子がどのように結合し、結合が切断されるかは、物理学の法則によって決まります。磁気の破片は、分子の結合が切断されるプロセスの残存物です。実際、磁気の紙ふぶきのエネルギーと、結合エネルギーは、どちらも、体内の同じプロセスを指していると言えます。なぜなら、代謝プロセスにおける結合エネルギーの破壊が、体の主なエネルギー源であると現在の生物学では考えられているからです。

ピーターは、生物学と**生体エネルギー学**において、水素結合が壊れるのは、特別なケースであると考えていて、次のように説明しています。

「体内の磁気の紙ふぶきの源は、主に、肺のガス交換と、血液循環プロセスにおける細胞の酸素交換に関連しています。肺のガス交換は、**E-❷心臓／肺経**と特に関係しており、細胞の酸素交換は、**E-❿循環／心包経**と関係していると、**NES**では説明しています。酸素が交換されるとき、特に、肺で二酸化炭素が酸素と交換されるとき、そこで磁気の紙ふぶきが非常に増大することが、私の行った実験からわかりました。だから、肺と血液循環は、**ボディフィールド**にとってたいへん特別で重要な意味を持つのですが、体内で化学的プロセスが起きるときは常に、磁気の紙ふぶきが生じます。この迷子の磁気粒子がたくさんありすぎるときもあれば、足りないこともあります。生化学と同様、**NES理論**においても、私たちは皆、結合エネルギーを利用していると言うことができます。これに関しては、さらなる研究が必要ですが、磁気の紙ふぶきは、特に水素結合プロセスに関係している場合、HBFを形成し、維持するのに必要なものなのです」

生物物理学者フリッツ－アルバート・ポップにドイツの彼の研究所で会ったとき、ピーターはこのHBFの条件に付いて説明しました。すると、ポップはピーターに、君はHBFが**量子フィールド**に関係していると確信しているのかと尋ねました。ピーターは、そのときのことをこのように語っています。

ポップがそのように尋ねるのはもっともなことでした。この時点で、私たちの研究から、一つだけ言えることがあります。もし、HBFが、ウルフの理論に照らし合わせても量子的構造物であるならば、これは特別なケースだと言えるでしょう。つまり、これは人間、おそらく温血動物の生理機能に特有なフィールドなのです。この謎をすべて解明するのには長い時間がかかるでしょう。でも、私は量子の世界を扱っているのだと確信しています。量子の世界と生物の生理機能の関わりには、何か特別なものがあります。私の研究によれば、このリストはHBFを形成し、維持していくのに最低限必要な条件だということは、いくぶんかの自信を持って言えます。

ビッグ・ボディフィールド

本書の中で、スケール（規模）について、何度もお話ししてきました。HBFの構造を理解するには、このスケールという概念がまた必要になってきます。というのも、体の中に生じる何千、おそらくは何百万もの小さなフィールドが集まった〝**ビッグ・ボディフィールド**〟というものが存在するからです。

たとえば、私たちの体は、細胞が集まって臓器になり、それらが相互につながり合うシステムとなり、そうして、それらがすべて集まって、私たちが体だと考えているものになるのです。それと同じように、**生体エネルギー的**な体も、より小さな構成要素からできています。それぞれの細胞が、各自のミニ・フィールドを作り、細胞小器官(細胞の特殊な構成要素で臓器に似た機能を果たす)も同じことをします。実際、さまざまな種類の細胞小器官のフィールドは、特定の**インテグレーター**と**マッチ**します。各細胞核に含まれるＤＮＡによって作られる個々のフィールドさえも存在します。細胞レベルのフィールド、細胞以下のレベルのフィールドが各々、集まり、より大きな器官のフィールドを作ります。骨格（骨は生きたマトリックス、基質です）や脳脊髄液系、その他のダイナミックで大きなシステムなどによって作られた補足的フィールドもあります。だから、体の中には実際、無数のミニ・フィールドがあり、それらが集まって、より大きな構造化された**ビッグ・ボディフィールド**(**ＨＢＦ**もしくは単に**ボディフィールド**とも呼ばれます)を形成するのです。

実験を通じて、ピーターはシステムの編成を簡素化することに成功しました。たとえば、96の経絡は、12の**インテグレーター・システム**に簡素化されました。臓器の周りの細胞のミニ・フィールドの多くは、16の**ドライバー**にグループ分けできます。このようにして、無数の下位フィールドが集まり、その膨大な複雑さの中から**ボディフィールド**の地図があらわれるのです。

ＮＥＳによるボディフィールドの分析法

ＮＥＳプロフェッショナル・システム(編注：現在のＢＷＳシステム)は、**ボディフィールド**の**生体エネルギー**と情報の奥を覗いて、そこで何が起きているのか確認する方法を提供するコンピュータープログラムです。これは、ある特定の瞬間の**ボディフィールド**と肉体・感情の関係を正確に調べることができるスナップショットのようなものです。スキャンは非侵襲的で、素早く簡単に行うことができます。コンピューターのマウスが大きくなったように見えるスキャン機器の上に手を置けば（編注：現在はＮＥＳのクラウド・システムにアクセスすることにより、スキャン機器だけでなく「声」による分析が可能となっています。「日本語版刊行にあたって」参照）、コンピューターのソフトウェアがあなたの**ボディフィールド**を読み取ります。それはどのように行われるのでしょうか。これまでの章で、**ボディフィールドレベル**で起きている量子プロセスと、ピーターの**マッチング**実験についてお読みいただいている通り、このスキャンは、量子電磁力学の**マッチング**テストで、私たちは、今まで誰も確実には検出することができなかったもの――情報を伝える**ボディフィールド**の波形と干渉パターンをスキャンしているといえるのです。ウルフの空間共鳴理論と、マーサーの位相結合適応共鳴理論は、両方とも**NES**のスキャン・プロセスに関係しています。

独自開発技術なので詳述はできませんが、まず基本的に、ＮＥＳの分析ソフトウェアを搭載（編注：現在はクラウドシステムにアクセス。「日本語版刊行にあたって」参照）したコンピューターは、それ自身の量子電磁力学的フィールドを作ります。量子電磁力学的フィールドでの情報交換には、静電場がなければなりません。コンピューターのハードウェアは、ボディフィールドと結合するのに必要な弱い静電場を作ります。すると、あなたのボディフィールドとコンピューターの量子電磁力学的フィールドがもつれ合い、独自のプロセスを経てスキャン・ソフトウェアが、あなたの**ボディフィールド**と、（ピーターの研究に基づいた）ソフトウェアにコード化された**ボディフィールド構造**のテンプレートとの間でどこが**マッチ**するか調べます。二つの量子電磁力学的フィールドがもつれ合うことで情報が流れるので、このように感知できるわけですが、**マッチング**は空間の構造に関係しており、その性質が情報を与えるのです。

ミロ・ウルフの空間共鳴理論によれば、こういう性質自体、空間の誘電率の変化に基づいています。実際、**NESシステム**は、あなたの**ボディフィールド**に質問し、空間の変化に関する情報を感知するのですが、この変化こそ**ボディフィールド**からの返答であると考えられます。

対症療法（アロパシー）で行われるテストは、基準値が決まっています。たとえば肝臓の酵素レベルを計る場合、数値が正常範囲内かどうかで、問題があるかどうか決まります。しかし、**NESシステム**では、返ってきた反応の質を調べます。**マッチ**の強弱によって、優先順位を決め、その結果を図で示し、プラクティショナーが判断するのです。

NESは、皮膚や脳の電気的性質の変化をシステムによって感知するバイオフィードバック的なシステムではありません。**NES**でスキャンしているとき、コンピューターとあなたの**ボディフィールド**の間に起きる相互作用は量子的なプロセスであり、一瞬の間に起こるのですが、おそらく、マーサーの位相結合適応共鳴と同じようなものだと思われます。それぞれの人が、ある程度、独自の生化学的組成を持っていますが、私たちの**ボディフィールド**は皆、構造的には同じものです。先にも説明したように、**ドライバー**や**インテグレーター**などは、本当は空間の構造であり、この構造こそ、その中にあるすべてのものが正しく機能するために欠かせないのです。だから、対症療法のように、血液ガスやコレステロールレベル、カリウムレベルなど、システム内のすべての要素を知ろうとする必要はないのです。その代わり、私たちは、より大きなエネルギーと情報の構造の状態そのものを見ます。つまり、**ボディフィールド**の**ドライバー**、**インテグレーター**、**スター**などです(これら構成要素については12章以降を参照)。歪んだ構造を正せば、その構造内のすべてのものに影響が及びます。だから、**NESスキャン**は、**ボディフィールド**の機能的統合性を分析していると言えます。「機能的統合性」とは、大まかに言って、一番弱い鎖を見つけることがスキャンの目的ということです。なぜなら、**ボディフィールド**のもっとも弱い側面が、**ボディフィールド**全体の強さであるからです。**NES**のスキャンはこの弱い部分を特定しますが、**インフォシューティカル**でそれを修正することもできます。

最終的には、**NESスキャン**を時間をかけて行うことで、幾重にも重なったホログラフィックな**ボディフィールド**の層を調べてヒーリングに必要な順序を明らかにすることにより、肉体的・感情的問題の根本原因と**ボディフィールド**の相関関係を特定します。対症療法による診断は、ほとんど症状に基づいていますが、私たちは症状に働きかけることはしません。だから、私たちは、診断も治療も予防もしないし、病気を治すこともしないと言っているのです。私たちは、エネルギーや情報とともに、**ボディフィールド**のホリスティック(全的)なシステムレベルに働きかけているのであり、肉体的な組織や細胞のプロセスに直接、働きかけているのではありません。

１回のスキャンで、およそ１４５の**マッチ**が作られます。そして、情報を関連付け、選択し、優先順位をつけたのち、図表化された分析レポートがコンピューター画面に表示されます。利用者の実際の**ボディフィールド**と、**NESソフトウェア**に数学的にコード化された**ボディフィールド**とその構造に関する情報の間の**マッチ**の質を読み取ることで、コンピューターは利用者の**ボディフィールド**のどこに、どの程度の歪みがあるか発見します。こうした歪みは、ピーターの研究に基づいて優先順位を付けられ、ヒーリングに必要な順番が割り出されます。つまり、その順番に従って、まず、**ボディフィールド**の歪みを最適な形で修正し、体自身の自己治癒能力をサポートするのです。そうすることで、最終的に体のホメオスタシス(恒常性)を取り戻すことができるのです。健康という観点から見たとき、ピーターの発見の中でもっとも役に立つものの一つは、ヒーリングに必要な順番がある、ということです。この順番とは、まず**ビッグ・ボディフィールド**の歪みを修正し、その後、**ドライバー**の歪みを正し、それから、**インテグレーター**、**テレイン**、そして最後に**スター**の歪みを直していくというものです。こういう構造的フィールドの中にも、それぞれ、好ましい順番があります。すべての下位システム、下位フィールド、**インフォシューティカル**には順番に沿って番号が付けられているので、簡単に順に修正していくことができます。これに関しては、後ほど説明します。

物理学的に説明すると、あなたが手をスキャン機器の上に置き、**NES**プラクティショナーが開始ボタンを押した瞬間、コンピューターはあなたの**ボディフィールド**の波動関数を調べ、架空のものを、本当に現実的なもの(計測できるもの)に変換するのです。その結果、あなたの**ボディフィールド**の情報のスナップ写真が得られます。この情報のスナップショットがいったい何なのか知るには、**ボディフィールド**のある側面について知らねばなりません。たとえば、あなたの**ボディフィールド**とはダイナミックなものであり、常に変化しています。それから、**ボディフィールド**とはホログラフィカル構造であり、あなたに起きたすべてのこと、あなたがさらされたすべてのものを記録しています。ご想像の通り、いかなる瞬間も、何百万ものものがあなたに影響を及ぼしています。つまり、あなたの感情や心の状態、周囲の人々、電磁場、光、暑さ、寒さ、毒素、病原体、あなたが摂取した食べ物や飲み物などなど、たくさんのものが、あなたに影響を与えています。**NES**の分析は、ある瞬間における、あなたの**ボディフィールド**の機能的統合性のスナップ写真です。**ボディフィールド**は、受けた影響を伝達し、体が使えるような情報に書き換えます。

歪みの優先順位を決めるということを理解するには、あなたの体の中のすべてのものを想像してみてください。すべての細胞プロセス、組織、臓器などが、色のついた小さな旗のセットを持っていると想像してみましょう。紫、オレンジ、緑、黄色の旗が1セットになっています。**ボディフィールド**の構造が歪んだとき、もしくは情報がブロックされ、弱められたとき、あなたの体には対応する影響があらわれます。そして、スキャン結果にあらわれる色、この「色のついた旗」が、**生体エネルギー的**な「助けを求める声」です。これは、細胞や臓器、代謝プロセスなどが、あなたの注意を集めようとして、旗を上げて振り、「こっちを見てくれ！」と叫んでいるようなものです。こういう下位システムにおいて発せられた助けを求める叫びは、**ボディフィールド**のより大きな構造レベルにおいて、聞き届けられます。つまり、特定の**ドライバー**、**インテグレーター**など、より低いレベルの問題を内包している**ボディフィールド**構造のレベルにおいて、聞き届けられます。旗の色は、助けがどの程度必要かを示しています。紫の旗は最優先で、「まず私を見て。今すぐ助けが必要なんだ！」と言っています。他の色の旗は、オレンジ、黄色、グリーンの順で、優先度が低くなっていきます。もし、テストされた項目が助けを必要としていない場合は、スキャン結果は白であらわされます。

しかし、**NES**プラクティショナーはスキャン結果をもっと詳しく分析するよう、訓練されています。**ボディフィールド**を修正するには、テスト結果のそれぞれの項目が何色か見るだけでは十分ではありません。プラクティショナーは、修正に必要な順番も含めて、スキャンの結果、明らかになったパターンの意味を理解しています。エネルギーや情報という点から見て重要なものはすべて、肉体のプロセスに関係しているので、**NES**

プラクティショナーは、解剖学や生理学、病理学の知識がある、正式に認可を受けたヘルスケアの専門家でなければなりません。

ボディフィールドはダイナミックなものです。そして、スキャンは、**ボディフィールド**全体に関連したフィールドの下位システムを調べるので、フィールド内には常に何かしら修正の必要な箇所が出てきます。たとえ、理想的な世界に住んでいて、毒素や病原菌などにさらされることがなくても、**NESシステム**で「問題なし」、つまり、何も注目する必要がないという結果が出ることはまずあり得ません。あなたが生きている限り、あなたの**ボディフィールド**は常に環境とやりとりしており、自分自身の信念や考え、感情、記憶などの影響も受けています。だから、歪みは避けられないのです。多くの人が、特定の肉体的、感情的問題の生物エネルギー的側面に働きかけるため、**NES**にやってきますが、実際のところ、継続的な健康プログラムの一環として**NES**を利用するのが理想的です。なぜなら、**NES**は、潜在的な問題が体にあらわれる前に、**生体エネルギー的**レベルで特定できるからです。

生体エネルギー学になじみのない人たちにとって、どうして**ボディフィールド**を解読できるのか理解するのは難しいことです。それを信じることも難しいでしょう。しかし、そのプロセスは、皆さんがよくご存じで、おそらく何度も受けたことがある他の検査方法と大差ありません。以下に、例として示すテストや技術について考えてみましょう。それらはすべて、ある意味、**NES**スキャンと同じく、現実とバーチャル、両方の情報を取り扱っています。

▼心電図や脳電図

心臓と脳は、電気エネルギーも含めて、多くの種類のエネルギーを放出しています。それらは目で見ることはできませんが、ある種の装置で感知することはできます。心電図の場合、検査技師は被験者の胸に電極を付け、心臓の電気的リズムを計ります。脳電図の場合、頭皮に電極を付けて、脳波を計ります。電極は信号を見つけ、装置を通じてそれを処理し、くねくねした線のような波形を、コンピューターの画面、もしくはロール状の記録紙に、目に見える形で出力します。医師や検査技師は、こうした波形を解釈して、心臓や脳の機能を知ることができます。**NES**のソフトウェアも似たような形で働きますが、電気的ではなく量子的な性質のものなので、電極は必要ありません。**NESシステム**は、**ボディフィールド**構造の情報を読み取り、それをコンピューター画面の上に図として書き出します。そして、訓練を受けたプラクティショナーがそれを解釈するのです。

脳電図の場合、記録された情報によって、意識の状態までもわかります。なぜなら、脳波の形によって、さまざまな意識の状態が示されるからです。たとえば、起きている、リラックスしている、瞑想している、眠っている、夢見ているなどということまでわかります。似たような方法で、**NES**システムも、**ドライバー**、**インテグレーター**、**スター**などさまざまな**ボディフィールド**の性質を読み取ります。違うことを考えれば体もすぐにそれに反応するなど意識状態が常に変化しているように、**ボディフィールド**も常に変化しているのです。意識はダイナミックなものだけれど、脳の状態を計測することによって、意識の質をある程度、読み取ることができます。それと同じように、**ボディフィールド**もダイナミックですが、**NES**のスキャンを使って、機能的統合性に関する何らかの情報を検出することができます。

▼ラジオ

NESシステムはラジオ受信機のようなものだと考えてみましょう。あなたの**ボディフィールド**は、ラジオの放送局のようなものです。放送局が実際の波を送ります。その波に乗っかって運ばれるのは、バーチャル情報、つまり、音楽や広告、天気予報、交通情報、トークショーなど、変調することによりコード化された情報です。現実の波が、音楽や会話など、バーチャル情報を運ぶわけですが、こういう情報は、リスナーによって解釈されたときのみ意味を持ちます。さらに、ラジオを聴くには、放送局が流している現実の波にチューニングして、この波が運ぶバーチャル情報にアクセスしなければなりません。もし、あなたが

AMにしかチューニングできないとすると、FM放送を聞くことはできません。ダイアルを93・5から95・3にほんの少し動かせば、違う局の放送を聞くことができます。それぞれの周波数が、違う情報を運んでいます。**NESプロフェッショナル・システム**は、**ボディフィールド**が常に放送している特定の範囲の信号をキャッチできるラジオの受信機です。1回のスキャンで約145のテストが行われるので、一度に145の放送局の番組を聞いているようなものです。

▼コンピューター

あなたの体は、健康というソフトウェアを動かしているハードウェアだと想像してみましょう。ハードウェアは、ソフトウェアの一連の指示を実行します。ソフトウェアはあなたの**ボディフィールド**であり、あなたの体が生化学的にどう機能すべきか指示します。もしソフトウェアがちょっと故障していると、ハードウェアは正しく作動しません。**NES**は、このソフトウェアの状態をチェックしているのだと言えます。問題のあるコードが見つかったら、**インフォシューティカル**を用いて、それを修理することができます。

また、**NESスキャン**は**ボディフィールド**に対して、ワードプロセッサーのスペルチェッカーのような役目を果たしていると考えることもできます。コンピューターのスペルチェッカーは、あなたが知らぬ間に、作成中の書類のすべての文字を〝内蔵の辞書〟と照らし合わせ、間違いがないかチェックします。間違っているように見える単語を見つけると、その単語に印がつけられます。似たような、しかし、もっとホリスティック（全的）でハイレベルな方法で、**NESスキャン**も、あなたの**ボディフィールド**に歪みがないか、たくさんのエネルギー構造と情報構造、及びそれらの下位構造の状態をチェックします。しかし、スペルチェッカーのたとえで言うと、**NESスキャン**は、たんにスペルチェックをするにとどまりません。文やパラグラフの意味も調べ、めちゃくちゃになって質が悪い部分を見つけることができるのです。スキャンによってみつかった、すべての〝ミス**マッチ**〟は画面の図に示され、それらの相対的な深刻さのレベルも表示されます。そして、修正に必要な**インフォシューティカル**が提案されるのです。

NESインフォシューティカルの役目

ボディフィールドの歪みは、情報伝達プロセス、もしくは情報統制がどこで故障したかを示します。そして、情報を使って情報を修正します。だから、**ボディフィールド**のアンバランスを修正するには、効率的で正常な機能を取り戻すのに必要な情報を**ボディフィールド**に与えなければなりません。それが、**NESインフォシューティカル**の役目です。**インフォシューティカル**とは液体状のレメディで、体が自らを〝リセット〟するのに必要な量子電磁力学的情報がコード化された微量ミネラルを含んでいます。たとえば、**ドライバー（ED）❶ソース**という**インフォシューティカル**は、**ソースエネルギー**（体が健康を維持、もしくは取り戻すのに必要な生命力エネルギー）を取り扱いますが、**ED❺循環**は、血液循環とその関連プロセスを**生体エネルギー的**に、及び、情報という観点から取り扱います。

現在、62種の**インフォシューティカル**がありますが（編注：現在は76種。「日本語版刊行にあたって」参照）、そのそれぞれに、特定の**ドライバー**や**インテグレーター（EI）**、**スター（ES）**など、**ボディフィールド**のさまざまな側面に影響を与える正確な情報がインプリントされています。インプリントの過程は複雑です。特別に作られた装置によって、高圧の静電場や特定の色のフォトンなどを用いて、情報を液体にコード化します。植物由来のミネラルを加えるのは、栄養価のためではなくて、量子電磁力学的情報のキャリアとして働くようにするためです。だから、すべての**インフォシューティカル**は同じ物質（水、微量ミネラル、植物由来の保存料など）からできていますが、それぞれに、独自の情報がコード化されており、**ボディフィールド**に特定の影響を及ぼします。

摂取する際は、コップの水に、**インフォシューティカル**を特定の滴数たらします。複数の**インフォシューティカル**を摂取する際は、必ず別々に飲み、最低2分間は摂取間隔をあけます。特別な指示がない限り、一つのコップに、複数の**インフォシューティカル**を混ぜて飲んではいけません。**インフォシューティカル**を混ぜると、新しいものになってしまうので、プラクティショナーが意図した効果は得られなくなってしまいます。**NES**を受ける期間は何か月にも及ぶこともあり、その場合、スキャンも複数回受けることになるでしょうが、スキャンを受けるたびにレメディプログラムが作られます。どの**インフォシューティカル**を、どの順番で、何滴ずつ飲むかといった一連の指示が与えられるのです。順番は重要です！　経過が進むにつれ、摂取量を増やすように指示されることもあります。たとえば、最初はそれぞれの**インフォシューティカル**を3滴ずつ飲んでいたのが、1週間から10日の間に、6滴、9滴、15滴と増やしていくことになる場合があります。

この滴数は、適当に決められているものではありません。ピーターの研究によって、**インフォシューティカル**は量子化されていることがわかったのです。

今、量子化という言葉を使いましたが、この量子と言えば、8章で、量子の領域に存在するものは、ある特定の状態を占めることしかできないという話をしたことを、覚えているでしょうか。たとえば、電子は、ある特定のエネルギー準位にしか存在できず、他の準位には存在できません。エネルギー準位を階段のようなものだと想像すると、電子は1段目と3段目と5段目に存在することはできるけれど、2段目、4段目、6段目には存在できません。電子が3段目から5段目に行くときは、たんに3段目から消えて5段目にあらわれます。その間を旅することはありません。これが量子レベルでの物事のあり方なのです！

これと似たようなことが、**インフォシューティカル**にも当てはまります。回復過程は量子化されているのです。すなわち、特定の間隔を置いた滴数を飲んだときのみ、効果があります。たとえば、3滴、6滴、9滴、15滴、28滴飲んだときのみ、効果があります。3滴飲む代わりに、4滴飲んでもかまいません。しかし、4滴飲んだからといって、3滴より効果があるわけではないことに注意しなければなりません。3滴より効果が高くなるのは、6滴であり、4滴でも5滴でもないのです。同様に、7滴飲んでも、8滴飲んでも、効果は、6滴飲むのと一緒です。22滴飲んでも、26滴飲んでも、15滴飲んだ場合と同じレベルの修正効果しかありません。**インフォシューティカル**を無駄に消費しないためにも、プラクティショナーの指示した滴数だけ飲むことが薦められます。

NESスキャンとボディフィールドのダイナミクス

ボディフィールドのスキャンを再度行う際は、前回から少なくとも5日は間をあけなくてはなりません。なぜなら、**ボディフィールド**は量子的なものなので、スキャンのプロセスによって影響を受ける、もしくはわずかにかき乱されるからです。だから、再スキャンをすぐに行うと、正確な結果が得られない可能性があります。池に小石を落とすところを想像してみてください。石ころは水をかき乱し、同心円状のさざ波が水の表面に広がります。水が元の平衡状態に戻るには、しばらく時間がかかります。スキャンによって**ボディフィールド**を**マッチング**させることで、**ボディフィールド**がかき乱されるので、それが鎮まるまで、しばらくの間、再スキャンは待たねばなりません。

ボディフィールドとはダイナミックなものですが、受けた影響をすべて常に記録しています。栄養をとったり、汚染にさらされたりといった外部要因から、自分自身の思考、感情、信念、記憶といった内部要因まで、すべてを記録しているのです。ウルフの空間共鳴理論では、電子の球面定常波は、何層もの球面の層を持ったタマネギのようなものとして、視覚的に説明されています。このたとえは、**ボディフィールド**にもよく当てはまります。いかなる瞬間も、ホログラフィックな**ボディフィールド**に、あなたという存在の状態が記録されており、あなたの生涯を通じて、情報の層が幾重にも築き上げられていきます。**NES**のスキャンをするごとに、幾重にも重なった層をむいていくように、**ボディフィールド**の相対的状態に深く分け入っていくのです。肉体的問題の根本原因は、この重なり合った層の奥深いところにある**生体エネルギー的**歪みと関係がある可能性があります。だから、**ボディフィールド**を完全に正常な機能に戻すには、時間がかかることがあります。

しかし、それと同時に、スキャンはパターンも読み取ります。このパターンは、時の経過とともに築き上げられていき、**ボディフィールド**における、より高次のシステムレベル、たとえば特定の**インテグレーター**の構造的情報フィールドレベルで、姿を現します。

ここで再び、スケール（規模）について考えなければなりません。別のたとえを使って考えてみましょう。一面の草原を風が吹き抜ける様を想像してください。個々の草は、風にもまれて、あっちを向いたり、こっちを向いたりしています。ある草は曲がり、ある草はまっすぐに立っています。他の草の周りにからまっているものもあります。しかし、後ろに立って、草原全体を見てみると、それは非常に均一に見えます。風が草原を吹き渡るたび、広い草の海が、優雅に一斉に動きます。

しかし、別の視点から見ると、草原には、他の種類の動きも満ちています。昆虫がそちこちで動き回り、ミミズが土をかき分け、種が芽吹き、雑草が育っています。このスケールから見ると、草原は活動で沸き返っていますが、通常のスケールで見ると、いつものただの草原が見えるだけで、特別なことは起きていません。これと同様に、**ボディフィールド**について考えるときも、スケールが重要になってきます。**ボディフィールド**はダイナミックなシステムです。多くの下位システムを通じて、常にさまざまな現象に影響され、それらを常に記録しています。しかし、より高次のシステムレベルにおいては、非常に安定した、統合的なパターンと構造があります。すなわち、下位システムの微細な活動によって歪まされることもあるけれども、**ボディフィールド**自体は安定した情報とエネルギーのパターンなのです。

スキャンのプロセスにおいて、距離は重要な意味を持ちます。多くの**生体エネルギー学**の研究者や補完医療の専門家が言うこととは異なりますが、私たちは現時点で、クライアントがスキャン機器から離れていればいるほど、**ボディフィールド**分析の結果は不確かなものになると考えています。内向き波と外向き波の相互作用によって、小さな位相変化と周波数の変化が生じるのですが、それによって、コンピューターで起きる**マッチング**も影響を受けます。私たちの研究では、比較されるフィールド同士が距離的に近ければ近いほど、正確確実なスキャン結果が得られるということがわかっています。スキャンのプロセスに干渉する雑音が少なければ少ないほど、良い結果が得られるのです。

ウルフも、距離が大きくなると、内向き波と外向き波の相互作用によってもたらされる空間共鳴の効果が減り、弱まる可能性があると言っています。最前線の研究者たちの間では一般的に、リモートビューイング（遠隔透視）やインテンショナルヒーリング（意図によるヒーリング）など、ある種の非局在的なプロセスは、距離に影響されないと考えられています。なぜなら、こういう遠距離の関係において交換されるのはエネルギーではなくて、情報なので、いかなる信号も物理的な性質を持たないのです。

しかし最近の研究によって、少なくともインテンショナルヒーリングにおいては、距離が問題となるかもしれないということがわかりました。たとえば、ディーン・ラディンは著書『Entangled Minds: Extrasensory Experiences in a Quantum Reality』（邦訳『量子の宇宙でからみあう心たち』徳間書店）の中で、インテンショナルヒーリングは、距離に比例して（数百マイルの範囲）、効果がじりじり落ちていくと報告しています〈注9-1〉。非局在的相互作用における距離の影響と、その**生体エネルギー学**との関連性に関して、何らかの結論を述べるには、もっと研究が必要ですが、本書を書いている時点では、**NES**のズキャンは、クライアントがコンピューターの入力機器に接触した状態で行われるようになっています。遠隔スキャンや、頭髪・唾液サンプルによるテストは推奨されていません。

ボディフィールドの主要なシステム

ボディフィールドの構成要素については、12章以降説明していきますが、本章でも、予備知識として、**ボディフィールド**の主要なエネルギーシステムについて簡単に説明しておきます。

ピーターは何十年もの月日を研究に費やして、中国伝統医学に伝わる知識を拡大し、**HBF**には、**ドライバー**、**インテグレーター**、**スター**という三つの主要なシステムがあることを突き止めました。また、**テレイン**や、**ビッグ・フィールドの影響**と呼ばれる**ボディフィールド**と地球や宇宙のエネルギーやフィールドとの関係も同様です。

エナジェティック・ドライバー

ドライバーとは、**ボディフィールド**の原動力、発電所のようなものです。16の**ドライバー・フィールド**があり、それらが一緒になって、**ボディフィールド**全体にエネルギーを与えています。心臓、神経系、肝臓、甲状腺、皮膚など、主要な臓器や臓器のシステムはそれぞれ、エネルギーと情報の**ドライバー・フィールド**を作ります。胎児の発育中、もしくは生後間もなく、臓器が形成され、機能し始めるとき、ドライバー・フィールドの形成が始まります。もし、**ドライバー・フィールド**が弱まると、対応する臓器のシステムも弱まってしまいます。

これらの16の**ドライバー・フィールド**が各臓器に、体質を作る構造的エネルギーを与えていると考えることができます。ある人が元気いっぱいで熱意とエネルギーに満ち溢れているとき、私たちは「あの人は体質がいい」と評します。そういう人たちはめったに病気になりませんし、もしなっても、すぐに回復します。同様に、主要な臓器のシステムに関しても、**生体エネルギー的**フィールドが強いかどうかで、健康かどうかわかります。**ドライバー**という名前が示す通り、これらのフィールドは体を元気づけ、駆動し、ひいては健康状態を促進させるのです。臓器がパワーを失うのは、バッテリーが切れるようなものです。臓器が働くのに必要なエネルギーと情報がないと、臓器は効率的に働くことができなくなります。しかし、臓器は体にとって欠かせない仕事を果たしているので、臓器は戦い続けます。働き続けようとして、ますます頑張り、減り続けるエネルギーの供給源をますます使い果たすのです。そうした苦闘とストレスの結果、状態はもっと悪くなります。ついには、必要なエネルギーがなくなり、臓器は深刻に弱ってしまい、うまく機能しなくなったり、機能が停止したりしてしまいます。このような事態が起きると、他の臓器や、**ボディフィールド**の**生体エネルギー的**システムが、それを補おうとするので、それらもやがてパワーを失ってしまいます。**ドライバー・フィールド**の統合性が失われると、次から次に体の問題が起きてきます。

興味深いことに、**ドライバー・フィールド**のエネルギー不足から来る健康問題は、その**ドライバー**に関連する臓器にあらわれることもあれば、まったく関係ないように見えるところに出ることもあります。これは、**生体エネルギー的**な生理機能は、対症療法の西洋医学より、中国伝統医学に関係が深いからです。たとえば肝臓のような臓器は、エネルギーの回路（中国伝統医学で言うところの経絡。**NES**では**インテグレーター**）を通じて、体の他の部分とも多くつながっています。中国伝統医学と同じように**NES**でも、肝臓はエネルギー的に心臓、胆囊、目、つま先、あごの筋肉、歯など、一見、無関係に見える部分と、たくさん関連しています。だから、**ED⓫肝臓**（肝臓の動力供給フィールド）が弱ると、視力の問題（おそらく網膜に関する問題）や、あごの筋肉に関する問題が起きることがあるのです。**生体エネルギー的**に言うと、痛風患者の足の親指がよく腫れるのも、肝臓のエネルギーのチャネルに原因があります！　対症療法の基準では論理的に説明のつかない病気も、中国伝統医学や**NES**、**生体エネルギー学**の基準に照らし合わせれば、完璧に理解できます。

ドライバー・フィールドが弱まるのには、いろいろな原因があります。長引く感情的ストレス、毒素や病原体にさらされること、遺伝的欠陥、化学的アンバランス、体と地球のフィールドとの間の不整合など、さまざまな原因が考えられます。

エナジェティック・インテグレーター

インテグレーターは、**ボディフィールド**の情報伝達を指揮、統制します。ひいては、DNAや細胞間の情報伝達も管理します。12の**インテグレーター**には、それぞれ共通の構造があり、体の物理的側面に関係した一定の範囲の情報を取り扱います。個々の**インテグレーター**がカバーする範囲は、水素や、カルシウム、カリウムのような元素から、細胞や組織、そして感情のような抽象的なものにまで及びます。

それぞれの**インテグレーター**が、特定の範囲の電磁エネルギー（周波数）を扱いますが、12の**インテグレーター**はお互いに特別な位相関係にあります。これに関しては、13章で詳しく説明しますが、今のところは、**インテ**

グレーターは**ボディフィールド**の主要な情報ルートだということを覚えておいてください。**インテグレーター**は、細胞が正しく機能するための情報を提供し、正しい情報が体内の正しい場所に正しいタイミングで届くよう、取り計らいます。12の**インテグレーター**は、それぞれ特定の情報を扱いますが、全体としては、**ボディフィールド**がつなぎ目のない情報交換網として機能するよう、ネットワークを形成します。

インテグレーターは、**ボディフィールド**のコミュニケーション・ネットワークなので、一つの**インテグレーター**が、無関係に見える体の部分と多くかかわっています。ピーターは何十年も**マッチング**実験を行って、各**インテグレーター**と特定の細胞や生理機能プロセスとの複雑な関係、そして、12の**インテグレーター**同士の関係を明らかにしました。一つの**生体エネルギー的**な経路が、どれだけ複雑になり得るか示す例として、**インテグレーター❾**について考えてみましょう。これは、**EI❾甲状腺／三焦経**と呼ばれています。

三焦とは中国伝統医学の用語で、体の三つの主要な腔(頭蓋腔、胸腔、腹腔)をつなぐ経絡を指します。これらの腔は、中国伝統医学で〝熱〟と呼ばれているものを、体の中で作り出します。**NES**では、この熱エネルギーは**EI❾甲状腺／三焦経**を通じて**ソースエネルギー**と関係しています。

その名前からして、この**インテグレーター**は(当然のことながら、厳密に**生体エネルギー的**な視点から見たとき)甲状腺の問題を主に取り扱うのだろうと、あなたは考えるかもしれませんが、もっと広く体のいろんな部分とつながっていることが、ピーターの**マッチング**実験からわかっています。この**インテグレーター**は、他の主要な内分泌腺(特に下垂体の後部と中間部)、副腎髄質、僧房弁、右心房と**生体エネルギー的**に**マッチ**します(心臓の他の部分とは**マッチ**しません)。また、ほとんどの粘膜や側脳室との間で情報交換が起こるよう統制します。ヨウ素やセレニウムのような特定の元素と**生体エネルギー的**に関連しており、体内のカルシウムとナトリウムとの関係のエネルギー的側面、もしくは情報的側面にも深く結びついています。**インフォシューティカル**を用いて、**インテグレーター**が機能を取り戻すと、そのコミュニケーションのチャネルにあるものはすべて、改善されていきます。

エナジェティック・スター

スターとは、**ボディフィールド**全体の中のミニ情報ネットワークで、複数の情報のチャネルが集まって一つの問題に取り組みます。これらのチャネルは、線描画の星のような形に集まっているので、この名が付きました。**スター**は、**インテグレーター**とは違い、特定の代謝経路を担当します。もしくは、**ボディフィールド**の中で、一つの主要な機能やメカニズムに集まった複数の影響力と言えます。一方、**インテグレーター**は、驚異的なまでに多くの生理機能と結びついています。さらに、**スター**は体のエネルギー的・機能的生存メカニズムに従って、順番づけられて番号が振られています。

だから、たとえば、**ES❶リンパ系免疫と放射能全般**は**ES❸神経機能**より先に来て、**ES❸神経機能**は**ES❼筋肉／酵素**より先に来る、といった具合です。**スター・インフォシューティカル**は、他の**インフォシューティカル**ではカバーできない重大なエネルギーのブロックが**ボディフィールド**にあるとき使用されます。また、**ボディフィールド**が極端に弱まり、そのプロセスを根本的に支えなければならないときにも使用されます。また、**スター**の多くは、**ボディフィールド**の位相関係の歪みを修正するようデザインされています。（位相関係については13章参照）

エナジェティック・テレイン

テレインは、**ボディフィールド**の構造ではなく、微生物にとってすみやすい環境を体の組織の中に作る**ボディフィールド**の歪みの一種です。生物学では、ある種類の微生物が特定の組織にだけに感染して弱らせ、他の組織には感染しない傾向があるとされています。胃にだけ感染する微生物、目にだけ感染する微生物、筋肉にだけ感染する微生物などです。その理由は**生体エネルギー学**で説明できます。ある組織のフィールドの歪みは、特定のカテゴリーの微生物のフィールドの特徴に**マッチ**します。**テレイン**をわかりやすく簡潔に説明するのが少々難しいのは、背景にある理論が、ウイルスや細菌やその他の病原体に、病原体自体と同じくらいリアルな**エネルギーフィールド**があることを前提としているからです。ウイルス(厳密には生物ではありませんが)や細菌を含むすべての生物には、ある程度のフィールドがあります。ピーターの**マッチング**実験では、特定の**ボディフィールド**のエラーが病気の原因となる微生物のフィールドにエネルギー的に関連していることが示されました。微生物学では、微生物はアメーバや、真菌、酵母、細菌、ウイルスなどのカテゴリーに分けられていますが、ピーターの実験では、**テレイン**は、個々の微生物ではなく、カテゴリー全体に**マッチ**することがわかりました。**テレイン・インフォシューティカル**は、こうしたカテゴリーを広くカバーしているので、**NES**のシステムで、どの微生物が原因か特定、診断することはできません。

NESの**テレイン**理論では、物理的な病原体ではなく、病原体の**生体エネルギー的**特徴を扱います。**生体エネルギー的**に言うと、体の中に実際の病原体が存在しなくても、微生物やウイルスのフィールドは存在するということがあり得ます。たとえば、あなたはウイルスにさらされたけれど、何の症状も出なかったとします。実際のウイルス自体は体から取り除かれたかもしれませんが、ウイルスの**エネルギー的インプリント**が残ることがあります。これは、のちのち、特定の条件下で、**生体エネルギー的**問題を起こすかもしれません。

健康と病気という問題に関して、何とも興味深いのは、本物の微生物にさらされたことがなくても、そのフィールドにさらされれば、症状が出るかもしれないということです。つまり、微生物感染の第二の感染ルートがあるということです。これは完全に**生体エネルギー的**なものです。

この〝バーチャル微生物〟とでも言うべき概念は、ほとんどの人にとって理解しがたいものでしょう。しかし、**生体エネルギー的**には納得のいく話であり、こんなにも多くの人に微生物感染症の症状が出ているのに、一般的な病院の検査では何の微生物も発見されない理由も説明がつきます。問題を引き起こしているのは、微生物の**エネルギーフィールド**または**情報フィールド**なのです。

すでに説明したように、**テレイン**は、**生体エネルギー的**フィールドのエラー、障害です。これが特定の臓器や体の組織に影響を与え、ウイルスや細菌やほかの微生物の**エネルギー的インプリント**を引きつける環境を作り出します。因果関係としては、まず、フィールドのエラーが最初に起き、微生物はその後です。**テレイン・インフォシューティカル**は、**ボディフィールド**が**テレイン**を修正するのに必要な情報を提供します。臓器や組織のフィールドを回復させ、体が正しく機能して、自己防衛できるよう導くのです。**テレイン**を修正すると、**ボディフィールド**は微生物や病原体に対して〝ドアを閉じ〟、それに続いて、体もドアを閉じます。だから、そういう病原体が体に居つく可能性が減ります。こうした**インフォシューティカル**はまた、過去に受けた可能性がある**テレイン・フィールド**のダメージやエラーを修正、回復する情報を与えることもできます。

総合的に見ると……

今まで、**ボディフィールド**のさまざまな側面を見てきましたが、そのそれぞれが独自の重要な機能を持っており、健康と幸福を保つのに貢献しています。しかし、これらすべての側面が、ひとつながりの全体として働いていることを理解するのは、少々難しいかもしれません。そこで、少し長くなりますが単純なたとえ話を用いて、**ボディフィールド**がいかにダイナミックで統合的で、組織化された構造を持っているか見ていきましょう。これで、**ボディフィールド**の各側面の役目もすんなり覚えることができると思います。**ボディフィールド**へ作用する地球と宇宙のエネルギーに対して**NES**が名付けた**ビッグ・フィールド**の影響についてはまだ考察していませんが、それらがどういうものであるか、たとえ話に含めて前もって提示します。

あなたの体と**ボディフィールド**は車のようなものだと考えてください。それに乗って人生をドライブする乗り物のようなものです。

▼**ビッグ・フィールド**

最近の車の多くは、衛星を通じて働くGPS（グローバル・ポジショニング・システム）を搭載しています。GPSがあれば、周囲の環境の中の相対的な自分の位置を知ることができます。緯度や経度といった地球の要素に関連させて、あなたがどこにいるのか、あるいは街内でいる場所を教えてくれます。

同じように、**NES**で**ビッグ・フィールド**をスキャンすると、地球のエネルギーフィールドやグリッド（垂直軸、赤道軸、磁極軸）と比較して、**ボディフィールド**の状態を教えてくれます。

▼**ドライバー（ED）**

車を運転するには、燃料が必要です。各臓器から生じる**ドライバー・フィールド**は、その臓器にパワーを供給します。そして、すべての**ドライバー**が一緒に**ビッグ・ボディフィールド**にエネルギーを与えます。各**ドライバー**は、各臓器のための燃料タンクのようなものです。**NES**のスキャンによって、各臓器のタンクがどの程度いっぱいかわかります（もちろんエネルギー的な話です）。スキャンの結果、白いバーがあらわれれば、その臓器のフィールドに歪みはありません。**ボディフィールド**は、現時点で修正の必要な歪みがあるという旗を振ってはいないということです。緑のバーは、少しだけ歪みがあるということです。つまり、タンクには十分な燃料が入っているけれど、満タンではないということです。しかし、赤いバーは空っぽに近いということを意味しており、その臓器のエネルギーのタンクを満たす必要があります。通常、病気や、**ボディフィールド**の深刻な歪みの最初の兆候は疲れです。それは、**ボディフィールド**の燃料タンクが一つかそれ以上、空っぽになってきているということです。**ドライバー・インフォシューティカル**を摂取するのは、**ボディフィールド**の中にある、数多くの燃料タンクの一つを補給するようなものです。

▼**インテグレーター（EI）**

健康とは、やりたいことをやりたいときにできるということを意味します。つまり、目的地にたどり着いて、何かするということです。**インテグレーター**は**ボディフィールド**の中にある道路地図のようなものなので、**インテグレーター**が働く仕組みは、車の中で旅行の計画を立てるようなものだと言えます。必要なものは情報です。どこかへ行きたいのなら、一番直接的に効率よくたどり着ける道を知りたいし、どれくらい時間がかかるのかも知りたいでしょう。そのためには、地図と相談して、旅の計画を練らなければなりません。**インテグレーター**は、**ボディフィールド**の中にある道路地図のようなもので、情報が正しい時に正しい場所に届くよう指揮します。その結果、体は正しく効率的に働くことができます。

たとえば、ダラスからボストンに向かっているとしましょう。もっとも効率的なルートは、州連絡高速道路でしょう。それが一番ダイレクトなルートだから、時間も一番かからないし、燃料も一番かからないでしょう。しかし、州連絡高速道路に何か問題がある場合は、迂回して州道を行くことになります。そこにはすでにたくさんの車がいます(そのエリアに住んでいる人々が、家や職場の周りなど、近所をドライブする場合は、州道が一番の近道なのです)。だから、あなたや他の車が州連絡高速道路から、この小さな州道にやって来ると、渋滞が起こります。また、州道には信号や交差点がもっとたくさんあるので、あなたの旅は遅くなり、燃料もより消費することになります。そして、もし州道にも何か問題が起きれば、あなたも他の車も皆、迂回して郡道に行かねばならないでしょう。くねくねと回り道をしなければならないので、あなたの旅はもっとゆっくりしたものになります。燃料ももっとたくさん使うことになるでしょう。田舎道は主要な道路のように整備されていないので、車が摩耗する可能性もあります。

ボディフィールドも同じように機能します。**ボディフィールド**のインテグレーターが歪むと、情報は、速くて効率的な道から脇道へと追いやられます。体はその情報が必要なので、**ボディフィールド**は何らかの道を見つけ、情報を必要な場所に届けねばなりません。だから、**ボディフィールド**は、2番目、もしくは3番目にいい道を使って、情報を送ります。そういう道にはすでに他の車がいるし、これは遠回りの道なので、あなたは燃料をもっと使わねばならないでしょう(あなたの**ドライバー**は情報を運ぶためにもっと一生懸命働かなければならない)。道が遠回りになればなるほど、目的地にたどり着いたときの情報の質も落ちてしまいます（いわば経年劣化です）。**インテグレーター**を修正することで、情報を本来いるべき場所、**ボディフィールド**の高速道路に留まらせることができます。そうすることで、もっとも少ない燃料で、体にとって必要な仕事を素早く効率的に終わらせることができるし、情報がなくなったり、壊れたりする可能性ももっとも低くなります。

▼テレイン(ET)

車を運転するときは、環境に対して最低限の準備はしておきたいでしょう。ひょう嵐の中、オープンカーを全開にして走りたくはありません。砂嵐や吹雪の中、車の窓を開けて走りたいとも思わないでしょう。旅の間、あなたは車に守ってもらいたいはずです。**テレイン**とは、あなたが保護されたほうがよい環境にさらされることと考えていいでしょう。生きている間、あなたはあらゆる種類のウイルス、細菌、その他の微生物や病原菌など（またはそれらのエネルギー的インプリント）にさらされています。そうしたものが侵入できるよう〝屋根〟や〝窓〟を開けておきたいとは思わないはずです。**テレイン**があらわれれば、暴風雨の中で、あなたの**ボディフィールド**のオープンカーを全開にしているようなものです。**テレイン**を修正することで、そうしたものを締め出せるよう屋根や窓を閉じることができます。**テレイン**を修正することで、人生の旅の途中で何が起こっても、必ず対処できるようになります。

▼スター（ES）

スターとは、**生体エネルギー的**に言うと代謝経路です。機能という点から言うと、それは強力なアンブロッカーとして働きます。各**スター**は、さまざまな情報経路に**マッチ**し、それらが集まって**ボディフィールド**の一つの主要な側面に影響を与えます。車のたとえに戻ると**スター**を使うのは、複数の原因に対処するためにベテランの整備工を呼ぶようなものです。もしエンジンがうまく動いていないなら、１か所修理するだけでは、問題は改善しないかもしれません。詰まったフィルターを取り替え、バルブやシリンダーを調節し、タイミングベルトを交換し、バッテリーをチャージしなければならないかもしれません。たとえば、**ボディ**

フィールドに関して、**ED❹神経**の問題などのアンバランスが、対応する**ドライバー**や関連する**インテグレーター**の**インフォシューティカル**を使っても修正されないことに気づくかもしれません。そんなときは、**ED❹神経や神経の解毒**、**神経機能**、**再生**、その他の**インフォシューティカル**の情報が入っている、**ES❸神経機能・インフォシューティカル**が必要になる場合があります。

本章を通して、**ボディフィールド**構造のロジックと、その構造に内在する秩序の美しさをご理解いただけたことと思います。**NES**のスキャンが**ボディフィールド**の状態を明らかにする仕組みや、**インフォシューティカル**が**生体エネルギー的**な問題を修正する仕組みについても、理解が深まったことでしょう。

しかし、**ボディフィールド**が肉体とともに協力して働き、あなたの命と健康を維持する仕組みを理解するには、もっと多くのことを知らねばなりません。体の中、たとえば脳や心臓の中では、あらゆる種類の電磁気信号が行き交っていることは、あなたも知っているでしょう。しかし、音が体の仕組みに影響を与えることは知っていますか。心臓が血液を送り出すことは知っていることと思いますが、心臓にはポンプ以上の役目があることは知っていましたか。心臓はじつは、体と**ボディフィールド**の中で情報をインプリントし、統制するための主要なツールなのです。**NES**、及び他の研究によって、体の中では、**エネルギー**と**生体エネルギー的**プロセスの完全に新しいシンフォニーが演奏されていることが明らかになりました。10章では、これらについてお話ししてきたいと思います。

NES症例1

ランドルフの場合——疲労

＊**NES**症例コラムでは、たとえ問題の原因がわからなくても、**ボディフィールド**を活気づけることで肉体が回復する仕組みを説明していきます。**NES**は、生化学的なものではなく、情報のレベルで作用するものなので、他の医薬品やハーブ、サプリメントなどとも併用できます。クライアントは他の治療も継続して行い、他の医療専門家とも相談するようお勧めします。

ランドルフが、自然療法医で**NES**プラクティショナーでもあるジェイソン・シスコウィッツの助けを求めたのは、80歳の時でした。ランドルフは半年前、肺炎で入院し、それ以来、疲労で衰弱していました。なんとかやっと生きているような状態だと、彼は訴えました。朝、シャワーを浴びて、ひげをそると、疲れ果てて、またベッドに戻らなければならないのです。かかりつけの専門家たちもランドルフを助ける方法を見つけられなかったので、彼はシスコウィッツに助けを求めました。

NESスキャンを行ったところ、**ソースエネルギー**が激減していることがわかりました。シスコウィッツは、彼に**ED❶ソース・インフォシューティカル**の摂取の仕方を指導しました。1か月、摂取して経過を見ると、**ED❶ソース**は完全に修復されており、ランドルフは元気いっぱいの状態に戻っていました。

その2週間後、ランドルフは、ただ感謝を伝えるために**NES**のアメリカオフィスに電話をかけてくれました。そのとき彼は、一度は人生を諦めかけたと語りました。生活の質があまりにも落ちてしまったので、このままよい解決策が見つからなければ、もう死んだも同然だと、妻に言っていたのです。しかし、**ED❶ソース・インフォシューティカル**を使っただけで、〝二度目の30歳〟であるかのように感じ、**NES**が人生の質を再び取り戻してくれたと、彼は話してくれました。

10章 ❖ ボディフィールドの情報の流れ

ピーターはテーブルでコーヒーを飲みながら、オーストラリアで行われる初の**NES**のカンファレンスが始まるのを、第1講義室で待っていました。そのとき、一人の老婦人がこちらに向かってくるのに気づきました。このようなお年寄りが**NES**のカンファレンスに参加するとは、なぜ、そんな前衛的なことをする気になったのかと、ピーターは驚きとともに自問しました。その答えを、ピーターはすぐに受け取ることになりました。老婦人がピーターの元にやって来て、自己紹介したからです。彼女の名前は、今ではもう思い出せませんが、そのときの会話はピーターの記憶にまだ残っています。ピーターはそのときのことを語ります。

彼女は、私に会って感謝の気持ちを伝えるためだけに、7時間、車を運転してやって来たのだと言いました。なぜですかと尋ねると、彼女は自分の夫のことを話し始めました。

彼らは70代でしたが、夫のほうは非常に具合が悪かったのです。病院でテストを受けると、心臓がひどく肥大していることがわかり、ほとんど寝たきり状態になっていました。この話を聞いたとき、彼の年を考えると、これはよくない兆候だなと思ったことを、今でも覚えています。この種の慢性的な心臓の衰弱は、肺の機能にも大きな負担となるからです。医師の治療方針は、しばらくの待って、何が起きるか様子を見ようというものでした。しかし、彼女は、夫を**NES**プラクティショナーのところに連れていきました。そして、スキャンの結果、もっとも必要な**インフォ**

シューティカルは、**ED⑯骨**だということがわかりました。
これは、私にはもっともなことに思われました。**ED⑯骨**は、**生体エネルギー的**にカルシウム代謝に関係があり、それがすべての筋肉組織に影響するからです。エネルギーが足から頭、体の前面を通って流れ三つの鍼・経絡を結びつけるので、心臓にもエネルギーが向かいます。
彼女の夫が**ED⑯骨**を摂取してからわずか2日後、心臓の腫れが引き、ベッドから出て普通に動き回れるようになりました。医師はこのような回復を予期していなかったので、皆が驚きました。
この老婦人は自分の家から長い道のりを経て、ただ私にありがとうと言うためだけにやって来たのでした。そして、**インフォシューティカル**とはいったい何なのか、それはどう働くのか、と私に尋ねました。彼女がわざわざ来てくれたことは、私にとって、大いに励みになりました。

2000年の始め、まだ苦闘していた頃も、ピーターはこのような幸運な出会いによって励まされ、**インフォシューティカル**が作用する仕組みを理論的に完全に解明するため、努力し続けたのでした。この例が示すように、**NES**は、従来型の医学とは根本的に異なっています。**NES**は、損なわれた臓器を直接的に扱うのではなく、その根本にあるエネルギー的要因を扱うのです。この男性の心臓は確かに肥大していました。しかし、**生体エネルギー的**に見ると、その原因は心臓の組織とは直接的な関係はないらしいのです。
この男性のケースの場合、**ED❻心臓**ではなく**ED⑯骨**が紫の旗を振って、「おーい、こっちをまず修理してくれ」と叫んでいたのです。**ED⑯骨**は、その名とは異なり、骨だけを扱うのではありません。これはカルシウム代謝(及び動脈におけるカルシウムの蓄積)、筋肉の収縮、仮想的な細胞間コミュニケーション、神経信号伝達、ホルモン分泌、血液凝固、抗体の生産、赤血球(組織や臓器の酸素処理に関する)とも関係があります。といっても、実際の効果は、もっとずっと理論的な性質のものと言えるでしょう。**ED⑯骨**は、足から頭につながれる中国伝統医学の経絡をすべて結びつけます。だから、**ED⑯骨**は、エネルギーを心臓に向けることができきるのです。このように方向づけられたエネルギーの流れは、中国伝統医学の理論でも、よく知られています。**NES**が効率よく修正できるのも、この流れのおかげであると言えるでしょう。

エネルギーと情報のフィードバック・ループは、対症療法の生化学モデルではほとんど明らかになっていませんが、**NES**や、中国伝統医学のような補完医療システムは、こういうフィードバック・ループを通して働いているのです。そして、私たちの研究によれば、このフィードバック・ループが体の生化学反応を引き起こしているのです。**生体エネルギー学**や生物物理学に疎い人たちだけでなく、補完医療に詳しい人たちにとっても、このことを理解するには、発想の大いなる飛躍が必要です。対症療法では、病気と臓器や生理機能プロセスの間に、1対1の対応関係があるので、そこから発想を切り離すのは難しいでしょう。しかし、**生体エネルギー的**ヒーリングにおいては、そういう1対1の対応関係はないのが普通です。従来型の医学とはほとんど正反対にあるように見えますが、ここで、**生体エネルギー的**ヒーリングの理論について、ちょっと説明しておきましょう。

生体エネルギー的ヒーリングの理論

従来型の生物学においては、体の物理的、生化学的実体を考えます。遺伝的、生化学的に何か問題があるとき、病気が生じます。その治療法は、たいていの場合、問題を抱えた特定の臓器や生化学的プロセスだけを取り扱います。たとえば、1型糖尿病を完治させることはできませんが、医師は、インシュリンを与えます。体はインシュリンを必要としているのですが、患者の膵臓の細胞はそれを作りません。しかし、**生体エネルギー学**は、異なるアプローチをとります。まず、「なぜ細胞はすべきことをしていないのだろうか」と問いかけます。そして、細胞がすべき仕事をせず、生化学的プロセスに問題が生じているのは、どんな情報が足りないからでしょうか。このプロセスを正常に戻す、もしくは改善するため、エネルギーや情報を補うことはできるでしょうか。これらの質問に対する答えは、膵臓の物理的なプロセスとは、ほとんど関係がないかもしれません。そうではなく、膵臓を作っている細胞や、それらの細胞に影響を与えるすべてのプロセスによって使用されるエネルギーと情報に関係があるでしょう。その情報の流れはとても複雑で、膵臓とその機能とはまったく関係のない臓器や生理機能プロセスも含まれています。つまり、対症療法では、ほとんどの場合、観察可能な症状を取り扱いますが、**生体エネルギー学**では、相互につながりあう根本原因のネットワークを探し求めるのです。どちらのアプローチでも目的を達することができますが、根本的に異なるやり方なのです。

いくつかの点において、**NES**は、ほとんどの補完医療のアプローチのずっと先を行っています。ピーターの研究で、**ボディフィールド**の構造がわかったので、以前よりも深く**生体エネルギー学**を理解しているのです。この構造は、情報が**ボディフィールド**と肉体の間で伝達される仕組みに影響を与えます。

たとえば、内向き波と外向き波が交差して電子を作る球面定常波を例にとってみましょう。**NES**の理論では、**ボディフィールド**の中で、こうした波動の位相関係が同調していないとき、病気のパターンが**ボディフィールド**の中に隠れることが多いのです。では、病気は、どこに隠れるのでしょうか。タマネギの皮のような**ボディフィールド**の層の中に隠れるのです。特に、慢性病の根本原因は、**ボディフィールド**の深い層の中に隠れがちです。だから、こうした層を深く探っていって、関連した影響に働きかけ、根本原因にたどり着くには、時間がかかるかもしれません。これが、ヒーリングにおいて順番が非常に重要な理由です。私たちが知る限り、**ボディフィールド**が好む修正の順番を明らかにしたのは**NES**だけです。**NES**の治療計画における順番とは、幾重にも重なった層を外側から順番にむいていくようなものです。

ボディフィールドの層は、時間をかけて病気が発達していくプロセスに関係しており、何十年もかけて蓄積されていくことがあります。**NES**で修正するときは、**ボディフィールド**構造の順番に従って、幾重もの層をたどっていきます。**NES**の治療計画はまず、**ビッグ・フィールド**の影響から始め、それから**ソースエネルギー**と**ドライバー**に働きかけ、**ボディフィールド**にきちんとエネルギーが満ちているか調べます。不足している場合、対応する臓器に正しく機能するためのエネルギーがないのかもしれません。十分なエネルギーがないと、**ボディ**

フィールドの層から層へと、情報を〝押し出す〟ことができません。だから、最初に**ビッグ・フィールド**と**ポラリティ**を通じて**ボディフィールド**を調整し、それから**ドライバー**に働きかけなければなりません。

その次に働きかけるのは、**インテグレーター**、つまり、情報の実際の流れと統制に働きかけます。情報が行くべきところに、正しいタイミングで届いているか、スキャンで確かめます。情報が歪められたり、ごちゃ混ぜになったりしていないか、ある層で引っかかったり、先に進めなくなったりしていないか、確かめるのです。**インテグレーター**にしばらくの間、取り組むことで、情報という側面から、**ボディフィールド**の各層に働きかけることができます。

テレインと**スター**は、**NES理論**のヒーリングの順番に従い、回を重ねた後のスキャンで取り扱われます。しかし、**ボディフィールド**の層にもっとも関連があるのは、**ドライバー**と**インテグレーター**です。というのは、**ボディフィールド**のエネルギーと情報の状態を決定する際、この二つがもっとも重要な側面であるからです。

だから、対症療法の医療や処方薬を利用するとき、人々はすぐに結果が出ることを期待しますが、**NES**のような補完療法的セラピーを利用するときは、そう言うわけにはいきません。すぐに症状が緩和することもありますが、それは、問題の根本原因が解決したということではありません。根本原因を解決するプロセスには時間がかかります。しかし一般的に、慢性病を患う人々にとって、対症療法より**NES**や補完医療のほうが実績を上げているように見えます。それは、ただ症状を軽減するのではなく、**ボディフィールド**のエネルギーと情報の流れの複雑なネットワークに働きかけ、修正することができるからです。

癒しのアプローチに関する、もう一つの大きな違いは**〈マスキング〉***の問題です。対症療法も、関連痛のような形で、この**マスキング**の実体をある程度、把握しています。関連痛とは、体の一部が痛いとき、それとは違う場所に本当の問題がある場合を指します。たとえば、左腕から上のほうに痛みが広がっている場合、腕ではなく、心臓の状態に原因があることがあります。しかし、**生体エネルギー的**な意味合いで**マスキング**と言う場合、それはもっと微妙なものを指しています。たとえば、体が、歪みのある場所を示すことができない、もしくは、そうする準備ができていないので、その歪みにに働きかけることもできないし、その準備もできていないというような状態です。このケースはむしろ、痛みがあるけれど、その原因がわからないなど、対症療法の現場において起きています。痛みは本当に存在するのですが、それを引き起こしている原因がはっきりしないのです。**生体エネルギー学**では、こういう状態は、ごく標準的なものとみなされます。身体的な病気と、一つ、もしくは複数の**生体エネルギー的**歪みの間に、はっきりとした1対1の対応関係があることはまれだからです。情報レベルにおいて、**ボディフィールド**と肉体的問題は複雑な関係を持っている可能性があります！ 内向き波と外向き波の位相関係の歪みが、問題の核心にあるのかもしれませんが、もっとわかりやすく**マスキング**を説明すると、「根本原因がスキャンにあらわれないのは、体が今、取り扱うことができる(取り扱う準備ができている)歪みの順番から外れているから」ということになります。

適切な順に**ボディフィールド**を修正しないと、修正効果は持続しない可能性があると、ピーターも言っています。急性の症状に直接、働きかけることができる場合もありますが、根本的な問題を永続的に修正するには、**ボディフィールド**のリードに任せるのが一番なのです。つまり、スキャン結果と治療方針の順番に従い、修正の準備ができていると体が合図しているものを修正し、体の意志を尊重するのです。他の多くの点と同様、この点においても、**NES**は他のセラピーと非常に異なっています。**NES**は、体や**ボディフィールド**を支配しようとしません。それらには、独自の知性があるのです。だから、支配しようとするのではなく、それらとともに働く忍耐力を養うのです。永続的な修正を可能にする唯一の方法は、**ボディフィールド**が、そしてさらには体が、**生体エネルギー的**に取扱い可能な問題に働きかけるのを許すことです。そうでないと、一つの症状を他の症状に取り換えることになるだけで、決して、根本原因にはたどり着けません。対症療法において、ある薬や治療法が、ある人には効くのに、他の人には効かない理由も、**マスキング**で説明できるかもしれません。ある症状や病気を治療すると、すぐに、それとは完全に異なる他の症状や健康問題が出現することがある理由も、同様です。**マスキング**を避ける道はありませんが、それとともに働くことを学ぶことはできます。

ボディフィールドの歪みを修正するのに適切な順番は、必ずしも直観的なものではないし、対症療法のような論理的なものでもありません。だから、**NES**スキャンの結果にたいする先入観は手放さなければなりません。たとえば、本章の始めで心臓が肥大した老人のケースを紹介しました。この老人の**NES**スキャンの結果においては、**ED❻心臓**や**EI❷心臓／肺経**がもっとも歪んでいるだろうと、あなたは考えたかもしれません。でも、実際には、**ED⓰骨**を最初に修正すべきだという結果が出ました。**生体エネルギー的**に言うと、彼の心臓は治療を望んではいません。つまり、彼の心臓は紫の旗を振って「おーい、まずこっちを見てくれ！」と叫んではいないのです。その代わり、彼の**ボディフィールド**は、**ED⓰骨**がもっとも修正を必要としていると、旗を掲げました。先にも述べましたが、**ED⓰骨**は、多数の**生体エネルギー的**プロセスを取り扱います。その中には、筋肉の生理機能、抗体の生産、酸化プロセスなどが含まれます。これらのプロセスのどれもが、この男性の心臓肥大の根本原因になり得ます。この間接的な修正プロセスを、建物の建築にたとえて考えてみましょう。家を建てるときには、前もって強固な基礎を作っておくのが最善です。同様に、ある臓器の重要な**生体エネルギー的**歪みを正すときは、前もって、体を何らかの方法で支えておかなければなりません。**NES**は、体の中の知性、自己治癒能力を信頼しています。だから、私たちは、理屈でこれが必要だと考えたものを体に押しつけたりはしません。そうではなく、**ボディフィールド**の構造が、体が本当に望んでいるものを修正するのに任せるのです。**生体エネルギー的**医療の仕組みを真に理解するには、発想を大転換しなければならないということは、何度強調しても足りません。対症療法ではほとんど常に、治療が必要な臓器と治療の間に1対1の対応関係があります。しかし、**生体エネルギー的**医療の健康に対するアプローチは、それとは根本的に異なるのです。

生体エネルギー的ヒーリングの理論に関して、もう一つ、知っておいてほしい側面があります。それは、**NES**がまったく非論理的に見えるということです。

たとえば、対症療法の基準から見て、あなたが病気だったとしても、意外なことに、**NES**の最初の何回かのスキャンでは、重大な**ボディフィールド**の歪み（紫やオレンジの項目）はほとんどあらわれないかもしれません。一方、もしあなたが比較的健康で、健康に関する不満がほとんどないとしても、最初の何回かのスキャンで、たくさんの紫の項目が見つかるかもしれません。どちらの状況も、あなたの予想とはまったく逆のように思えますよね。では、この例で考えましょう。アンテナの調子が悪いと砂嵐、いわゆる〝スノー（雪）〟で画面が乱れるようなデジタルでないタイプの古いテレビを想像してください。もしすでに画面が乱れているときにさらに乱れが増えても、ほとんど気づかないかもしれません。砂嵐いっぱいの画面に〝雪〟が増えても、はっきり目立たないですから。しかし鮮明な画面に、少しでも砂嵐が生じれば、すぐに気づくでしょう。それは、とても目立ちます。

似たような現象が、**NES**のスキャンでも起こり得ます。フィールドに深刻な歪みがたくさんある場合、どれかが特別に目立って見えることはありません。実際のところ、重要な歪みがたくさんあるのですが、**ボディフィールド**にパワーやエネルギーがなく、**ドライバー・フィールド**からのエネルギー供給がないので、弱い**マッチング**反応を送ることしかできないのです。ここで思い返していただきたいのは、スキャンは、置かれた状況のもとで最善の答えを探すということです。だから、フィールドが深刻に歪んでいるような場合、**ボディフィールド**の知性は「急いで多くのことに手を付けてはいけない」という答えを、最善のものとして出してきます。だからスキャンの結果は、比較的きれいに見えるのです。しかし、治療計画に従って**インフォシューティカル**を飲んでいくと、**ドライバー・インフォシューティカル**によって体は再びパワーを取り戻し、**ボディフィールド**もエネルギーに満ち、よりよく反応できるようになるので、とりかかる準備のできた歪みを報告してきます。**インフォシューティカル**を使って、それらの歪みを修正していくと、ある時突然、スキャン結果にたくさんの紫やオレンジの項目があらわれる可能性があります。これは、**ボディフィールド**がついにやっと、**マッチング**テストに積極的に反応し、情報を提供できるようになったために、歪みがはっきりと見えるようになったのです。いわば、歪みのマスクがはがされ、**ボディフィールド**も十分にエネルギーを与えられ、歪みに対処できるようになります。同様に、比較的、健康な人のスキャン結果に、たくさんの紫の項目、つまり深刻な歪みがあらわれることもあります。そういう人のシステムには、ほとんどノイズがない、つまり**ボディフィールド**の画面が比較的クリアなので、ちょっとした歪みでも、くっきりと目立つのです。

このような**マスキング**は、しょっちゅうではありませんが、起こり得るものです。だから、**NES**を使用する人は皆、**マスキング**とは何か、理解しておくことが必要です。私たちが、この情報をお伝えしたのは、あなたのスキャンを他の誰かのスキャン結果と比較することはできないということをわかってほしかったからです。あなたのスキャンはあなたのフィールドを示しているのであり、それはあなただけのものなのです。

ボディフィールドの他の側面について検証する前に、もう一つだけ最後にお話ししておきたいことがあります。完璧なスキャン結果はないということは、先にもお話ししました。それはつまり、私たちが環境から隔離されることは決してないということです。私たちは常に、あらゆる種類のフィールド、毒素、病原体、ストレスなどにさらされています。私たちの体は常に、何かによってバランスを崩されています。それに、私たちの感情、信念、知覚、記憶なども、私たちの生理機能に影響を与えます。だから、私たちが人として、考えたり、感覚や感情を感じたりする限り、私たちは人生の浮き沈みを体験し、それらに反応しますが、それによってしばしば、健康を害します。

もう一つ、付け加えておくと、病気の機能的側面は、身体的症状よりも簡単に修正できることが多いものです。感情や思考プロセス、対処能力、決断力など、私たちの非物理的で、実体のない側面のほうが、臓器や関節など、より濃密で物理的な側面よりも、たいてい早く変化するものなのです。病気を引き起こす**生体エネルギー的**パターンが、実際に私たちの体に影響を及ぼすには、まず**ボディフィールド**に深く働きかけていかねばなりません。それゆえ、実際の肉体的問題を修正するには、より長い時間がかかりがちなのです。だから、**NES**や他の自然療法は、通常、肉体的症状を改善する前に、私たちの機能（世界や病気とどのように関わるか、そしてエネルギー準位、思考の明晰さ、感情のバランスなど）を改善します。

肉体的な病気を修正するには時間がかかるかもしれませんが、**NES**を含め、いかなる自然療法も、永久に使い続ける必要はありません。症状が和らいで、調子が良くなり、再び、生き生きとエネルギーに満ちた人間として機能することができるようになるまで使用すればいいのです。どんな健康法であろうと、選択するのはあなたなのです。しかし、**NES**システムを含め、ほとんどの補完医療システムは、長期的な健康プログラムの一部として用いられるのが理想的です。対症療法においては、病気になってから医者に診てもらいますが、自然療法の場合は、まず第一に病気が起こらないように予防し、健康を維持しようとします。それは事後対応的なものではなく、予防的なものなのです。ほとんどの人は、ビタミン剤をとったり、運動したりして、健康を維持、増進しようとします。それと同様に、**NES**や、他の**エネルギー・情報療法**を定期的な健康診断として利用すれば、問題が肉体的レベルに達する前に修正することができるので、長期間に渡って、可能な限り最善の**生体エネルギー的**健康を維持することができるでしょう。対症療法的なアプローチも、代替療法的アプローチも、それぞれ、長所と短所があります。体は、表と裏がある1枚のコインのようなものだということを思い出してください。つまり、体には生化学的側面と、**生体エネルギー的**側面があり、相互依存しているのです。だから、体が正しく機能するには、どちらも必要なのです。体の両方の側面に働きかけ、可能な限り最善の健康状態を保つのが理想的でしょう。

さて、これで、**生体エネルギー的**ヒーリングと、対症療法の理論的な違いが、もっとよく理解できたことと思います。次は、この二つのヒーリング手法の健康観について、重要な側面を見ていきましょう。特に、従来型の生物学や対症療法ではほんの少ししか理解されていないけれど、健康維持に重要な役目を果たす、体の二つの側面についてお話ししたいと思います。

肉体のエネルギー的実体

生体エネルギー的医療では、情報が、問題を修正するカギを握っています。しかし、**ボディフィールド**と肉体は相互依存しているので、**ボディフィールド**にだけ、健康を保つ、もしくは、再び手に入れるための秘訣があるわけではありません。肉体にも、**生体エネルギー的**ヒーリングにおける独自の役割があります。実際、肉体は、さまざまな驚くべき方法で、生物エネルギーとともに働くようデザインされており、物理的・エネルギー的体にエネルギーを与え、統制することができるのです。それでは、腔（くう）と心臓という、二つの領域を探求してみましょう。

体や臓器の腔の生体エネルギー的重要性

体の中には、電気パルスや、振動と圧力波、さまざまな周波数の音のエネルギーなど、いろんな形のエネルギーが満ちていることが、現代の科学ではわかっています。たとえば、脳は、アルファ波、ベータ波、デルタ波、シータ波、ガンマ波など、さまざまな種類の低周波数の電気エネルギーを作っています。従来型の医学は、これらのエネルギーの特徴などを説明することはできますが、それらがいったい何なのか解明することはできません。**生体エネルギー学**ではそれが可能なのです。そういうエネルギーは、神経学的プロセスを引き起こし、管理するのに必要な情報をコード化する周波数や電磁波、圧力波、**量子フィールド**なのです。さらに、ある臓器が、情報をエネルギー的にインプリントする際、臓器の形など、純粋に構造的な側面が重要な役目を果たすことも、**生体エネルギー学**では明らかにされています。ほとんどの生物学者は、こういう生理機能を見逃しているか、気づいてもいません。

なぜ、そして、どうやって脳が多くの種類の脳波を作り出しているのか、生物学者や神経学者はほとんど理解していません。しかし、こういう脳波の影響を理解するのはとても簡単です。というのは、意識の状態を見れば、明らかに脳波の影響を知ることができるからです。脳は常に、あらゆる種類の波動を作り出していますが、一般的にベータ波は、1日を始めるとき、つまり意識が覚醒しているときに優勢になります。一休みして目を閉じ、思考を内面に向けてリラックスすると、脳はアルファ波を作り始めます。睡眠中、夢を見ているときの脳は、シータ波を作りますが、眠りがもっとも深くなり、夢も見ていないようなときは、デルタ波のリズムに変わります。まれなことですが、意識が自然に高揚してエクスタシー状態になっているときや、それとは正反対に、恐怖に襲われたとき、脳波がガンマ波に変わることがあります。脳波は主に電磁エネルギーですが、他の種類のエネルギーも作り出します。たとえば、脳脊髄液の流れに従って、脳が伸縮する際、わずかな圧力波が作られます。

ほとんどの場合、その動きはとても微細なものですが、臓器はすべて振動したり揺れたりねじれたりして動いています。そう動くことで、臓器は多くの種類のエネルギーを作ります。その中には、圧力波（音エネルギー）、もしくは物理学で音子、フォノンと呼ばれるものも含まれます。フォノンとは、音の量子粒子で、特定の固形物を伝わって動く量子的振動の一種です。フォトンが光の粒子であるように、フォノンは音の粒子です。体内で、フォノンは固形の物質を伝わって動きますが、特に細胞や結合組織のように、原子レベルで固い結晶格子状の性質を持つものを伝わります。腸で蠕動運動が起こる時、すなわち腸管の中で、絶え間なく収縮したり、ねじれたり、押したり引いたりする運動、とりわけ消化に伴う運動が起こる時、お腹がごろごろ鳴る音は実際に聞こえますが、それ以外の無数の音は聞こえないでしょうし、圧力波を感じることもできないでしょう。

おそらく、もっともなじみのある体の音は、心臓が「ドキン、ドキン」と鼓動を打つ音でしょう。しかし、この音を作り出す収縮は、胸腔内の振動も作り出しています。そして、少し後でもっと説明しますが、この音のフォノンは、血液に情報をインプリントしている可能性があります。心臓の音を聞くことで、医師は心臓の状態について、いろんなことを知ることができますが、こういう音が心臓の診断以外にも使えることは知らないでしょう〈注10－1〉。こういう音は、生物学的に非常に重要な情報（生命の維持に必要な体への指示）を体中の細胞に届けているものと思われます。もし、エネルギーと情報が対等なものならば、臓器の研究は、細胞生物学の領域を超えて、生物物理学の領域へと拡大されなければなりません。

脊髄液や血液など、体液の流れは、たいていの場合、非線形なので、カオス理論やシステム理論から、さらには量子物理学まで、通常の生物学にはおさまらない領域に属します。さらに、こういう体液が流れる体内の空間は、音の周波数を変え、増大させます。それにより、これらの音波によってコード化された情報の内容に、重要な影響が及びます。私たちは、細胞や臓器の形、それらを包んでいる解剖学的構造について考えることは、あまりありません。しかし、**NES理論**や、中国伝統医学など、いくつかの代替療法システムにおいては、体の空洞が健康にとって重要な役目を果たします。

異なる物体は、振動の仕方によって異なる音を作り出しますが、物体の形や原材料によっても音は異なります。ギターやトロンボーンなど、楽器について考えてみましょう。楽器の空洞（閉じたスペース）の形によって、音の種類が決まります。この形と音の関係は、肉体にも当てはまります。たとえば、耳の蝸牛はらせん状の形をしていますが、この形状により、低周波音への感度が高まります〈注10-2〉。赤血球細胞は血液の中を流れていますが、その形と向きは、血液の音エネルギーに影響を与えます。赤血球細胞の特定の形と向きによって、音エネルギーが失われたり、健康に影響したりするのです。〈注10-3〉

物理学では、体の空洞、すなわち腔の中でエネルギーが働く仕組みを専門に研究する分野があります。腔の物理学は、健康にとても深い関わりがあります。というのも、体には腔がたくさんあり、エネルギーを集め、蓄積し、増幅しているからです。主な臓器はすべて、腔に包まれています。たとえば頭蓋が脳を包み、眼窩が眼球を包み、肋骨が心臓と肺を包んでいます。細胞や臓器自体、腔の性質を持っており、たいていの場合、袋や管のような形をしています。たとえば、副鼻腔、脳や腎臓の微小管、それから松果体、副腎、卵巣、膵臓、肺など、さまざまな臓器が挙げられます。重要な組織の表面を固い層で覆えば、そういった組織や臓器を守ることができるのは明らかです。しかし、自然が腔を好むのは、物理的、構造的理由からだけではないように思われます。つまり、量子物理学も関連しているように思われるのです。というのは、腔は非常にうまくエネルギー、さらには情報を集めることができるからです。こうした腔のような臓器や細胞は、空間にエネルギーを電荷として蓄積し、有機的コンデンサー（蓄電器）の役目を果たしている可能性があります。量子電磁力学的フィールドが存在し、情報交換が起きるには、空間に電荷が存在していなければなりません。

従来型の医学や生物学では、体の腔の物理学にあまり注意を払いません。だから、腔が健康や、体内の情報伝達のダイナミクスにおいて果たす役割を見過ごしがちです。しかし、中国伝統医学や**NES理論**では、腔は少なくとも二つの重要な**生体エネルギー的**機能を果たします。つまり生命力を集め、蓄積するのです。**NES**では、この生命力エネルギーを**ソースエネルギー**と呼んでいますが、これはゼロポイント・エネルギーである可能性があります。他の文化では、**ソースエネルギー**を〝氣〟、プラーナ、中国伝統医学では〝元氣(ユアンキ)(Yuan qi)〟などと呼びます。**ボディフィールド**の**ソースエネルギー**が全体的に、あるいは特定の腔において不足すると、肉体的問題が起きる可能性があります。**ソースエネルギー**については、**ドライバー**を扱う12章でもっと詳しくとりあげますが、本章でも、腔が体内の情報交換を促進する仕組みを考察していきます。

前にも述べましたが、細胞の平らな面をある角度で並べると、隣り合う細胞同士がエネルギー的に結びつくことが、**NES**や他の**生体エネルギー的**研究によって明らかになっています。体の空洞のほとんどは、腔のような臓器や腺も含めて上皮細胞で覆われています。上皮細胞は通常、平らで、重なり合うか、積み重なっており、立方体や円柱のような形をしています。**NES理論**では、上皮細胞が細胞間のエネルギー接続と情報パイプラインの役目を果たし、体内の情報分散ネットワークを形成していると考えます(上皮細胞は体のほとんどすべての腔を覆っています)。上皮細胞はその形状により、**ソースエネルギー**を腔の中に集め、腔や臓器を構成する細胞間の情報交換を促進します。ピーターの研究によって、層を成す二つの上皮細胞の角度は、平行から5度以内でなければならないことがわかっています。そうでないと、細胞間の結びつきは失われてしまうのです。だから、腔や臓器、腺の表面を覆う細胞の形や、お互い同士の角度が、体内のエネルギー蓄積や情報交換にとって重要な役目を果たすのです。【図10－1】

NESのセラピーでは、傷ついた臓器や腺を直接、扱うことはしません。そのかわり、**ボディフィールド**の情報に働きかけるのですが、これは、その臓器や腺を包み込んでいる、より大きな腔に働きかけるということでもあります。たとえば、腎臓の機能に問題がある場合、腹腔に働きかけるという選択肢があります。腹腔に、体

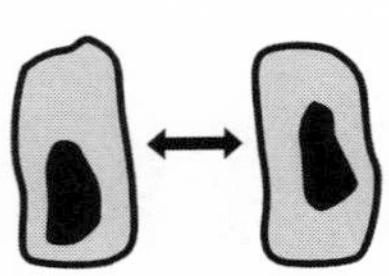

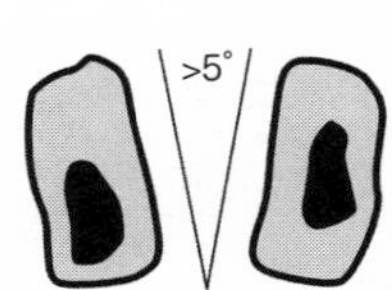

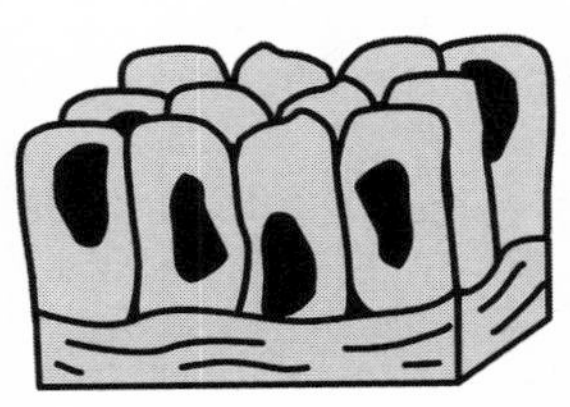

【図 10 - 1】
細胞の向きと配列は、特に上皮細胞の場合、**生体エネルギー的**レベルのコミュニケーション能力に影響を及ぼします。NES の研究によると、平行から 5 度以上角度が離れると、細胞と他の構造物の間のフィールド・コミュニケーションが崩壊するようです。上皮細胞は臓器を包み込み、隣接する細胞に対して平らな面を提供し、臓器が腔としてソースエネルギーを集めて貯蔵するのを助ける条件を作り出します。

の腹部にとって必要な生命エネルギーが蓄積されるからです。腺や臓器も含めて、すべての腔は、**ソースエネルギー**を蓄積することができますが、体の主要な三つの腔(頭蓋腔、胸腔、腹腔)は、莫大な量のエネルギーを蓄積できます。この主要な腔にエネルギーを供給するだけで、その中にあるすべてのものが修正されてしまうこともあります。

EI・インフォシューティカルを使って、**ソースエネルギー**の不足を修正することもできます。だから、ある特定の腔のエネルギーが不足している場合、**ED❶ソース・インフォシューティカル**に加えて、**EI❾甲状腺/三焦経、EI❷心臓/肺経、EI❻腎臓/腎経、EI⓫骨髄/胃経、ES❹三腔**など、特定の**インフォシューティカル**を使用することが可能ですが、**NES**のスキャンをすれば、そのときもっとも必要な**インフォシューティカル**はどれか知ることができます。

NESの研究によって、ある20種ほどの元素が腔に集まりやすいことがわかりました。それらの元素は、物理的に、及びフィールドを通して集まりますが、それらの情報は、細胞や臓器の腔の**生体エネルギー的**機能にとって、特別に重要な意味を持ちます(各元素によって、役に立つ場合と、害をもたらす場合があります)。

アルミニウム/ホウ素/カドミウム/カルシウム/炭素

／クロム／コバルト／水素／マグネシウム／マンガン／モリブデン／窒素／酸素／リン／カリウム／ロジウム／ルテニウム／スカンジウム／ケイ素／バナジウム

インテグレーターはこれらの元素や、他の元素にエネルギー的に結びつきますが、ピーターの**マッチング**実験によって、腔の**ソースエネルギー・**システムは、これらの元素にだけ結びつくことがわかりました。他の腔や小管もそうですか、特に肺や腎臓の**ソースエネルギー**は、腔がこれらの元素のド・ブロイ波とだけ相互作用するのを許可していると思われます。**ソースエネルギー**はこれらの元素と結合しているので、エネルギーの**マッチ**が容易に起こるのかもしれません。さらなる実験が必要ではありますが、もし、これが事実なら、**HBF**はゼロポイント・フィールドの特定の部分とだけ強く相互作用する可能性があります。これは健康に重大な影響を及ぼすものでしょう。

こうした実験のもっと実用的な面をお話しすると、**ソースエネルギー**を回復させるもっとも効果的な方法の一つは、呼吸することだと言えます！　世界中で何世紀にもわたって伝えられてきた秘教的な健康法の多くが、特にヨガにおいてそうですが、呼吸をもっとも重要なものとして位置付けています。どうしてそれが正しいのか、**NES**の腔理論が手がかりをくれます。たとえば、海辺の空気を呼吸するのは体に良いものですが、それは、水しぶきによって、たくさんの微量栄養素や、有益な元素が空中に放出されるからです。それから、大方の意見に反して、ビタミンやミネラルのサプリメントから、こういう元素を摂取するのはあまり効率的ではないとも言えます。というのは、サプリメントなどの形で摂取すると、重要な腔(特に肺)を迂回してしまうからです。体が元素を使用するにあたって、こういう腔には、**生体エネルギー的**に重要な役割があります。

中国伝統医学で言うところの元氣(ユアンキ)——**ソースエネルギー**は、主に脳、肺、腎臓に集まります。これらはすべて、何百万もの微小管からできています。中国伝統医学では、心臓が臓器のマスター、体の〝皇帝〟、五つの主要な臓器ネットワークの〝支配者〟であるとします。ピーターの研究によって、この概念は非常に意義深い形で発展しました。心臓－中脳システムと、現代の生化学の関係が解明され、心臓の特別な役割が生物物理学的に明らかになったのです。つまり、心臓は、中脳と協力し、**ソースエネルギー**を指揮する主要な役目を果たしているのです。**心臓は、体内の主要な情報インプリンターなのです。**

インプリンターとしての心臓

心臓は一般的にポンプであると考えられています。つまり、筋肉の強い収縮によって、体の中に血液を循環させるのです。この見方に異論をはさむ研究者がいると知ったら、あなたは驚くことでしょう。彼らは、心臓はただのポンプとして設計されたわけではないし、ポンプとしてはあまり効率が良くないと、純粋に力学的な見地から考えているのです〈注10－4〉。**NES**の研究でも、心臓はバーチャルなエネルギー準位において、単なるポンプ以上の役目を持っていることがわかっています。

胎児の発達段階において、心臓は最初に形成される臓器の一つで、最初に働き始めます。約21日目、胎児がたった5ミリしかないとき、心臓は鼓動を打ち始めますが、このときはまだ基本的な二つの部屋しかありません。胎児は、ほとんどの栄養と酸素を母胎と卵黄嚢（らんおうのう）からの拡散によって受け取ります。この初期段階において、心臓は神経管を形成しますが、脳はまだでき始めたばかりで、肺は6週目まで形成されません。では、心臓の役目が主要な血液ポンプではないなら、心臓は何をするのでしょうか。**生体エネルギー的**観点から言うと、心臓はこの時期、胎児が継続的な成長をするために欠かせない情報をインプリントし始めているのです。つまり、胎児は、遺伝的、化学的、解剖学的なテンプレートによってだけではなく、量子的情報のテンプレートに準じて形成されるのです。心臓は無数の音（フォノン）や、圧力（音と振動）波から電磁波まで、胎児の発達を直接的に助けるさまざまな種類の波動を生成します。実際、結合組織のマトリックスや、神経系など他の主要なシステムは情報をインプリントしますが、心臓は体全体に情報をインプリントする主要な役割を果たしています。

もちろん、脳がいったん発達すれば、脳も心臓と協力して胎児の発達の指揮を執ります。心臓は中脳と同じタイプのエネルギーを持っているという興味深い事実が、ピーターの**マッチング**実験でわかっています。一般的な生物学において、中脳とは、ある種の感覚入力を処理し、自律神経系の一部、たとえば動きをコントロールしていると言われています。しかし、現代の偉大な生理学者の一人で、ノーベル賞を受賞したヴァルター・ルドルフ・ヘス（1881〜1973年）の研究により、以前はまったく、もしくは、ほとんど知られていなかった中脳の機能が、詳しく明らかにされました。たとえば、中脳が、血液循環や呼吸に影響を与える仕組みが明らかになったのです。さらに、神経心臓学(neurocardiology)という新しい科学により、心臓と脳には否定しがたい結びつきが、細胞レベルで存在することがわかりました。心臓には実際、脳にあるのとまったく同じ神経細胞があるのです。だから、ピーターの**マッチング**実験は、従来型の対症療法的研究によって立証されつつあるのです。**NES**でも心臓と脳は、さまざまな**インテグレーター**のチャネルを介して、エネルギー的につながっています。これについては、これからすぐに説明しますが、ここで指摘しておきたいのは、心臓には血液ポンプの役目しかないと考えるのは間違いだということです。心臓は、ある意味、第二の脳であるとも言えます。多くの文化、特に中国ではそのように言われています。

では、心臓はどのように情報のインプリンターとして働くのでしょうか。心臓が鼓動するたび、強い圧力波とフォノンが心房、心室の中で生まれます。何百とは言わないまでも、心臓は何十という種類の周波数を生み出し、そのそれぞれが異なる種類の情報を運ぶことができますが、この分野の研究はいまだ揺籃期にあり、心臓の情報コード化プロセスについては、まだあまり多くのことはわかっていません。フォノンは、血液の脂質成分に対して情報をインプリントしているものと思われます。そして、それが全身に運ばれるのです。ここで一つ興味深い話をすると、スタチンと呼ばれるコレステロールを下げる薬には、長期記憶と短期記憶を低下させるという、不思議な副作用があります〈注10 - 5〉。一般的な生物学ではメカニズムを説明できないので、この副作用はしばしば無視されます。しかし、**NES理論**では、完璧に説明がつきます。なぜなら、血液中の脂肪にインプリントされた情報が、体全体の記憶貯蔵庫、検索システムのようなものとして働いていると思われるからです。さらに、血しょうの中を流れるフォノンが、さらなる情報を中枢神経系からヘモグロビンへと運びます。ヘモグロビンは、体中に酸素を運ぶことも行います。興味深いことに、ヘモグロビンを運ぶ赤血球細胞は、DNAを持っていないので、中立な運び手として働くのです。

最近の一般的な研究により、心臓の鼓動のパターンから、全体的な健康状態を予測できることがわかっています〈注10-6〉。かつて、健康な心臓は規則的で一貫した鼓動のパターンを保っていると考えられていましたが、現在では、そうではないということが、医療専門家の間では知られています。鼓動の周波数にさまざまなバリエーションがあるほうが、より健康であることが多いのです。実際、心拍の変化の欠落は、病気の深刻さの目安となります。しかし、生化学的、生体電気的な心臓のデータは豊富にあるのですが、心拍の種類や心拍数の変化と健康の関係性は、まだ完全に解明されていません。**生体エネルギー的**な見地から言うと、心拍に変化があるほうが健康だというのは、納得がいきます。というのは、それぞれの種類の鼓動が、特定の種類の情報を血液（もしくは、結合組織など）にコード化し、体中の何兆もの細胞に届けるからです。心臓が作ることのできる鼓動の種類が少ないと、心臓の情報機能も低下します。

ヘモグロビンに情報をインプリントする経路に加えて、三つの情報伝達の手段が考えられます。まず、フォノンの一部は、心臓の中から出て、結合組織の中の血液に圧力波として拡がります。また、心臓は少量の自由電子も生産しているものと思われます。これは、血液を介して電気的に伝わり、イオン化した分子の間を跳び移ります。最後に、心臓は超微弱な光（光は粒子からできていると考えるならばフォトン）を生産し、伝達していると考えられますが、これもまた情報を運びます。この情報システムで働くフォノン、電子、フォトンの機能は重複しているので、冗長さが生まれますが、これは重要な生物学的プロセスにおいて欠かせないものです。

フォノンは、もっとも遅いけれど、もっとも信頼できる情報伝達の手段です。ソノルミネッセンス（水を介して伝達される音が、光を生産する現象）に関する研究から、フォノンは、たくさんのエネルギーを必要としたり使ったりしないことや、電磁場の悪影響を受けないことがわかっています。一般的に、体内でのフォノンの速度は遅いので、フォノンは心臓を介して、体にとって緩衝材として働き、心臓を満たす多くの信号から体を守るものと思われます。この働きによって、短時間のうちに、フォノンは、体が突然の変化に適応するのを助けることができます。たとえば、体が何らかのショックや、予期せぬストレスを受けた場合、心臓内部の圧力が急上昇し、それによって、フォノンが大量に放出されると考えられます。そして、このフォノンが、本能的な生存メカニズムの一部として、血圧を上昇させるのを助けます。血圧が上昇すればするほど、フォノンの速度は速くなるので、必要とあらば、フォノンは体中を駆け巡って、細胞に重要な情報を伝えます。

しかし、圧力波や周波数、フォノンは、本当に、ここで私たちが話しているようなことができるのでしょうか。最近の一般的な研究も、私たちの主張を支持しています。これまでは、ペプチドのような化学的メッセンジャーの分子が細胞受容体と結合し、何をいつすべきかという情報を細胞に与え、細胞を活性化したり不活性化したりしているのだと考えられてきました。しかし、精神薬理学者のキャンディス・パート（１９４６～２０１３年）や、他の研究者たちが最近、音も細胞の受容体を活性化できることを発見しました。つまり、音が、生化学的分子とまったく同じように細胞に働きかけるのです！　パートは、自身の研究の中で、音楽に触れていますが、彼女の指摘は、あらゆるタイプの一貫した音に当てはまるものです。

> 音楽、つまり、パターンを持った振動は、リガンド（編注：受容体と結合する抗体、ホルモン、薬剤などの分子）を迂回して、直接、こういう（細胞）受容体と共鳴し、ペプチドや薬剤のように、もしくは感情のように相互作用するのです。音の振動の周波数は受容体を活性化し、細胞のあらゆる種類の活動を始動させます。これが、音楽の癒しの仕組みです。あなたの感情の分子と直接、相互作用し、あなたにエネルギーを充電し、体液の流れを促し、気分を向上させるのです。
>
> こういう分子は振動して、体中に変化を引き起こすだけでなく、細胞がコミュニケーションするサイコソマティック（心と体の）ネットワークを介して、お互いに耳を傾けます。つまり、私たちは、

耳で聞いているだけではなく、心身のすべての細胞のすべての受容体で聞いているのです。私たちは文字通り、サウンド・オブ・ミュージック（音楽の響き）とともに生きているのです！〈注10－7〉

これは、驚くべき発見です。**生体エネルギー的**な健康との関連性も非常に興味深いですが、臓器と生理的機能が作るフォノンのパターンは体内の量子的音楽であるという**NES**の主張を支持するものでもあります。さまざまな臓器がフォノンを放出し、私たちのシステムに情報を流しますが、この情報は、細胞を活性化するペプチドとまったく同じくらいリアルなものです。体内を流れるフォノンは、私たちの生化学反応を変えることができるのです。こういう量子的プロセスが根本にあることを確かに示す学術的な研究が、今、行われています。なぜ、心拍にバリエーションがあると健康なのかという研究も、そのごく一部に過ぎません。

NESにおいてさえ、まだきちんと解明されてはいませんが、磁気もまた、体内の情報伝達に影響を与えます。血液は磁気的性質を持つことが、現代の科学でわかっています。たとえば、酸化した血液は磁極性を持ちますが、これはつまり、S極とN極の軸を持っているということです。しかし、脱酸素化された血液は常磁性、つまり極を持っていません。この磁性の違いが、血液循環の原動力として働いているのかもしれません。また、血液は血管の中を流れるとき、直線的ではなく、らせん状に流れていることもわかっています。非直線的な力学プロセスの多くには、量子力学が基盤にあります。血液の反対の磁力とらせん状の動きが、血液循環に貢献しているものと思われます。つまり、血液自体も〈ポンプ〉として部分的に自分を押し出しているので、心臓だけが唯一のポンプとして働いているわけではないかもしれないということです。

NESモデルでは、体内の情報伝達には、全部で三つのルートがあります。つまり、電磁気、さまざまな周波数のフォノン、電子の三つです。これらは〝現実〟の情報伝達メカニズムですが、情報自体は、**ボディフィールド**力学の一部であり、〈バーチャル〉領域に属するものです。ここでまた、オペラのチケットのたとえに戻ってみましょう。オペラのコンサートに行くには、実際の紙のチケットを持っていなければなりません。チケットには、その価値や意味を伝えるため、バーチャル情報が印刷されています。おおもとは中国伝統医学にありますが、**NES理論**のユニークなところは、血液が心臓を介して、中枢神経系からすべての細胞へ情報を伝達し、心臓はこの情報を血液へインプリントする主要なインプリンターとして働くと認識しているところです。心臓と中枢神経系の間には仮想的なフィードバック・ループがあり、中枢神経系が情報を心臓に送り、情報は心臓で血液にインプリントされ、全身に運ばれ、また中枢神経に戻って行くのです。

興味深いことに、この、心臓が情報のインプリンターであるという理論によって、心臓移植手術を受けた患者が、心臓提供者の感情や習慣、嗜好を受け継ぐことがある理由を説明できます。これはとてもよく知られた話ですが、クレア・シルヴィアという女性は心臓と肺の移植手術を受けた後、突然、それまで特に好きでもなかったチキンナゲットとビールが欲しくてたまらなくなりました(注10－8)。後になって、彼女は、自分の心臓提供者が、バイク事故で死んだティーンエイジャーの男の子で、チキンナゲットとビールが大好きだったことを知りました。他にも、移植後に著しい行動の変化を経験し、後々、自分が移植ドナーの話し方や行動パターンを受け継いだことに気づいたという例があります。対症療法の医師はほとんどの場合、こういう報告を否定しますが、**生体エネルギー的**には、完璧に説明がつきます。つまり、心臓は今、違う人の体の中にあるけれど、元の持ち主の体、心、精神の情報の遺物をいまだにインプリントしているのです。

ここで再びインプリンターとしての心臓の生理的影響の話に戻りましょう。もし心臓と脳の間の流れがどちらかの方向(心臓から脳の方向またはその反対)でブロックされると、体に影響が及ぶことが、**NES**の研究でわかっています。たとえば、心臓から脳へ送られた情報が、脳によって正しく処理されないと、フィードバック・ループの流れが遅くなり、脳内のエネルギー準位が高くなり、これが片頭痛の増加と関係があります。心臓は、何度も情報を脳に届けようとするので、脳に過剰な情報、もしくはエネルギーが詰め込まれてあふれ出し、脳内の知覚神経に影響が及びます。片頭痛患者が光や音に過敏になる理由も、これで説明がつきます。反対に、中脳が心臓に送った情報を、心臓が正しく処理できない、もしくは効率よく処理できない場合、エネルギーがそこに蓄積して、心臓の問題を引き起こす可能性があります。これは、体全体にシステム的問題を引き起こす可能性もあります。というのも、心臓が情報を受け取って、血液にそれをインプリントしないので、体中の他の細胞もそれを使うことができないからです。体はシステムレベルにおいて、自分自身を管理する力を失う可能性があります。つまり、平衡性（ホメオスタシス）を失い始めるのです。心臓にどのような問題があるかにもよりますが、ある特定の情報だけがブロックされ、劣化することもあります。その結果、必要な情報を受け取れなかった、特定の細胞にだけ影響が及ぶ可能性があります。体内の情報ルートがブロックされ歪められると、体は必要な細胞に情報を届けるため、遠回りで非効率的な道を探そうとします。しかし、心臓の機能が弱ると、遠回りすることもできないことがよくあります。なぜなら、心臓自体、体の他の部分にとって、主要な情報のインプリンターであるからです。情報が心臓でブロックされると、生命維持に関わる重大な情報を細胞が受け取れなくなるので、事態はますます悪化します。心臓は非常に重要な**生体エネルギー的**臓器なので、**NES**には、心臓のフィールドに関係する**インフォシューティカル**がたくさんあります。ホリスティック（全的）なレベル、**生体エネルギー的**レベルにおいて、直接、心臓のフィールド修正に関係する主要な**インフォシューティカル**が三つあり、それ以外にも、間接的に、心臓のフィールドの特定の部分に働きかける**インフォシューティカル**がたくさんあります。

体が情報を使えるようコード化する方法には、周波数など、いろいろあります。位相関係もおそらくそこに含まれるでしょう。こうした**生体エネルギー的**メカニズムは、**インテグレーター**と特に緊密に結びついています。それに関しては13章で取り上げますが、11～16章でも、**ボディフィールド**の具体的な側面を紹介していきます。この相互につながり合う、情報とエネルギーの複雑なネットワークは驚くべきもので、これこそ、あなた自身なのですが、私たちにお伝えできるのは、そのごく一部だけです。では、**ビッグ・フィールド**から始めて、**ドライバー**、**インテグレーター**、**テレイン**、**スター**の順番で見ていきましょう。

NES症例 2

ヘレンの場合──腹痛

ヘレンは9か月間、ひどい腹痛に悩まされていましたが、かかりつけ医もその原因を特定することができませんでした。

10を一番ひどい痛みとして1から10のスケールで指し示すと、ヘレンの慢性痛は8でした。

NESプラクティショナーで自然療法医のジェイソン・シスコウィッツのもとを訪ねてスキャンを受けると、**ソースエネルギー**が著しく不足し、**ED❽胃**も非常に弱まっていることがわかりました。

そこで、この二つの**インフォシューティカル**を6週間、毎日、摂取しました。

もう一度スキャンを受けるためシスコウィッツのクリニックを再び訪れたとき、ヘレンは痛みがなくなったと報告しました。

新たなスキャンで、彼女の**ソースエネルギー**と**ED❽胃**は完全に機能していることがわかりました。

11章 ❖ ビッグ・フィールドの影響

NESでは、**ビッグ・フィールド**についてわかりやすくするために、**ボディフィールド構造**の一側面であると説明することがありますが、実は、あなたの**ボディフィールド**と、地球や宇宙のエネルギーとフィールドの関係が整っていることです。この相互関連性が歪んでいるときは、他の側面を扱う前に、まずこの歪みを修正しなければなりません。というのも、この歪みがあると、その後の**ボディフィールド**の診断が不正確なものになるからです。**ポラリティ**という問題もありますが、これについては、本章の最後で説明します。

２００５年の夏、アンという女性が、**インフォシューティカル**について尋ねるEメールを**NES**のアメリカオフィスに送ってきました。アンは、娘を**NES**プラクティショナーの元に連れて行ったのですが、そこにいる間に、自分自身もスキャンを受けました。そして、彼女の**ボディフィールド**は、**ビッグ・フィールド**とずれていることがわかりました。アンは、**ビッグ・フィールド調整インフォシューティカル**を渡され、摂取して数日後には、目覚ましい変化を感じました。

本当に素晴らしいことが起きたんです。

アンは、こう書いています。**インフォシューティカル**がどのように作用したのか、アンにはよくわかりませんでしたが、**NES**のスタッフが返事を書いて、それをわかりやすく説明しました。
アンは、しばらくスランプに陥っていたアーティストでしたが、アンは、自分がどんな変化を体験したのか、もっと詳しく報告してくれました。二つのEメールで、彼女はこのように説明しています。

> 記憶力がよくなり、創造性が爆発しました……信じられないくらい、クリエイティブになって、今は、複数のプロジェクトに取り組んでいます。生活費の支払いを先延ばしにするのもやめました。整理整頓マニアになったのです。私は今まで、整理整頓が苦手で、姉妹ともども、片付け下手の遺伝子を受け継いだんだと思っていました。今まで、片付け上手になるための本を何冊買って読んでも、効果がなかったんですよ。それに、ストレスに対処するのもうまくなり、睡眠や記憶力も向上し、気分もいいです。このままどんどん突き進んで行けそうです。

ビッグ・フィールド調整インフォシューティカルは、その名の通りの働きを示します。つまり、**ボディフィールド**と、地球の**ビッグ・フィールド**を調整し、**ボディフィールド**を安定化し、きちんと組織化します。だから、この**インフォシューティカル**には、「グラウンディング(地に足を付ける)」させる働きがあるので、これを飲むと、肉体の中で、より安定感を感じられます。

地球の**ビッグ・フィールド**には三つの軸がありますが、そのうちのどれかと**ボディフィールド**の間に深刻な不調和があると、その人は集中力を欠き、整頓下手になる傾向があります。「ぼーっとした状態」になるとも言えるでしょう。**ビッグ・フィールド調整インフォシューティカル**の効果は、摂取する人によって異なりますが、アンのケースは、地球の**ビッグ・フィールド**と調整されると、集中力が増し、感情や行動の乱れがおさまり、才能も花開く(アンの場合は創造力)という典型的な例です。

では、**NES**スキャンの**ビッグ・フィールド・テスト**とは何なのでしょうか。それは、**NES**で**ビッグ・フィー**

ルドと呼んでいる地球のフィールドの三つの主要な軸（垂直軸、赤道軸、磁極軸）と、**ボディフィールド**の基本的な位置関係を分析することです。これらの軸に対する私たちの位置、方向性は、私たちの感情の状態と相関関係があります。地球のエネルギーが、私たちの心臓のあたりを流れるからです。先にも述べたように、**NES**や中国伝統医学の理論では、心臓は体内の主要な感覚器官であり、〝感情〟器官でもあります。この三つの軸について詳しく説明する前に、地球から生じる、もしくは、地球に浸透するフィールドの種類と、それらが私たちに及ぼす影響について、簡単に見ていきましょう。

地球の力とフィールド

古代中国など、叡智に満ちた多くの古代の伝統において、人間の体は、自然界のフィールドのエネルギー的反映であると教えられてきました。「上なる如く、下もまた然り」という概念は、私たちの体を、天と地、両方のエネルギーに結び付けるものです。多くの古代の自然療法の根底にある目的は、病気の人が天と地の間で調和するのを助けることです。つまり、自然のフィールドと調和し、人体のエネルギーに悪影響を及ぼすジオパシック・ストレスのフィールドを避けるよう助けるのです。ジオパシック・ストレスは、地球内部から発し、その表面上を流れる振動やフィールドが健康に与える影響と特に関係があります。健康に害を与えるエネルギーは特に、洞穴、地下の洞窟、ある種の地下水流や帯水層、断層線、特定の種類の鉱床、炭層などから発せられます。

宇宙飛行士や地下で働く人（鉱夫など）の健康管理に携わる人々は、おそらく例外だと思いますが、現代の科学者は、自然の**エネルギーフィールド**が実際に健康状態に与える影響について、ほとんど理解していません。物理学者や宇宙論学者は、宇宙を満たすさまざまな力やフィールドについて、非常に多くのことを知っています。宇宙放射線、電磁場、太陽のような天体の中心にある核エネルギー、地球内部の地熱エネルギーなど、たくさんのことがわかっています。しかし、彼らもまだ、体に影響を与えるジオパシック・ストレス・フィールドを、一般的に認められている方法で計測することはできません。一般的な生物学において、病気の原因はほとんどの場合、生物学的・遺伝的要因、もしくは毒素や伝染性の病原菌など、環境因子に限られると考えられています。

公衆衛生という点から言うと、太陽の紫外線や、地球のラドンガスの悪影響は別として、天然及び人工**エネルギーフィールド**の健康への影響に関する科学的なコンセンサスはほとんどありません。オゾン層の消失や高圧線の健康への影響に関しても、激しい論議が交わされているところです。多くの研究がなされているにもかかわらず、携帯電話や電子レンジ、コンピューターなど、低レベルの電磁場や磁場を放出する電子機器の安全性に関するガイドラインは、矛盾したものとなっています。地球を取り巻く巨大な**エネルギーフィールド**の影響に関しては、さらに多くの謎が残されたままです。たとえば、電離層を満たす電磁場の健康への影響も、今、研究が始まったばかりです。

こういう**エネルギーフィールド**が及ぼし得る影響を知るため、シューマン共振と呼ばれる現象を取り上げてみましょう。これは、最初の発見者でドイツの大気物理学者W・O・シューマン（1888～1974年）にちなんで名づけられた現象です。シューマンは、この現象の存在を1950年代半ばに確証しました〈注11-1〉。私たちは、このシューマン共振に特別な関心を寄せています。なぜなら、**NES**の**生体エネルギー的**モデルの核心をなす二つの物理学的現象を、ここに見ることができるからです。つまり、共鳴腔と定常波の二つです。

イオン（電離）圏とは、大気の層の一つで、磁気圏の端に位置しています。地表から約55キロメートル上のところにあり、太陽のイオン化放射線に満たされています。活発な電気的活動が行われており、ラジオ波の伝導にも非常に重要な役目を果たします。シューマンが証明したのは、地表とイオン圏の間の空間に、共鳴腔が作られるということです。雷は1日に何万回も地表、もしくは空中のどこかに落ちていますが、イオン圏にエネルギーを送り込んでいます（もっと正確に言うと、イオン圏と地上の間に作られた空洞に送り込みます）。そして、このエネルギーが、極低周波の定常波のようなものを引き起こします。この現象が、シューマン共振と呼ばれているものです。シューマン共振の周波数の範囲は、5から50ヘルツですが、平均すると7から10ヘルツの間です。この平均値は、ちょうど、人間の脳のアルファ波の周波数帯域と重なります。この事実から、シューマン共振は人間の脳に影響を与えるのではないかと推測されますが、それを裏付ける証拠も次々と出てきています。心臓もまた、この周波数帯域にしっかり共振しています。

ニュージーランドの科学者、故ニール・チェリー（1946～2003年）は、シューマン共振と極低周波（ＥＬＦ波＝Extremely low frequency wave）の健康に対する影響を研究したことでよく知られる科学者の一人です〈注11－2〉。覚醒と睡眠のサイクルも含め、人間の概日性周期（ほぼ24時間周期のサイクル）に、これらが影響を及ぼすことは、ほぼ確実だと、チェリーは述べました。16・7～50ヘルツのＥＬＦ波に反応して、睡眠に関係するホルモンであるメラトニンのレベルが著しく下がるという研究結果も出ています。この分野の研究を、もっと包括的に知りたい場合は、ロバート・Ｏ・ベッカー博士の著書『The Body Electric：Electromagnetism and the Foundation of Life（ボディエレクトリック：電磁気学と生命の基盤）』をお勧めします。電磁気信号、特に低周波と極低周波の電磁波が、細胞分裂から傷の治癒まで、生理機能に与える無数の影響について、考察されています。この種の最先端の研究は、ほとんどの場合、人工的な電磁波汚染に焦点が当てられており、自然界の地球磁場や大気場が人間の健康に及ぼす悪影響については、ほとんど知られていません。

興味深いことに、ヨーロッパに目を向けると、ジオパシック・ストレスの健康への悪影響について知ることができます。ヨーロッパでは、このようなフィールドが存在することは、アメリカよりも受け入れられており、研究も広く行われているのです。その理由の一部はダウジングにあります。ダウジングとは、棒や振り子などの道具を使って、地下エネルギーの微妙な変化を探る古代の技術です。特に、洞窟や鉱床、ある種の水路を探るのに使われますが、ヨーロッパでは、今日でも広く、この技術が使われています。ダウジングには、さまざまな方法がありますが、今日では通常、木製か金属の棒を〝アンテナ〟代わりに使って、エネルギーを拾い上げ、井戸を掘るにはどの場所が最適か探したり、石油や鉱床を探したりします。ダウジングで探すことができるエネルギーは、周波数や振幅など、一般的な基準で計測することはできません。だから、ダウジングの技術はほとんどの場合、科学界では無視されていますが、現代のビジネス界、特に鉱業や石油業界では、ダウジングが何十年も使われているのです。ダウジングもNESも、一般的な科学者たちからの賛同を得るという難題に直面しています。ダウジングは、ピーターの**マッチング**実験と同じく、共鳴・結合して、適合しているのかもしれません。

風水や、他の東洋の伝統的健康法と同じく、ダウジングも、特定の地理的要因が住まいに与える悪影響について警告しています。たとえば、深い洞窟のそばに住んだり、ある種の地下水脈の上に家を建てたり、ベッドを置いたりすることの危険性を警告しているのです。また、そういう伝統では、地球自体にも、自然エネルギーのチャネルが経絡（けいらく）のように縦横に行き交っていると考えられています。それは凝縮された地球磁場エネルギーのようなものですが、その中のあるものは、レイラインと呼ばれています。地球の「パワースポット」や聖地の多くは、複数のレイラインが交わるところにあるとも言われています。しかしながら、ジオパシック・ストレスやその他の凝縮された地球エネルギーの発生源に長時間さらされると、有害であることもあります。

ドイツのヴィルスビブルグの役人たちは、ジオパシック・ストレスを深刻に受け止めています。自分たちの町の発がん率が非常に高いことに気づいた彼らは、考えられる原因を突き止めようとしました。しかし、大気や水の環境汚染など、高い発がん率を明白に説明できるメカニズムは見つかりませんでした。そこで、住民の健康記録と、ダウジングでジオパシック・ストレスの危険地帯と特定された場所を比較検討する医学的調査を行うことにしました。そして、ジオパシック・ストレスの発生源と発がん率に強い相関があることがわかったのです（注11－3）。ドイツの他の場所とオーストリアで行われた調査でも同様の結果が出ました。実際、ドイツのいくつかの地域では、ジオパシック・ストレスが、がんや他の病気の発生率の目安になる、もしくは、それらを引き起こす可能性があるということを真剣に受け止め、行政が、ジオパシック・ストレスの高いエリアの上や近くに住んでいると思われる人たちの健康記録を取り始めています。

ここまでは、他の機関や研究者によって行われた、地球のフィールドと健康の関係性の研究を見てきましたが、ここからは、NESによる研究と理論を見ていきましょう。

NESと地球フィールド

NESのスキャンは、**ボディフィールド**と、さまざまな種類のフィールド・エネルギーの関係を読み取るためのものです。その中には、地球に関連するフィールド・エネルギーも含まれます。地球の主要なフィールドは、**ビッグ・フィールド**と呼ばれますが、垂直軸、赤道軸、磁極軸という三つの軸から成り立っており、**NES**のスキャンではそれぞれ別のものとして取り扱われます。**NES**の理論において、最善の健康を得るには、**ボディフィールド**が空間の量子的構造として、これらの地球のフィールドと正しく調和していなければなりません。三つの軸が作る面は、あなたの体の中心線のわずかに左側、心臓があるあたりを横切ります。ここが調和していないと、**ボディフィールド全体**のコミュニケーション・ネットワークが歪む可能性があることが、ピーターの研究でわかっています。心臓が情報を正しくインプリントできないというのが、その主な理由です。これらの三つのフィールドの歪みを修正する**ビッグ・フィールド調整インフォシューティカル**は、感情や記憶にも影響を与えます。心臓は**生体エネルギー的**に感情や記憶と結びついていること、そして、これらの軸が作る面が心臓に近いということを考えると、それも納得がいきます。さらに、細胞は環境に同調し、細胞膜が、環境信号を受信、送信する媒体のようなものとして働くことも、細胞生物学者のブルース・リプトンや他の科学者たちの研究によってわかっています。**NES**の研究は、こうした発展を裏付けるとともに発展させるものです。つまり、細胞は外部の環境だけでなく、**ビッグ・フィールド**の三つの軸のエネルギーにも同調するのです。体がこういう軸の一つ、もしくは複数と不調和な状態にあると、細胞レベルでインプリントされる情報が歪む可能性があり、細胞自体が**ボディフィールド**のエラーの原因となってしまいます。

先にも述べましたが、ピーターがビヴァン・リード博士とともに行った実験で、二つの**マッチング**するアイテムが乗っている各プレートの位置を、平行の状態から5度以上動かすと、フィールドの結びつきが壊れることがわかりました。**ボディフィールド**と**ビッグ・フィールド**の位置に関しても、これと似たようなことが起きている可能性があります。**ボディフィールド**と**ビッグ・フィールド**の軸のどれかが不調和な状態に陥ると、そのフィールド(複数の場合もあります)と関係する体内のコミュニケーション・ルートがブロックされ、歪んでしまいます。そして、全体として、体の中にしっかり根付いているという安心感が得られなくなってしまいます。エネルギー的にグラウンディングできていないと、無数の問題が起こり得ますが、一般的には、気分が変わりやすい、混乱状態、散漫な思考、集中力や忍耐力の欠如、情緒不安定といった問題が生じ、不眠が引き起こされることさえあります。実際、原因不明の睡眠障害は、**生体エネルギー的**に、**ボディフィールド**と地球の**ビッグ・フィールド**の不調和に関係があります。

もっと生物学的、解剖学的な話をすると、**ビッグ・フィールド**は黄色骨髄を介して免疫機能と結びついていることが、ピーターの**マッチング**実験でわかりました。骨髄には、赤色骨髄と黄色骨髄の2種類がありますが、黄色骨髄は、特に腕や足のような長い骨で発達します。また、幼い時は、ほとんどが赤色骨髄なのですが、加齢とともに、黄色骨髄が増していき、骨の空洞を脂肪組織で埋めていきます。ほとんどの赤血球細胞、血小板、ある種の白血球細胞は、赤色骨髄の中でだけ作られます。しかし、極端に血液が失われたときなど、非常事態の際には、黄色骨髄が赤色骨髄に変わります。加齢とともに、感染症やがんにかかりやすくなる理由の一部は、赤色骨髄が減少することで免疫細胞が減り、黄色骨髄が増えることにあります。しかし、感染症にかかったときは、黄色骨髄を赤色骨髄に変えて、感染症と戦う免疫細胞を増やすことが可能です。黄色骨髄は主に脂肪からできているので、エネルギーを蓄積できる組織です。飢餓のような非常事態が起きたとき、体は黄色骨髄をエネルギー源、燃料源として使用することができます。**ビッグ・フィールド**と黄色骨髄の間にエネルギー的結びつき(結合関係もしくは**マッチング**)があるのはなぜでしょうか。これは、**生体エネルギー学**が解き明かしていかねばならない多くの謎の一つです。

ビッグ・フィールドを優先的に修正しなければならないのは、**ビッグ・フィールド**が健康に及ぼす**生体エネルギー的**影響だけでなく、技術的な理由もあります。先にも簡単に述べましたが、**ボディフィールド**が地球のフィールドの三つの軸の一つ、もしくはいくつかと正しく調和していないとき、**ボディフィールド**のすべての下部構造を正しく診断できない可能性があります。**NES理論**は、ピーターの何十年に及ぶ研究により明らかになった**ボディフィールド**の**生体エネルギー的**力学に基づいて、最良の治療の順番、つまり、修正の順番を割り出します。特に**NES**を使い始めたときはそうですが、ほとんどの場合、まずは**ボディフィールド**を調整することが必要となります。**ボディフィールド**のもっと深い層に分け入り、**インテグレーター**や**テレイン**を修正するのは、その後です。**ボディフィールド**が**ビッグ・フィールド**に調和していない状態で、**インテグレーター**や**テレイン**などを修正することも可能ですが、より長い時間がかかり、修正が長続きしない可能性があります。**ビッグ・フィールド調整インフォシューティカル**だけで、**ビッグ・フィールド**の三つの軸すべてのアンバランスや歪みを修正することができます。

それでは、**ビッグ・フィールド**の三つの軸の特徴を簡単に見ていきましょう。

●垂直軸

垂直軸は、重力と、重力が体に与える無数の影響との間に、密接な関わりがあります。重力とは、引きつけるフィールドです。すべての自然の力の中で、重力はもっとも弱いものですが、一番、感じやすく、身近な力でもあります。自分の体重を知るために体重計の上に乗るとき、体重計は、地球の重力場が私たちを引っ張る力の強さを計っているのです。また、ボールが地面に当たって跳ね返ると、また地面に戻っていきます。地球の重力に引っ張られるので、ボールは空の彼方へ飛んで行ったりしません。地表から離れれば離れるほど、体に感じる引力は弱まりますが、私たちは重力から逃れることはできません。

アメリカ航空宇宙局（ＮＡＳＡ）は、重力の体への影響に関する膨大な研究を行ってきました。宇宙飛行士の飛行中など、重力がないと、健康に悪影響が及ぶからです。たとえば、重力によって絶えず引っ張られていないと、宇宙飛行士の骨の質量は下がってしまいます。

垂直軸は、ジオパシック・ストレスとも関係があります。この場合、**NES**の理論によって、はっきりとした1対1の因果関係を指摘することはできませんが、ピーターは、**ビッグ・フィールド**の垂直軸と、人間の神経系の間に強い**生体エネルギー的**な相関関係があることを発見しました。睡眠パターンの乱れは、**ビッグ・フィールド**の歪みによって引き起こされる、もっとも一般的な症状の一つですが、人間の概日性リズム――体内の生物学的な時間感覚つまり〝体内時計〟は、シューマン共振と微妙に関連していることが証明されています。だから、地球の**ビッグ・フィールド**が私たちの体内時計にも影響していると考えるのは、発想の飛躍が過ぎるとは言えないでしょう。**ED❹神経**は脳波、特にアルファ波やデルタ波、そしてリラックスしたり眠ったりしているときに優勢となる低い周波数の脳波と、エネルギー的に結びついていることが、**NES**の研究でわかっています。だから、睡眠障害を訴えるクライアントは多くの場合、**ビッグ・フィールド**(特に垂直軸)と**ED❹神経**がアンバランスになっていることが、スキャンでわかります。

●赤道軸

赤道軸は、地球の回転と関係があります。**生体エネルギー的**健康という観点から言うと、赤道軸は、たとえば、電子やイオン電荷(たとえば酸素や水素に関係するものなど)に、体が反応する仕組みと関連があります。だから、赤道軸は細胞の機能と密接なつながりがあり、ゆえに、正常な生理機能にも関係があります。この赤道軸は、フリーラジカルと抗酸化物質による体内の解毒プロセスと、エネルギー的に関係があります。フリーラジカルとは、電子が欠けた分子のことで、他の分子から電子を盗もうとして体内を漁り、細胞にダメージを与えます。フリーラジカルによるダメージは、加齢のプロセスと同一視されることがよくあります。なぜなら、加齢の悪影響は、細胞の機能が失われることと関係があるからです。抗酸化物質とは、自らの電子を与えて、フリーラジカルが細胞の分子から電子を盗むのを防ぐ分子です。赤道軸は、こういう分子とエネルギー的に結びついていると考えられるので、加齢プロセスとの間にも、重要な**生体エネルギー的**なつながりがあると思われます。代謝に関係ある病気の一部、及び、ある種の関節炎も、赤道軸の不調和と**生体エネルギー的**なつながりがあります。大腸、結腸、肝臓の問題も同様です。

●磁極軸

地球は、磁場に包まれています。磁場には、地球内部から発生するものと、宇宙の現象によって発生するものの二つがあります。地球の外核は導電性のある液状の鉄からできていますが、これが動くことで磁極場ができます。これはとても大きなフィールドで、地表をはるかに超え、宇宙まで広がっています。この宇宙の磁場はバンアレン帯と呼ばれ、内帯と外帯の二つの領域からできています。内帯は、宇宙線の衝突の際に生じた陽子からできており、外帯は、地球の磁場によって捕えられたイオンと電子からできています。この二つの帯が磁場を形成しており、地球の重力場に対して垂直に位置しています。そして、宇宙線や他の宇宙フィールドが及ぼす多くの悪影響から、私たちを守ってくれています。

自然界には、磁気的な生物学的プロセスが多く存在しています。たとえば、前にも述べたとおり、ｆＭＲＩという医療機器は、体内の水分子の水素原子核内部の陽子の中の小さな生体磁石に働きかけます。脳は磁気的な側面を持っていますが、血液もそうです。実際、ヘモグロビンには鉄が豊富に含まれていますが、鉄は、磁気に強く影響を受ける元素です。

この軸は、24時間周期の概日リズム、さらには睡眠・覚醒サイクルとも密接に関わっています。サンゴから人間まで、ほとんどの生物は、月の磁気と地球自体の磁場の引力に影響されていることが、研究によって明らかになっています。私たちの体内時計は光だけでなく、磁場によって設定され、再設定も可能なのです。

しかし、**生体エネルギー学**では、因果関係はあまりはっきりしていません。**ボディフィールド**と磁極軸が不調和だと、一見、磁気とは関係ないように思える問題が生じることがあると、**NES**の研究でわかっています。たとえば、体が熱をうまく生産、分配できなくなるなど、体温調整に関する問題が起きることがあります。

体外の静磁場、変動磁場の両方が、がんも含めて、健康問題に関係しますが、一般的な科学ではまだ、はっきりとした見解は打ち出されていません。というのも、人間を対象とした疫学研究はまだまだ不確実で、こういう磁場の影響の物理的過程も疑わしいものに見えるからです。高圧電線から生じるものから、地球の周りのフィールドから発せられるものまで、磁場は弱すぎて、体内の分子の化学的結合を切断することはできないし、温めることさえできないと考えられています。

しかし、最近の生化学の研究によって、磁場は、当初考えられていたような無害なものではないと証明されました。2002年のニュー・サイエンティスト誌によると、体内のタンパク質は「それ自体、磁石のように振る舞うことができるので、冷蔵庫のマグネット程度の持続的な外部の磁場によって、タンパク質の向きを同方向に変えることができる」と、生化学者たちが発見したそうです。もし、同じことが、生きた細胞の細胞膜で起きたら、たとえば、イオンの伝達が遅くなって細胞の情報伝達が乱さるなど、たくさんの連鎖反応が起きる可能性があります〈注11-4〉。磁場の健康全般への影響に関して、まだ結論は出ていませんが、**NES**の研究では、理想的な**生体エネルギー的**健康を保つには、**ボディフィールド**と、磁極も含めた地球の**ビッグ・フィールド**を調整することが一番であるとわかっています。

ポラリティ・フィールド

NESにおいて、**ポラリティ**という言葉は、負の電荷を帯びた静電場を指します。肉体はこのフィールドによって満たされています。部分的にではありますが、これは、体の生物学的、エネルギー的活動全般によって形成され、**HBF**の形成や機能に、重要な役目を果たします〈注11‐5〉。**ボディフィールド**、そして肉体も、わずかに負の電荷を帯びたフィールドを好むことが、ピーターの研究でわかっています。正の電荷が強すぎる静電場にさらされると、病気になる可能性が高まります。電磁気**ポラリティ・フィールド**と肉体は主に赤色骨髄の幹細胞を介して結びついていることも、ピーターの研究からわかっています。生物学的に、この結びつきは、健康を保つためにたいへん重要な役割を果たします。というのも、骨髄の幹細胞は、多くの種類の免疫細胞の前駆体であるからです。

ポラリティは、特に旅行によって乱されます。とりわけ飛行機での移動によって乱されるのですが、**NES**で治療する際は、初期段階で**ポラリティ・インフォシューティカル**を用いて、この乱れを修正しなければなりません。**ポラリティ・フィールド**を正しておかないと、**ボディフィールド**の他の部分が変化を拒むからです。**ポラリティ・フィールド**が歪んでいると、**ビッグ・フィールド**も歪んでいることがしばしばなので、**ポラリティ・インフォシューティカル**には、**ビッグ・フィールド調整インフォシューティカル**も含まれています。だから、**NES**のスキャンで、**ビッグ・フィールド**と**ポラリティ**の両方が歪んでいることがわかった場合、**ポラリティ・インフォシューティカル**だけ摂取すればいいのです。

地球や宇宙のフィールドと私たちの健康の関係については、まだまだ調べなければならないことがたくさんあります。この関連性を解明するには、多くの分野の専門家の力が必要でしょう。**NES**は、そのごく一部を調べたにすぎません。**生体エネルギー的**健康を考える際、この関係性はたいへん重要であるにもかかわらず、見過ごされてきました。私たちはこれからも、この見過ごされてきた側面を研究し続けていきます。

NES症例 3

ローザの場合——吐き気

ローザは、ひどい吐き気と嘔吐の発作に、ほぼ5年も苦しんだ後、NESプラクティショナーで自然療法医のジェイソン・シスコウィッツのもとを訪ねました。

それまで何年にもわたってローザを診察してきた医師たちは、数多くの検査を行いましたが、その結果はすべて陰性で、病気の原因を特定することができませんでした。ローザは何種類もの薬を処方されましたが、どれも、たいして効きませんでした。

シスコウィッツのもとで最初のNESスキャンを受けると、**ビッグ・フィールド**と**ED⓬腎臓**が歪んでいることがわかりました。特に、**ED⓬腎臓**の歪みは深刻でした。

ローザは、**ビッグ・フィールド調整インフォシューティカル**と、**ED⓬腎臓・インフォシューティカル**を与えられ、2か月間の治療計画に従いました。次に訪ねてスキャンしたとき、**ビッグ・フィールド**調整はもう歪んでいませんでしたが、**ED⓬腎臓**はまだ深刻に歪んでいました。

ローザは**ED⓬**腎臓・インフォシューティカルの摂取を続け、今度は毎日飲む量を9滴から15滴に増やしました。2か月後に再びスキャンを受けたとき、ローザは、この5年間で初めて、吐き気と嘔吐の発作が80から90パーセント改善したと、幸せそうに報告しました。

12章 ❖ パワーを供給するドライバー

エナジェティック・ドライバー（以下EDまたは**ドライバー**）は、体の主要な臓器から生じるフィールドであり、**ボディフィールド**と肉体のためにパワーを作り出します。NESの理論によれば、臓器の機能と形の両方が、**ドライバー・フィールド**を形作る要因となります。**ボディフィールド**を形成するにはエネルギーが必要ですが、体の腔が非常に効率よくゼロポイント・エネルギーを集めているものと考えられます。

ほぼすべての主要な臓器が〝腔（くう）〟を形成しますし、マイナーな臓器も腔を作ります。腔はだいたいにおいて長円形か管のような形をしていて、中が空洞になっているか、スポンジのような構造をしています。腔はエネルギーを引き寄せて貯蔵するだけでなく、そのエネルギーに同調して共鳴し、静電場を作り上げます。そして、量子電磁力学フィールドにおける情報交換を促進させます。肉体と代謝機能は、炭水化物や糖の回路、クエン酸回路（クレブス回路）といったさまざまなプロセスによってエネルギーが供給されます。しかし**生体エネルギー的**な体は、腔の中、及びその周辺で行われる**エネルギー・情報交換**など、さまざまなプロセスによりエネルギーが供給されます。たとえば、共鳴腔として機能する臓器は、音波（フォノン）を作り、調整、増幅することができます。インドの放浪の苦行者から、正式に修行をしたチベットの僧侶まで、東洋の伝統的神秘家たちは、音と振動を使って、実際に肉体的変化を引き起こします。ヨガ行者のプラーナヤーマという呼吸法や、チベットのトゥモという詠唱と呼吸による修行法は、どちらも体内で熱を生産することが可能です。こういった修行者たちは、体の振動を上昇させることで体熱を発生させ、たとえ、雪が降る中、寒い戸外に座っていたとしても、肩にまいた濡れた毛布を乾かすことができるのです。

西洋の科学では、このような異例の事態をはっきり説明することはできません。体の体温調節は大部分、食べ物のカロリーを熱に変換することで行われます。呼吸や詠唱を行っても、せいぜい血圧が上昇するくらいです。ほんの少量の熱が生じますが（余分な熱を発散するために汗も）、これは体が少し動くことによって生じたものです。

しかし、**生体エネルギー学**なら、このような修行によって熱を生産することができる理由を説明できます。この現象の原因となるメカニズムは、エネルギー的身体、**ボディフィールド**のレベルにあるからです。音楽のヒーリング効果も、代替療法の世界では盛んに宣伝されています。笑いとユーモアから、深呼吸、詠唱とトーニング（「オーム」「オーム・マニ・パドメ・フム」といったマントラや、ある種の音を発声すること）まで、音と振動に関するさまざまなテクニックがたくさんあります。

こういうヒーリングに効果があるのは、〝臓（オーブ）〟を介して量子レベルで音が動くからだと言うこともできます。臓とは、中国伝統医学における臓器、もしくは共鳴腔のことです。

ですから、臓器、微小管など体の腔がそれ自身のフィールドを形成すると考えるのは、行き過ぎた発想の飛躍とは言えないでしょう。**NES**の**ヒューマン・ボディフィールド・モデル（HBFモデル）**によれば、そうなのです。こうしたフィールドは、**ドライバー**と呼ばれます。これは、**ボディフィールド**の燃料タンクです。病気になったかもしれないと思うとき、ほとんどの人はまず疲労感を感じます。つまり「燃料が切れた」と感じているのです。これは、一つかそれ以上の**ドライバー・フィールド**が弱っているのが原因です。

ドライバー理論を築き上げた後、ピーターは、この理論が生物学ともうまくかみ合うことに気づきました。ピーターの研究は、中国伝統医学に負うところが大きいのですが、中国伝統医学の〝臓〟、つまり体の主要な臓器は、肉体にパワーを与えるエネルギーを生産すると同時に、後で使えるよう貯蔵できるということになっています。

しかし、ピーターは、中国伝統医学の伝統的叡智を盲目的に受け入れたわけではありません。自分独自の**マッ**

【図 12 - 1】

16 のドライバー・フィールドは、だいたいの場合、胎児の発育過程に従って、各臓器から生じるが、胎児が誕生するまで完全に機能しないものもある。

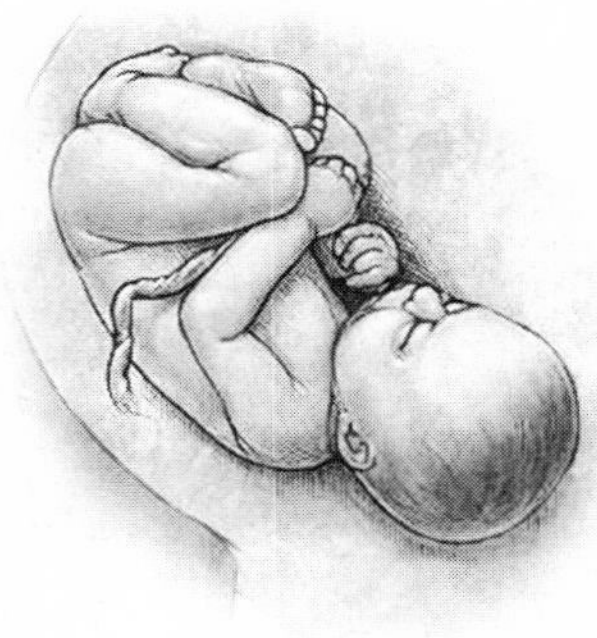

▶ ED ❶**ソース**……ソースエネルギーに関係する主要な生体フィールドである。成長とホメオスタシスの起動力となる。
▶ ED ❷**インプリンター・フィールド**……心臓から全身への情報伝達をサポートする。
▶ ED ❸**細胞・フィールド**……細胞代謝、特に細胞小器官に関係するものと結びつきがある。
▶ ED ❹**神経・フィールド**……ニューロンに流れるイオン波と電荷を調整する。
▶ ED ❺**循環・フィールド**……血液循環の推進を助ける。
▶ ED ❻**心臓・フィールド**……心臓の物理的活動、特に電気伝導や圧力波によって作られる。
▶誕生後、赤ん坊が自力で呼吸をし始めると、**ED ❼肺・フィールド**が活性化される。
▶赤ん坊の成長に伴い、他のドライバー・フィールド（胃、筋肉、皮膚など）も活性化される。

チング実験を行い、**ボディフィールド**が働く仕組みを発見したのです。何十年も実験を重ね、体内に存在する**ドライバー**の数だけでなく、それらの適切な順番も見つけました。つまり、**ドライバー**の**生体エネルギー的**配列には順番があることがわかったのですが、この配列は、胎児の発達過程と一致することもわかりました。それに、体の生存にとって大事な臓器、もしくは臓器系の順番とも、だいたい一致します。こうした一致によって、ピーターの**ボディフィールド**の地図が**生体エネルギー学**と生物学を結びつけるものであることが、さらに裏付けられたのです。【図12-1】

ED・インフォシューティカルには❶から⓰までの番号が振ってあります。これは、体が生き残るために必要な順番に基づいています。**インフォシューティカル**は常に、低い番号から順番通りに摂取しなければなりません。たとえば、**NES**のスキャンを受けたら、**ED⓭免疫**がもっとも歪んでおり、続いて、**ED❸細胞⇩ED❶ソース⇩ED⓮脾臓-網**の順に歪んでいたとします。この場合、プラクティショナーは、最初の治療計画として、もっとも歪んでいる3種のドライバー、すなわち**ED⓭免疫**、**ED❸細胞**、**ED❶ソース**の**インフォシューティカル**だけを摂取するよう勧めます。この中では**ED⓭免疫**がもっともアンバランスなフィールドですが、低い番号のものから順番に摂取することになります。だから、利用者は、まず**ED❶ソース**の**インフォシューティカル**を摂取し、その後、**ED❸細胞**と**ED⓭免疫**の**インフォシューティカル**をとります。一つの**インフォシューティカル**を摂取したら、その度に少なくとも10分（編注：現在は2分）は間隔をあけなくてはなりません。より大きな**ボディフィールド**の中にあるフィールドにとって、生き残るために重要な順番に従えば、癒しのプロセスをサポートし、スピードアップすることができます。

ドライバー・フィールドは、**インテグレーター**と同様、一見、何の関係もないように見えるたくさんの体の部分と、**生体エネルギー的**に結びついています。たとえば、**ED❻心臓**は、肺や血液、循環器系など、心臓に関係する隣接したシステムも含めて、心臓のフィールド全体をカバーするものだと、あなたは想像するかもしれません。しかし、**NES**の**生体エネルギー学**によると、そうではないのです。だから、各**インフォシューティカル**は、特定の**ドライバー・フィールド**とリンクする生理機能にだけ、**生体エネルギー的**に影響を与えるようデザインされています。たとえば、**ED❻心臓・フィールド**は、心臓の特定の組織と構造にだけ**マッチ**します。つまり、**ED❻心臓**は、心臓の外側と、心臓内の電気伝導システムとだけ会話するのです。この電気伝導システムには、たとえば、〝ヒスの束（そく）〟という心臓の神経の集まりがあります。これは心拍を制御するために電気信号を送ります。それとは対照的に、**ED❷インプリンター・フィールド**は、心臓の**生体エネルギー的**機能に関係します。つまり、心臓が体に情報をインプリントする機能と関係しているので、この**ドライバー**は、心臓の内側の構造とリンクしています。

では、これから16の**ドライバー**について、簡単に概説していきます。各**ドライバー・フィールド**が、体のどの部分に話しかけ、どの臓器のシステムにエネルギーを供給し、どんな解剖学的構造や代謝プロセス、生理機能と関連しているのか、といったことも述べていきます。説明の中には、あまりなじみのない生物学的な用語も含まれていますが、**NES**の**生体エネルギー的**健康システムによって、体の生物物理学的側面に関する理解がいかに深まったかを知っていただくために、このような専門的なレベルの説明も加えることにしました。

ドライバー❶ソース

ソースエネルギーとは、すでに説明したようにある種の生命力エネルギー、おそらく量子的なゼロポイント・フィールドのエネルギーであると考えられます。**ボディフィールド**の観点から言うと、この**ソースエネルギー**は、体の腔や微小管によって収集、蓄積され、体内に**ドライバー・フィールド**を作ります。**NES**の理論では、**ED❶ソース**は**生体エネルギー的**に**〈ドライバーのためのドライバー〉**と言えます。なぜなら、**ED❶ソース**は、すべての他の**ドライバー**にエネルギーを供給するからです。だから、**ボディフィールド**の**ドライバー**を修正するときは、まず、**ED❶ソース**の歪みを修正してから、他の**ドライバー・フィールド**のアンバランスに働きかけます。

中国伝統医学では、元氣（ユアンキ）（yuan qi）が生命エネルギーの大海であると考えられており、**NES**モデルにも、その影響が残っています。元氣は、呼吸のエネルギーと、腎臓－副腎の機能から生じます。しかし、**NES**の**ボディフィールド**・モデルでは、**ED❶ソース**は、もっと広い範囲の**生体エネルギー的**、解剖学的、生理学的構造やプロセスに関係しています。たとえば、**ED❶ソース**は、細網内皮系（リンパ節、脾臓、網様結合組織に集まることが多い細胞から成る免疫系の一部）にマッチします。一般的に、これらは、単球やマクロファージのような細胞で、微生物などの侵入者に対して防御します。特に、**ED❶ソース**は、巨核球という大型細胞と強い関連性があります。これは、赤色骨髄のなかで作られる細胞で、血小板を生産します。

生体エネルギー学理論によると、病気が体に根を下ろす前、もしくは、遺伝子の〈スイッチ〉が入って、遺伝子エラーの原因や遺伝病の素因となる前、通常、**ソースエネルギー**に問題が生じます。もし、**ソースエネルギー**が強ければ、体はすべきことをして正しく働き、健康を維持します。だから、病気の症状が出ている場合、**ソー**

スエネルギーが低い可能性があります。

ご存知かもしれませんが、ボランティア被験者を集めて、わざとインフルエンザウイルスのような病原体にさらすという実験があります。被験者のうち、インフルエンザにかかる人もいれば、かからない人もいます。病気にならなかった人たちは強い免疫系を持っているのだと、一般的な医学では説明します。しかし、**生体エネルギー的**に説明すると、この人たちは、**ソースエネルギー**が強かったのだということになります（この人たちの体には、ウイルスが根づく**テレイン**がなかったのだという説明も可能ですが、これに関しては15章で説明します）。このような実験を見れば、ただ病原体や微生物にさらされただけでは病気にならないことがわかります。病原体にさらされたとき、侵入者に対処するのは、体ではないのです。侵入者への対処プロセスは、**ボディフィールド**のレベルで始まります。

ソースエネルギーの蓄えは、長引くストレスや、室内にばかりいること、慢性的な浅い呼吸、栄養不良、毒素にさらされること、などによって不足します。この不足により、体がホメオスタシス（恒常性）を失う可能性が高まるので、そうなると、症状が出てくる可能性もあります。もし、病気になり、それが急性のものから慢性病へと移行すると、**ソースエネルギー**はますます弱まり、体は病気に対処するためのエネルギーの蓄えをますます失います。だから、病気を癒すには、**生体エネルギー的**に実際、病気に関係する部分に対処する前に、**ED❶ソース・フィールド**をまず回復させ、支えてあげることが大事なのです。臓器が**ソースエネルギー**を集めて蓄積できるよう修正すると、体が強化され、自然治癒力を使って、病気により良く対処できるようになります。

ドライバー❷インプリンター

この**ドライバー・フィールド**は、神経系と細胞の間の血流を介した情報伝達において、重要な役割を果たします。先にも説明したとおり、**生体エネルギー的**に言うと、心臓はただのポンプではありません。心臓は、圧力波やフォノン、フォトン、電磁信号を使って情報を血流にインプリントします。そして情報は血液循環によって、全身に素早く届けられます。これは、心臓の情報制御・伝達に関するフィールドです。

ED❷インプリンターはすべての真核細胞に存在し、タンパク質の折り畳みのプロセスに関わっている、小胞体と呼ばれる細胞小器官と、エネルギー的に関係があります。特に、**ED❷インプリンター**は**生体エネルギー的**に、粗面小胞体と滑面小胞体の両方に関係しています。粗面小胞体は、細胞がタンパク質を使う仕組みに関係し、滑面小胞体は脂質を合成し、炭水化物やコレステロールを変換する代謝プロセスに関係があります。滑面小胞体は、カルシウムの取り込みと調節、体が使うグリコーゲンやステロイドなどの利用にも密接に関わっています。

感情は肉体から分離することはできません。だから、肉体に関連したフィールドを修正すると、心理的問題の**生体エネルギー的**側面にも働きかけることができるので、感情面の健康も増進する可能性があります。ピーターの研究によって、心臓は脳や神経系にもつながっていることがわかりました。他の人々や、ハートマスのような機関による研究も、ピーターの発見を裏付けています〈注12-1〉。そうした研究によって、心臓は、第二の脳と言えることや、独自に感情を作り出すこともわかっています。神経心臓学という比較的新しい分野で行われた研究も、この革新的な見方を裏付けています。というのも、心臓の組織の65~75パーセントは、脳細胞とまさしく同じタイプの神経細胞からできていることがわかったのです。この研究によって、心臓には独自の神経系が内在し、カテコールアミンや心房性ナトリウム利尿因子といった神経化学物質を合成、分泌します。神経心臓学の研究者の中には、心臓はこういう神経化学物質を通じて脳や免疫系、松果体、視床、下垂体とコミュニケーションできるし、感情や学習、記憶の中心的機能を果たすことができると考える人たちもいます。

ED❷インプリンター・フィールドは、心臓によるコミュニケーションとリンクしています。心臓は、血液循環を介して信号を体中に伝達するのです。だから、このフィールドは、肉体レベルだけでなく、感情レベルの全体的な幸福感に関係しています。それゆえ、**ED❷インプリンター・インフォシューティカル**は、**〝フィール・グッド・インフォシューティカル〟〝カリスマ・インフォシューティカル〟**などと呼ばれることがあります。

ドライバー❸細胞

ED❸細胞・フィールドは、細胞の呼吸と排出、及び細胞の発電所であるミトコンドリアに関係があります。また、ミトコンドリアによって生産されるアデノシン三リン酸酵素（ATP）にも関係があります。一般的な生物学において、このATPは、細胞にとって、もっとも強力な生体エネルギー源の一つであると考えられています。しかし、ピーターの**マッチング**実験ではミトコンドリアは**ソースエネルギー**にマッチすることが示されたので、体にエネルギーを与える役目があるのかもしれません。それは従来型の生物学ではまだ明らかにされていないものです。彼の**マッチング**実験では、**ED❸細胞**が、血液の凝固プロセスに欠かせないマスト細胞と、アレルギー反応で活性化する分子である免疫グロブリンE（編注：マスト細胞上にあるIgE抗体）と会話するということもわかっています。

もっと一般的なところでは、**ED❸細胞・フィールド**は、熱の生成、酸素と栄養の吸収、細胞の老廃物の排出、細胞の複製などといった細胞の活動を、**生体エネルギー的**に最適化します。こういったプロセスはすべて、情報に頼っています。つまり、細胞が何をいつすべきかを知っているかどうかにかかっていることということです。そして、細胞が酵素やホルモン、さまざまな分子などを作る際は、どのくらい作るべきかを知っていなければなりません。肝臓は、細胞のエネルギー代謝と老廃物の排出の一大工場のようなものなので、**ED❸細胞**は、肝臓の機能にも関係しています。前述したものに加えて、**ED❸細胞**は以下のようなものにも**生体エネルギー的**に関連しています。

▼中心粒（ちゅうしんりゅう）：細胞の中で、生化学的情報を処理します。

▼ゴルジ体：細胞内の構造物で、生物学的レベルにおいて細胞が生産した物質を処理し、**生体エネルギー的**レベルにおいてはフォトンとその情報を処理している可能性があります。

▼腺房中心細胞：膵臓にあります。

▼リンパ芽球やリンパ球：免疫系の細胞です。

▼心筋組織：ミトコンドリアを豊富に含む心臓組織です。

▼膵臓の細胞

▼肝臓のクッパー細胞：古くなった赤血球細胞を分解して再利用します。

細胞が正しく機能していることが全体的な健康の基盤であることは、言うまでもありません。栄養不良から、ウイルスの侵入、環境有害物にさらされることまで、さまざまな要因によって、細胞の機能が弱められることがあります。特に、ダイオキシン、フェンサイクリジン（PCP）、キシレン、電磁放射、重金属といった汚染物質によって、細胞の機能は**生体エネルギー的**レベルで簡単に歪められる可能性があることが、ピーターの**マッチング**実験でわかっています。**ED❸細胞・インフォシューティカル**は、細胞の機能が回復するのを**生体エネルギー的**に助けます。一般的に、体を活発にする効果があるので、寝る前には摂取しないほうがいいです。

ドライバー❹神経

生物物理学的に言って、神経系は特に複雑なシステムです。出生前の発達過程において、胎児の神経系は低周波の音を発していることが、**生体エネルギー学**の研究でわかっています。この音は、胎児の発達過程に欠かせない情報をインプリントしているものと思われます。胎児の発達過程が完成間近となり、赤ちゃんの誕生直後には、その神経系は電気化学的信号に大きく依存するようになり、それはさまざまな種類の脳波（アルファ波、ベータ波、シータ波、デルタ波）を生成します。このED・**フィールド**は、**生体エネルギー的**に特に強く低周波の脳波と結びついています。

神経系にはさまざまな**エネルギーフィールド**がありますが、それらは1日を通して常に変動しており、特に睡眠中には、活動レベルが低下します。たとえば、睡眠中の脳波であるデルタ波は、特に低振幅です。しかし、現代に生きる私たちは、電灯のおかげで夜も昼のように生活することができるようになり、テレビやコンピューターなどメディアによって絶え間なく刺激を受けるライフスタイルを好んでいます。私たちの自然なリズムは常に乱され、心と体が過剰な刺激を受けているので、概日性リズムも影響を受け、深刻な健康問題を引き起こしかねないケースもしばしばです。神経系が絶え間なく酷使されていると、さまざまな影響が出ます。たとえば、不眠症になったり、不安障害や注意欠陥障害のような人格障害が起きたり、免疫が低下して風邪やインフルエンザはもちろん、もっと深刻な病原体や微生物、毒素への抵抗力が落ちたりします。

ED❹神経・インフォシューティカルはこういう神経系の問題に働きかけ、システムとしての統合性を取り戻すのを助けます。この**インフォシューティカル**は、樹状突起、神経細胞、神経軸索、神経周膜とエネルギー的に結びついています。神経周膜とは、結合組織でできた鞘のようなもので、神経線維の束を囲んでいます。細胞の成熟という観点から言うと、このフィールドは、胎児の神経細胞である神経芽細胞と強く関係しています。意外なことに、ピーターの**マッチング**実験では、**ED❹神経・フィールド**と、シナプスのような脳の構造物の間に強い関係性は見られませんでした。それはおそらく、**NES**のシステムは電気化学的レベルではなく、情報レベルで作用するものだからでしょう。

生体エネルギー的に言って、**ED❹神経・フィールド**は、特定の汚染物質や化学物質に敏感に反応するものと考えられます。たとえば、ブタノール、炭化水素の溶剤、一般的な有機リン酸殺虫剤であるクロルピリホス、神経毒性を持った溶剤であるヘプタンなどが挙げられます。ジフテリアや狂犬病、破傷風のワクチンにも**生体**

エネルギー的つながりがあります。

生体エネルギー的な視点から見れば、神経系がほとんどの病気の根本にあると言っても、そう驚くべきことではありません。というのも、私たちの神経系はしばしば酷使されているために、もっとも重要な情報ネットワークであるこの神経系がかき乱されて、部分的に崩壊してしまうこともあるからです。**ED❹神経・フィールド**が弱まると、肉体的・感情的健康の核心に関わる情報も影響を受けます。それゆえ、その影響は全身に及ぶ傾向があり、私たちの全体的な幸福感にも影響する可能性があります。

神経はたいていの場合、保護的な細胞や組織によっておおわれているので、神経系をエネルギー的に解毒するのは、特に難しいと言えます。**ED❹神経**から始めることはできますが、最善の修正効果を得るには、**インテグレーター・インフォシューティカル**の摂取が必要となるかもしれません。**インテグレーター**は、先に述べたとおり、**ボディフィールド**の中の特定の**生体エネルギー的**情報を統制する経路であり、その多くが神経系に関係しています。たとえば、**E−❶感覚神経／大腸経、E−❸粘膜／小腸経、E−❹神経伝達物質／心経、E−❽微生物／肝経、E−❿循環／心包経**があります。これらの**インテグレーター**は、**ED❸細胞**とともに働き、**神経系フィールド**を**生体エネルギー的**にサポートします。

ドライバー❺循環

その名が示す通り、この**ドライバー**は**生体エネルギー的**レベルにおいて、血液循環を取り扱います。この**ドライバー**は、**ED❻心臓**の前に来ますが、**ED❷インプリンター**の後に来ます。それは、**NES**では、心臓は主要なポンプではなく、情報のインプリンターだからです。血液循環においては、動脈自体が重要な役割を果たしている可能性があります。血液は動脈の中をらせん状に流れているため、自力である程度、前に進めるものと思われるからです。ヘモグロビンの中の鉄分から生じる磁気が、この推進力の元である可能性があります。

発育中の胎児の心臓は、血液が押し出される前から、鼓動し始めます。しかし、循環系が効率的で正確な情報伝達を行うため、最高に機能するのは、赤ちゃんが誕生し、自律的な存在になった後のことです。だから、**ED❺循環**と**❻心臓**の両方が同じくらい歪んでいるとスキャンでわかった場合（両方が同じ色、たとえば、深刻な歪みを示す紫で示された場合）、**ED❺循環**のほうが治療計画の順番の先に来るので、通常、まずそちらを最初に修正します。

ED❺循環・フィールドは、**生体エネルギー的**に、形質芽球に関係します。形質芽球とは、血液の中の形質細胞の前駆体です。このフィールドの活動によって、血液全体の健康が促進されます。特に、赤血球細胞に対して、**生体エネルギー的**に影響を与えることによって、健康が増進します。なぜなら、このフィールドは、細胞レベルの酸素輸送プロセスや、細胞の老廃物の排出、細胞の栄養、ホルモンの生産に密接に関係があるからです。

ドライバー❻心臓

ED❷インプリンターは心臓の内側と、情報をインプリントするプロセスに関係がありますが、**ED❻心臓・フィールド**は**生体エネルギー的**に、心臓の外側の構造と、心臓の一般的機能、特に、電気化学的伝導システムに関係があります。心臓が孤立して機能しているわけではないのは当然のことですが、一般的に考えられているよりも、心臓ははるかに多くのものと関連し合って機能しています。中国伝統医学やNESの研究によって、心臓は肺、神経系、胃と、**エネルギー・情報レベル**で密接に関連していることがわかっています。心臓は胸腔内の主要な臓器なので、腹腔内の主要な臓器である胃とは、強い**生体エネルギー的**つながりがあるのです。だから、胃の全フィールドにエラーがあると、心臓のフィールドにも二次的なエラーが生じる可能性があります。

ED❻心臓・フィールドは、心臓の化学的、電気的活動と、肺で血液に酸素が与えられるプロセスによって生成されます。しかし、**ED❻心臓・フィールド**の活動も、体の他のシステムのほとんどに影響を与えます。

なぜなら、このフィールドは、**ビッグ・ボディフィールド**の三つの面が交わる点にあり、地球の**ビッグ・フィールド**の三つの軸(垂直軸、赤道軸、磁極軸)と関係しているからです。また、このフィールドは、中脳と特に強い結びつきがあるので、視力や聴力など、知覚プロセスとも強く結びついています。細胞レベルでは、このフィールドは、免疫系の血小板、リンパ球、単球と**生体エネルギー的**に**マッチ**します。**ED❻心臓**は、言語能力とも関係があるので、スキャンで**ED❻心臓・インフォシューティカル**が必要と出て、摂取した場合、言語能力の増大や、意志決定能力のような知的能力が増大する可能性があります。全体的な精神の統合をもたらす効果もあり、自己意識の確立や、意識の明晰さなど、より漠然とした心の側面を**生体エネルギー的**に向上させる可能性もあります。

ED❻心臓・フィールドは、心臓のウイルス感染によって簡単に弱められることが、**NES**の研究によってわかっています。このフィールドは、胃のフィールドと**生体エネルギー的**に結びついていますが、胃は、多くの毒素や病原体が体に入ってくるポイントなので、この結びつきにより、**ED❻心臓・フィールド**は特別にウイルス感染に弱いのです。ストレスや、感情的または肉体的なショック、特定の汚染物質なども、**ED❻心臓・フィールド**を弱めます。汚染物質としては特に、カーペットに裏打ちされたゴムやカーペットから発せられる臭いに含まれる4－フェニルシクロヘキセン、ジオキサン(工業溶剤)、麻疹・おたふく風邪・風疹のワクチンなどが挙げられます。

ドライバー❼肺

ED❼肺・フィールドは、その名が示す通り、肺のシステムに関係しています。しかし、この**生体エネルギー的**フィールドは、肺が実際に酸素を取り込む機能によって生成されるだけでなく、肺が伸縮することで生じる振動やフォノン、圧力波によっても生成されます。肺は、喉頭を介して音も作りますが、この音自体も、特定のエネルギーの流れを体内に作り出します。

ED❼肺・インフォシューティカルは、このフィールドから流れるすべてのエネルギーを強めるためのものです。また、健康な代謝機能に欠かせない酸素のさまざまな同位体——たとえば、肺の中の小さな腔である細気管支を通って肺胞でガス交換する際に生じるものなど——を**生体エネルギー的**に再活性化したりもします。病原体や毒素の多くは、肺を通して体内に入り、酸素不足の状態において増殖することが多いので、**❼肺・インフォシューティカル**は、このフィールドが効率的に働き、酸素を十分に取り込めるようにすることで、体を**生体エネルギー的**に助けます。

ED❼肺・フィールドは精神の明瞭さとも、**生体エネルギー的**に関係しています。肺に蓄積した半金属(編注：メタロイド。元素の分類において金属と非金属の中間の性質を示す物質のこと。一般的にはホウ素、ケイ素、ゲルマニウム、ヒ素、アンチモン、テルルの6元素が半金属とされる）の毒素は、**生体エネルギー的**レベルで、脳の前頭葉に影響を与える可能性があるので、**ED❼肺・フィールド**が弱まると、脳のその領域が正しく機能しなくなるかもしれません。また、**ED❼肺・フィールド**は、子供の高次精神機能や、大人の超常的な意識状態と強く関係していますが、この後者のほうは、目新しい発見ではありません。極東地域やヒマラヤ地方などで特に顕著ですが、時を超えて世界中の文化で、呼吸とトーニング技術を使ったヒーリングの方法が開発され、精神的・霊的成長や癒しを促進してきました。

生体エネルギー的レベルにおいて、**ED❼肺・フィールド**を特に弱める可能性がある毒素として、ブタノールやアスベストを挙げることができます。インフルエンザ、ポリオ、黄熱病、結核（ＢＣＧ）のワクチンも、**生体エネルギー的**に、**ED❼肺・フィールド**を弱める可能性があります。**ED❼肺・インフォシューティカル**は、特に赤芽球(せきがきゅう)とのエネルギー的リンクを通じて、このフィールドの機能回復を助けます。赤芽球とは、赤色骨髄の中にある細胞で、ヘモグロビンを合成します。

ドライバー❽胃

ED❽胃・フィールドは、胃や腸など、消化管の主要な臓器によって作られます。しかし、このフィールドを生成する主要な**生体エネルギー的**メカニズムは、消化器系の無数の活動によって引き起こされる電子の伝達です。**NES**の理論では、胃や腸壁が脂肪やミネラル、タンパク質、炭水化物を絶え間なく代謝、処理することによって、〝磁気の紙吹雪〟とでも呼ぶべき**エネルギーフィールド**が作られます。これは、結合の形成や切断、あるいはその他の生化学的プロセスの際に残された、とても小さな磁気エネルギーです。しかし、農薬や肥料といった化学物質で汚染された食物をとることで、膨大な量の毒素がこれらの臓器に蓄積されると、このフィールドが生体エネルギー的に深刻なダメージを受けることがあります。過度に加工された食品や、人工的に作られた合成食品をとりすぎると、さらにシステムが弱まる恐れがあります。

中国伝統医学では、このフィールドは**生体エネルギー的**に肺、心臓、筋肉とつながっているとされていますが、これは**NES**の研究でも立証されています。食事と栄養は一般的に筋肉の機能に影響を与えるものなので、筋肉とは特に深く結びついています。血糖値やアミノ酸レベルは、栄養の質と結びついていますが、こういったものが筋肉のタンパク質に信号を送ります。体がタンパク質、炭水化物、ミネラルを代謝する際、筋肉は、それらの物質を供給するための貯蔵庫として働きます。心臓は筋肉繊維からできているので、糖尿病などで、血糖をうまくコントロールできないと、心臓の筋肉に影響が出る可能性があります。後で説明しますが、**ED❾筋肉・フィールド**自体は、心臓と〝会話〟したり、**マッチ**したりしません。グリコーゲンは血糖の代謝に関わる要素ですが、肝臓と腎臓の組織にも働きかけます。ですから、筋肉は運動という点からのみとらえられがちですが、じつは代謝に深く関係しているのです。

ED❽胃と**生体エネルギー的**に関係がある細胞としては、顆粒細胞を挙げることができます。これは、ウイルス粒子や細菌など、外部からの侵入者に対して防御する白血球です。**生体エネルギー的**に言って、**ED❽胃・**

フィールドは脳、特に前頭前野と関係があります。また、血糖との物理的なつながりにより、精神機能とも関係があります。中国伝統医学における胃経と、**NESの胃のインテグレーターのルート**は、枝分かれして、前頭前野を横切ります。だから、**ED❽胃・フィールド**は、脳の高次の機能、特に知性や学習機能とエネルギー的につながっているのです。対症療法において、アルツハイマー病と関連付けられている身体的症状とも、**生体エネルギー的**につながっている可能性があります。しかし、**生体エネルギー学**においては、たいていの場合そうですが、多くのシステムが集まって、複雑な情報のネットワークを作っています。そして、こうしたネットワークのほとんどは、脳で統合されます。たとえば、**ED❽胃**は前頭前野につながり、**ED❽腎臓ドライバー**は脳の組織全体につながり、**ED❻心臓**は中脳につながります。それゆえ、アルツハイマー病のような病気と関係しているかもしれないこのフィールドを、**生体エネルギー的**に修正しようとする場合、何層にも重なったアプローチが必要となります。そのため、**NES**では症状を治療し、病名を診断しようとするのではなく、**ボディフィールド**に、どこが一番修正を必要としているか、どこが修正の準備ができているか尋ねるのです。

　すでに述べたとおり、胃は外側の世界と内側が交わる主要なポイントなので、深刻な汚染を受ける可能性があります。ホメオパシーでは、胃にカドミウム塩が蓄積されると、ずっと言われてきました。**NES**の**マッチング**実験でも、このことが**生体エネルギー的**に立証されました。胃の中にカドミウムが物理的に発見されなくても、体の他の部分にそれがあれば、**ED❽胃・フィールド**に特にエネルギー的な影響が及ぶと考えられるのです。鉛が大腸と特別な親和性を持つことも、**NES**の研究でわかっています。これは、**❽胃・フィールド**にとって、強力な障害となり得ます。他にも、防カビ剤、電磁放射、重金属(特にヒ素、鉛、アンチモン、カドミウム)、A型とB型の肝炎ワクチンなどが、**ED❽胃・フィールド**に特別な悪影響を及ぼします。

　ED⓬腎臓・フィールドは**ED❽胃・フィールド**と密接な関わりがあるので、**ED❽胃・フィールド**を修正するのが困難だとわかった場合、裏口に回って**ED⓬腎臓・フィールド**に働きかけることができます。**ED⓬腎臓・フィールド**や**ED⓯膵臓・フィールド**を調整すると、**ED❽胃**が始動することがあるのです。

ドライバー⑨筋肉

このドライバー・フィールドは、横紋筋もしくは骨格筋の伸縮と、筋肉の運動に関わる化学反応によって作られます。しかし、先にも述べたとおり、これは心筋とは違う種類の組織なので、関連性がありません。**ＥＤ⑨筋肉・フィールド**は、筋肉が効率的に機能するよう、**生体エネルギー的**にサポートします。そして、筋肉の代謝による老廃物の排出、筋肉の成長と修復、筋肉のカルシウム・マグネシウム利用制御なども助けます。筋肉は、鉛など、汚染物質の貯蔵庫となる可能性もあるので、体がこういった物質を排出し、処理することができない場合、**ＥＤ⑨筋肉・フィールド**が解毒プロセスを**生体エネルギー的**に助けることが多いのです。細胞レベルでは、**ＥＤ⑨筋肉**は単球と特につながりがあります。この細胞にはいろいろな役目がありますが、死んだ細胞を体から、特に感染が起こった場所から取り除いたりします。

生体エネルギー的に言うと、筋肉には肉体的・感情的ショックがインプリントされ、保持されます。子供時代のトラウマや心理的な傷、交通事故のような深刻な肉体的危害を、ある種の筋肉の記憶として保持するのです〈注12-2〉。筋膜結合組織の深部や筋肉のネットワークは、こういうインプリントを生涯にわたって持ち続けることができます。ロルフィングや筋膜を解放するような深部組織マッサージ技術の多くは、筋肉に物理的に蓄積された感情を解放するのを助けます。**ＥＤ⑨筋肉・フィールド**も、こういうインプリントを保持しているので、**ＥＤ⑨筋肉・インフォシューティカル**を使って、**ボディフィールド**がこういうインプリントを**生体エネルギー的**に処理し、物理的な筋肉組織から解放するのを手助けすることができます。

先に述べたとおり、**生体エネルギー的**な病気の治療法は、対症療法のアプローチとはたいへん異なっています。ゆえに、筋肉の病気を扱うときも、症状や生化学的組成に基づいて処理することはありません。そうではなくて、**ボディフィールド**がもっとも弱っていると判断したものに働きかけるのです。このやり方は、従来型の生理学や解剖学から見たら、理解しがたいものでしょう。たとえば、変形性関節症は現代社会に蔓延する病気ですが、その原因の一つに、腱、特に関節の周りに蓄積されたカルシウムが挙げられます。しかし、この病気に**生体エネルギー的**にアプローチする場合、筋肉や関節に直接、働きかけることはしません。その代わり、体のこの部分に影響を与える情報ネットワークに働きかけます。ですから、関節炎の場合、**E-❽微生物／肝経・インフォシューティカル**を摂取して肝臓の機能に働きかけたり、**E-❷心臓／肺経・インフォシューティカル**を摂取して、酸素の取り込み機能に働きかけたりする場合があります。こういう選択肢は可能性に過ぎず、ある特定のケースにおいて、どの**インテグレーター**や**ドライバー・フィールド**が最初に修正、強化されるかは、**NES**のスキャンをしないとわかりません。

ドライバー⓾皮膚

ED⓾皮膚・フィールドは、実際の皮膚の層の中で動く素粒子や分子によって、特に呼吸を介して作られます。皮膚は、肉体の最大の臓器なので、**ED⓾皮膚・フィールド**が**生体エネルギー的**に弱まると、肉体の健康に深刻な影響が及ぶ可能性があります。このフィールドが弱まるのには多くの原因がありますが、特に、殺菌剤、防カビ剤、殺虫剤、農薬などの環境有害物によって弱められます。

最大の臓器である皮膚にはさまざまな機能がありますが、体液のバランスを維持したり、体温調節を助けたり、ミネラルのバランスを維持したり、電離放射線から体を守ったり、解毒を助けたりします。そしてもちろん、皮膚は、最前線で体を防御します。体と外界の間のバリアを提供しているのです。皮膚は、毒素や微生物、ウイルス、紫外線、その他の放射線、化学的・物理的脅威などから、私たちを守っています。臓器としての皮膚は、活発に代謝を行っています。たとえば、皮膚は、ビタミンDの吸収に、一役買っています。また、皮膚は主要な感覚器官でもあり、私たちと外界をつないでいるので、地球の**ビッグ・フィールド**とも**生体エネルギー的**に強いつながりがあります。

また、皮膚は意識的、もしくは無意識的な感情に即座に反応します。色が変わったり（顔の赤面）、質感が変わったり（鳥肌）と、考えや感情、知覚に応じて変化するので、神経系情報ネットワークの一部とも言えます。皮膚は、筋肉や結合組織、筋膜など、皮膚のすぐ下にあるものの活動とも関係しています。血液や体温の管理など、皮膚には非常に幅広い統制機能があるので、このフィールドは**ED❼肺・フィールド**にも結び付いています。ですから、**ED❿皮膚・インフォシューティカル**を使うと、**ED❼肺・フィールド**にもいい影響が及ぶことがあります。この皮膚と肺の関係性は、中国伝統医学でも認められています。

しかし最終的に、皮膚は上皮細胞からできているので、粘膜、特に腸や肺など大きな臓器の粘膜と強い関係性があります。実際、ピーターも、このフィールドを**ED❿皮膚**と呼ぶのは少し語弊があると言っています。なぜなら、このフィールドの主要な**生体エネルギー的**影響は皮膚自体ではなく、粘膜一般に及ぶからです。

ED❿皮膚・インフォシューティカルは、免疫系、毒素の排出、代謝の統制、酸素処理など、皮膚の問題の根本にあるプロセスを、**生体エネルギー的**にサポートするものです。これは、実際のところ、皮膚よりも粘膜に関係していると言えるでしょう。皮膚の炎症としてあらわれる問題の原因はもっと深いところにあるのです。たとえば、**ED❿皮膚・インフォシューティカル**はアレルギー性の皮膚トラブルに**生体エネルギー的**に働きかけることがありますが、これは体に必要な情報を扱うことでアレルギーの根本原因に働きかけているのであって、皮膚の特定の場所の炎症を直接、和らげているのではないのです。自己免疫疾患から来る皮膚トラブルの場合も、同じことが当てはまります。**NES**は、弱まった免疫系に関係する**ボディフィールド**の問題に働きかけて、根本原因を取り除き、その結果、皮膚の症状もよくなる可能性があります。

直接的にせよ間接的にせよ、皮膚や粘膜は通常、すべての**インテグレーター**を介して、**生体エネルギー的**にネットワーク化されています。**インテグレーター**は、鍼治療の経絡に似ており、相互につながり合う情報のチャネルを体中に張り巡らせ、対症療法の基準では解剖学的にも代謝的にも無関係な臓器やプロセスを関連付けます。このため、**ED❿皮膚・インフォシューティカル**は、治療計画において、一つかそれ以上の**インテグレーター**と組み合わされることがよくあります。

たとえば、**生体エネルギー的**視点から言うと、主に顔に出る皮膚の症状には、**ED⑩皮膚・インフォシューティカル**と同時に**インテグレーター（EI）❶感覚神経／大腸経・インフォシューティカル**を使用することがあります。胴体に出る皮膚の症状には、**EI❷心臓／肺経・インフォシューティカル**を、手には**EI❽微生物／肝経・インフォシューティカル**を併せて使用することがあります。要するに、**生体エネルギー的**に言うと、皮膚の症状の根本原因が皮膚そのものにあるのはまれなのです。ですから、たとえ皮膚の問題に悩んでいても、**NES**のスキャンでは、**ED⑩皮膚**に歪みが見られない可能性もあります。その代わり、まったく無関係に見える根本原因が提示されたりするのです。

ドライバー⓫肝臓

ED⓫肝臓・フィールドは、肝臓の化学的活動と肝臓の細胞の活動によって生み出され、肝細胞やその機能と直接、**生体エネルギー的**なつながりがあります。

肝臓は皮膚の次に大きな臓器で、体にとってもっとも重大な生化学的プロセスのいくつかが行われる場所です。タンパク質や脂肪、ミネラル、ビタミンなどの代謝が行われる主要な場所でもあります。

肝臓は、体が通常の代謝プロセスによって生産する老廃物も処理します。つまり、胆汁、ホルモン、酵素などを生産したり、生産を助けたりするのです。そして、脂肪や炭水化物を処理、貯蔵したりもします。また、肝臓は体内の主要な解毒器官でもありますが、現代に生きる私たちは、高度に加工された食品を摂取し、農薬など、多くの脅威に絶え間なくさらされているので、膨大な量の化学物質によって肝臓が酷使されることがあります。肝臓が**生体エネルギー的**に衰えると、深刻な影響が及びかねません。というのも、肝臓は濾過機能に関与しており、これは免疫系に直接影響を与えるからです。さらに、血液凝固や、体の酸性－アルカリ性バランス（pHレベル）の制御、血糖の管理など、体にとって重要な生理・代謝機能において、主要な役割を果たします。

細胞レベルでは、**ED⓫肝臓・フィールド**は、血液の再生を助ける網状赤血球や、血液凝固因子の前駆体プロトロンビンと、**生体エネルギー的**に結びついています。このフィールドは、ベータ細胞のような膵臓の細胞とも結びついていますが、それは、膵臓は**生体エネルギー的**に、肝臓の仲間だと考えられているからです。**ED⓫肝臓・インフォシューティカル**は、リンパ細胞全般にも影響を与えます。

NESにおいて、弱った**ED⓫肝臓・フィールド**のバランスを**生体エネルギー的**に回復させるときは、細心の注意を払います。というのは、このフィールドは、体のホメオスタシスに欠かせないもので、強力な解毒機能も持っているからです。そのため、クライアントが**NES**を初めて使うとき、**ED⓫肝臓・インフォシューティカル**が出されることはまずほとんどありません。

一般的なルールとして、**ED⓫肝臓・フィールド**は、**ED⓯膵臓**、**ED❸細胞**、**ED⓰骨・フィールド**によってサポートされます。**NES**スキャンによって、**ED⓫肝臓・フィールド**に働きかける前に最初にどのフィールドを扱うのが最善か知ることができます。

ED⓫肝臓・フィールドは、ジオパシック・ストレスとも密接な関わりがあります。ゆえに、**ビッグ・フィールド**が歪んでいると**ED⓫肝臓**も歪んでいる可能性が高いです。**ビッグ・フィールド**を調整すると、**ED⓫肝臓**の歪みも修正される可能性があります。

NESの最新の研究によって、弱った**ED⓫肝臓・フィールド**は――とりわけ肝細胞機能が関係している場合には――電磁波汚染と**生体エネルギー的**な関連があることもわかりました。私たちは、この汚染を〝**eスモッグ**＊〟と呼んでいます。

ドライバー⓬腎臓

ED⓬腎臓・フィールドは、腎臓の化学的活動や、腎臓の細胞の活動によって生成されます。中国伝統医学では、腎臓は〝精〟を蓄える場所です。精とは体質的なエネルギーで、元氣（ユアンキ）や神（じん）とともに、三つの主要な生命力エネルギーを成しています。これは、私たちの本質、特に肉体的な本質をあらわすので、健やかな成長発達をもたらします。また、腎臓は何百万もの微小管からできており、これが**ソースエネルギー**を集めるので、**ED❶ソース**とも類似性があります。中国伝統医学では、腎臓は脳や感情と関係があると説明されていますが、こういった腎臓の**生体エネルギー的**機能の多くは、**NES**においては、**ED⓬腎臓・フィールド**ではなく、**EI❻腎臓／腎経**の経路が広がる情報ネットワーク内にあります。

興味深いことに、**ED⓬腎臓**は細胞の本質である核に、密接に結びついています。**ED⓬腎臓**は、ある意味〝**細胞核ドライバー**〟であると言ってもよいと、ピーターは考えています。また、**生体エネルギー的**レベルにおいて、**ED⓬腎臓・フィールド**は脳細胞の**エネルギーフィールド**にも似ています。ですから、**NES**のスキャンで**ED⓬腎臓**が浮かび上がってきた場合、歪みの根本原因は腎臓とはまったく関係ないところにあるかもしれません。

もちろん、この**ドライバー**は、腎臓自体、特に腎臓の濾過機能と**生体エネルギー的**に結びついています。腎臓は、血液から老廃物を濾過し、尿を生産し、電解質と体液のバランスを監視・維持し、血圧の管理や血球の生産を助けたりする主要な臓器です。腎臓は**生体エネルギー的**に、リンパ球や単球と関連していますが、どちらも、侵入者を防御します。**ED⓬腎臓・インフォシューティカル**は、このフィールドに適切なエネルギーを供給し、物理的な腎臓と、それに**生体エネルギー的**に関連するシステムや細胞のすべてが最適に働けるよう手助けします。

ドライバー⑬免疫

免疫系の一面は、見つけて破壊するシステムで、病原体や毒素のような外部からの絶え間ない攻撃や、欠陥細胞の増殖のような細胞・代謝異常からあなたを守っています。**生体エネルギー的**に言って、**ED⑬免疫・フィールド**は、**ED⑭脾臓-網**に属する白血球やウイルス抗体によってもたらされる免疫よりも、赤血球細胞、特に、形質芽球や白芽細胞など、骨髄の中で作られる芽細胞と密接に関連しています。強力な免疫機能を持つ脾臓とも**生体エネルギー的**に関係があります。**ED⑬免疫・フィールド**にパワーを与えると、数日からひと月ほど時間がかかることがありますが、形質芽球や白芽細胞など、免疫系細胞の生産を促すことができます。というのは、こういう細胞が免疫系システムで活発に働くようになるには、ある程度の発達期間が必要だからです。

ED⑬免疫・インフォシューティカルは、**ED⑦肺・インフォシューティカル**との相性がよく、特に**生体エネルギー的**に呼吸器の感染症に対処し、一般的に免疫系を強化し毒素のフィールド効果を改善します。**ED③細胞**と**ED⑫ショック／脾経・インフォシューティカル**も、**ED⑬免疫・インフォシューティカル**とよく連携します。**ED③細胞**と**ED⑬免疫・インフォシューティカル**はお互いを強力にサポートするのです。

生体エネルギー的な視点から見ると、特に、通常、骨や筋肉には有害な重金属が蓄積されているため、免疫の問題は、骨髄フィールドの歪みに端を発することがしばしばです。ですから、**ED⑧胃・フィールド**はある意味、体内汚染を防ぐ門番と言えるため、**ED⑬免疫・インフォシューティカル**は、**ED⑧胃・インフォシューティカル**とも組み合されます。このエネルギー・チャネルとしての振る舞いは、水銀、カドミウム、鉛などを蓄積させる可能性がある脚の長骨(編注：大腿骨など)を通過します。

ドライバー⑭脾臓-網

ED⑭脾臓－網・フィールドは、脾臓の赤脾髄と白脾髄、網と**生体エネルギー的**に結び付いています。網とは、腹部の中を覆っている腸間膜のシートの一種です。このフィールドは、胸腺のすべての部分ともつながっています。実際、この**ドライバー・フィールド**はもともと〈**胸腺ドライバー**〉と呼ばれていました。しかし、2007年の初め、ピーターの研究によって、脾臓と網との強い関連性が明らかになったので、この**ドライバー・インフォシューティカル**は再定義され、**ドライバー・フィールド**の名前も変更され、**生体エネルギー的**な関係性も拡張したのでした。

臓器としての脾臓には、三つの機能があります。老化した赤血球の破壊、血液の統制、そして一番重要なのは、抗体を作るリンパ球と形質細胞の生産です。網にも免疫機能がありますが、これは腹膜腔を対象としており、腹膜炎のような問題が起きたときに、もっとも活発になります。網は、腹腔に白血球を提供しますが、これは非常にダイナミックな組織なので、必要とあらば、腹腔の汚染された領域を囲い込むために、コラーゲンを生成したりもします。

中国伝統医学では、脾臓と肺の間にエネルギーと情報のつながりがあります。しかし、**NES**の研究によって、脾臓は胸腺ともつながりがあることがわかりました。胸腺とは免疫系の臓器で、胸の真ん中あたりにあります。**生体エネルギー的**に見ると、ウイルスの脅威に対する長期的な免疫は、胸腺が担当しています。また、アレルギーの対処にも重要な役割をはたしているものと思われます。非常に興味深いことに、**ED⑭脾臓－網**は、以下のような、腹膜腔と肺に感染し得る多様な細菌と強固な結びつきがあります。百日咳菌、インフルエンザ菌（胸部感染の原因）、クレブシエラ菌（肺炎を引き起こす種類のものがある）、モラクセラ・カタラーリス（上部呼吸器感染の原因）。通常、クレブシエラ菌は、消化管や腹膜腔内にいるときは無害なのですが、胸腔では危険なものとなり、肺の組織を破壊する恐れがあります。

それゆえ、**ED⑭脾臓－網・インフォシューティカル**は、免疫防御機能に働きかける際に役立ちます。特に、腹腔や肺に問題の影響が及んでいるとき、有効です。この**インフォシューティカル**は、**EI⑧微生物／肝経・イ**

ンフォシューティカルと組み合わされます。この**インテグレーター**が低周波の電磁波と**生体エネルギー的**に関係があるからです。このような**eスモッグ**に過度にさらされると、免疫系が**生体エネルギー的**に弱まる可能性があります。**eスモッグ**の場合、**ED⑪肝臓**と**ES❶リンパ系免疫と放射能全般**も有効です。**NES**スキャンを行うことによって、**ボディフィールド**の中で修正が必要な箇所を知ることができます。

ED⑭脾臓－網には、多数の**生体エネルギー的**つながり、特に胸腺とのつながりがあるので重要です。**ED⑬免疫**は、骨髄での細胞の生産に関係があるので、細胞性免疫全般に焦点が当てられます。しかし、**ED⑭脾臓－網**は、胸腺とのつながりを通じて、抗体や白血球細胞全般と関係しています。長期的な免疫との関連性がより強いのです。対症療法では、胸腺はごく最近まで未知の臓器でした。１９６０年代半ばになってやっと、いろいろなことがわかってきたのです。それまで何十年も、胸腺は痕跡器官に過ぎず、体内での役目はなく、有害なものにもなり得ると考えられてきました。私たちが年を取るにつれて、胸腺は委縮していき、それとともに免疫系が形成され、成熟していくので、胸腺の機能は幼少期にのみ重要なのだと研究者たちは考えていました。しかし、今では、胸腺は、長期的な免疫統制において重要な役割を果たしている可能性があるという研究が盛んに行われています。特に、チモシン、チモポエチン、血清胸腺因子などを通じて働いているものと思われます。

生体エネルギー的に言うと、**ED⑭脾臓－網**は、胸腺のエネルギーと情報の経路を通じて、特定の免疫細胞と密接に結びついています。その中には、Ｔリンパ球、ヘルパーＴ細胞、サプレッサーＴ細胞、ナチュラルキラー細胞が含まれます。また、このフィールドは、カビや寄生生物、アレルギー反応に対する体の**生体エネルギー的**抵抗力をサポートし、自己免疫疾患を全般的に防ぐのも助けます。

ドライバー⑮膵臓

ED⑮膵臓・フィールドは膵臓の細胞の活動によって生まれます。これは**生体エネルギー的**に、迷走神経と結びついており、細胞レベルでは、脾臓のリンパ球とも結びついています。さらに、炭水化物、タンパク質、脂肪の消化酵素の生産と関係があります。内分泌機能に関しては、グリコーゲンとインシュリンの生産に関与しているランゲルハンス島と関係があります。**ED⑮膵臓・フィールド**は、血糖統制全般にも関係があります。

膵臓は、**生体エネルギー的**に、肝臓と密接に関係しており、**E-④神経伝達物質／心経**や、**E-⑫ショック／脾経**とも密接に関係します。ここでも、迷走神経が**生体エネルギー的**に重要な役割を果たしています

ドライバー⑯骨

ED⑯骨・フィールドは骨単位（こったんい）(オステオン)の圧縮によって生成され、骨の形成、筋肉の収縮、ホルモンの分泌、血液凝固、化学ではなくエネルギー的なレベルの細胞間コミュニケーションといった、あらゆる形態のカルシウム代謝に**生体エネルギー的**な影響を及ぼします。それゆえ、**ED⑯骨・インフォシューティカル**は、動脈や臓器へのカルシウムの沈着(胆石など)のようなカルシウムに関連した病気のフィールドの修正を助けます。カルシウム代謝は、体内の何万ものプロセスに関係しているので、**生体エネルギー的**に見ると、膨大な健康問題に関係している可能性がありますが、その仕組みは、対症療法ではまだ特定できません。

ED⑯骨・インフォシューティカルは、腎臓、肝臓、膵臓に関連した情報を含んでいます。なぜなら、これらの情報のチャネルはすべて、お互いにつながっているからです。中国伝統医学では、足首の上の内側のところに三陰交という重要な経穴(ツボ)がありますが、これは、腎臓、肝臓、脾臓のチャネルが交わる場所です(中国伝統医学では、脾臓と膵臓は明確には区別されていません)。**NES**の**ED⑯骨・インフォシューティカル**は、ピーターが何千回も行った**マッチング**実験と、この知識に基づいています(この三つの臓器に関係する**インテグレーター**は、主に体内でのカルシウム消費を介して、骨に影響を与えます)。

ですから、**ED⑯骨ドライバー・インフォシューティカル**は、対症療法で骨関節炎、腱や臓器の石灰化(カルシウムの沈着)、アルツハイマー病のような脳の異常と診断された状態を引き起こす**生体エネルギー的**プロセスを修正することができるかもしれません。

さらに、**ED⑯骨・フィールド**は、赤血球や抗体システム全般と、**生体エネルギー的**に密接に結びついていると考えられます。**ED⑯骨・フィールド**は、重金属、特に鉛、水銀、アルミニウムに特に敏感で、簡単に弱められてしまいます

NES症例 4

ハイジの場合―クローン病

1998年、ハイジは腸が炎症を起こすクローン病と診断されました。軟便や慢性的な下痢がしつこく続き、ときには便に血が混じることもありました。ハイジの主治医は、この病気を何年にもわたって治療し、さまざまな薬を処方しました。もっとも最近出されたのは抗炎症薬の一つメサラジンでしたが、2006年になってもまだ症状に悩まされており、特に下痢に苦しんでいました。

ハイジは対症療法の治療をまだ受けていましたが、NESプラクティショナーでもある自然療法医にも会ってみることにしました。スキャンの結果、ハイジの**ボディフィールド**は、**ED⑩皮膚**がもっとも歪んでいるとわかったので、その**インフォシューティカル**を渡されました。**ED⑩皮膚**は、上皮細胞や粘膜、特に腸や肺のものと**生体エネルギー的**に結び付いているので、スキャンで**ED⑩皮膚**に深刻な歪みがみつかったのは、驚くべき結果ではありませんでした。

ハイジは、**ED⑩皮膚・インフォシューティカル**を指示通り3週間摂取し、再スキャンのときには、ほぼ8年ぶりに排便が正常になったと報告しました。このスキャンでは、**ED⑩皮膚**のバランスは取れていました。2か月後、またスキャンを受けましたが、このときも、**ED⑩皮膚**に歪みはありませんでした。このときハイジは、主治医が抗炎症薬の量を減らしたけれど、症状は出なく、まったく正常な排便があったと報告してくれました。

13章 ❖ 情報の通り道、インテグレーター

エナジェティック・インテグレーター（以下**EI**または**インテグレーター**）は、**ボディフィールド**の〝情報のハイウェイ〟です。しかし、**インテグレーター**を、**NES**の**統合的ボディフィールド・モデル**の一部として正しく説明するには、まず、理論的背景と技術的な説明をしなければなりません。各**インテグレーター**と肉体の解剖学的構造の**生体エネルギー的**関係については14章でお伝えします。本章では、物理学と心理学の両面から**インテグレーター・システム**の概観を説明します。物理学に関しては、**インテグレーター**の波動力学について説明しますが、**NES**がどのように**生体エネルギー学**理論を拡大していったかも説明します。**NES**は、**ボディフィールド**の周波数を説明するだけでなく、位相変化まで視野に入れ、理論を拡大していったのです。専門的な説明にあまり興味がない方は、本章の最初の部分にざっと目を通せば、だいたいの概観を得ることができるでしょう。また、**生体エネルギー学**は、体だけでなく心と体の両方を扱うので、**NESボディフィールド理論**がいかに一般的な意識の概念を根本的に覆すものなのか、本章の最後のほうで簡単に説明します。

私たちの理論は、心理学の実践全般に大きな影響を与えるものです。また、感情は健康に影響を与えるので、私たちの理論は医学にも大きな影響を及ぼします。

―◆―

インテグレーターとは**ボディフィールド**の中の情報のチャネルまたはルートで、中国伝統医学の経絡に似ているけれど、それをもっと拡大したようなものだと、ここまで説明してきました。もっと正確に言うと、それは情報伝達・統制のための構造化されたフィールドなのです。しかし、**生体エネルギー的**な、そして、量子的領域の話をするときは、空間という要素を超えて考えなければなりません。この領域は、伝統的、幾何学的な意味での空間に存在するものではありません。ですから、**インテグレーター**が、**ボディフィールド**や体の中に実際にある物理的な〈通り道〉だと考えるのは、幻想に過ぎないのです。情報のチャネル、流れ、ルートといった言葉は、情報の**生体エネルギーフィールド**をたとえた比喩に過ぎません。それは、互いに連動する情報〝共鳴〟のネットワークであり、そこでは似た者同士が**マッチ**して、**HBF**という、より大きなネットワークの中で、個別の下位ネットワークが築かれると考えるのが、もっと正確ですが、これもある程度、比喩的であることを免れえません。ボディフィールドには、それより下位の構造のフィールドが集まってできたエネルギー構造があります。そして、この、地球のフィールドにつながっている**ビッグ・フィールド**、**ドライバー**、**インテグレーター**、**スター**というフィールド自体、より下位のフィールドから成り立っているのです。

生命が大きな組織化されたフィールドに依存している仕組みに関して、正規の学術的機関の研究者も、在野の研究者もいろいろな理論を提供しています。その中でも特に、生物学者のルパート・シェルドレイク（1942年〜）は、生命にとって、形態形成場は組織化する情報とエネルギーのテンプレートであり、すべての種には独自のテンプレートとなるフィールドがあると提唱しました。そして、すべての生命を相互につながり合うネットワークとして結びつける、より大きなフィールドが存在するのです。しかし、私たちが知る限り、**HBF**の構造をより深く理論化し、肉体の生物学と生化学の相互依存性を詳細、かつ正確に説明したのは、ピーターただ一人です。純粋に**生体エネルギー的**な解剖学と生理学モデル、及びそれに対応する病理学モデルを提供し、生物学と物理学を統合できるのは、**NES**だけなのです。ピーターは、シェルドレイクをも越えて、顕微鏡レベルのタンパク質や細胞から、より大きな臓器の構造や**HBF**全体まで、体のすべてのレベルの構造の**エネル**

ギー・情報フィールドを特定しました。

しかし、**ボディフィールド**は、オーラのように目に見えるものではないということを、ここで指摘しておくべきでしょう。オーラについては、本章の最後で簡単に論じますが、**ボディフィールド**は、簡単に視覚化し、完全に説明できるような静的なシステムではないのです。実際の量子の領域では、**ボディフィールド**の全体性を理解することはできません。なぜならそれは、エネルギーと情報の流れが相互に関係し合うダイナミックなネットワークだからです。それは量子的スピードで常に変化し続け、それに影響を与える内部・外部環境のすべてに反応するのです。

実際のところ、**HBF**は、生物学の領域で起きる**量子フィールド**の相互作用という特別なケース、生きた有機的システムの中でのみ生じる特別なケースかもしれません。**ボディフィールド**は、無数の電子——ウルフモデルでは結合振動子——のダイナミクスによって作られた構造だと考えられます。こういう電子、もしくは結合振動子が相互作用し、その影響が集まって〝空間における構造〟(**ボディフィールド**)になり、すべての生理的プロセス全体を統御するコントロールシステムとして機能するのです。

すべての**インテグレーター**にそれぞれ、元素、細胞、臓器、臓器系とのつながりがあり、感情のように、より高次で、はっきりとした実体がない側面とのつながりもあります。これらは【図13-1】に図式化されています。

周波数と位相

12の**インテグレーター**があるということになると、当然のことながら、それぞれの違いは何なのかという疑問が湧いてきます。それぞれの**インテグレーター**に、同じ種類の情報(元素/化合物、タンパク質、細胞、臓器、感情など)がみつかりますが、各**インテグレーター**は、それぞれの種類の特定のアイテムにリンクしています。たとえば、元素に関して言えば、銅は**EI❻腎臓/腎経**とだけ**マッチ**し、ニッケルは**EI❼血液フィールド/胆**

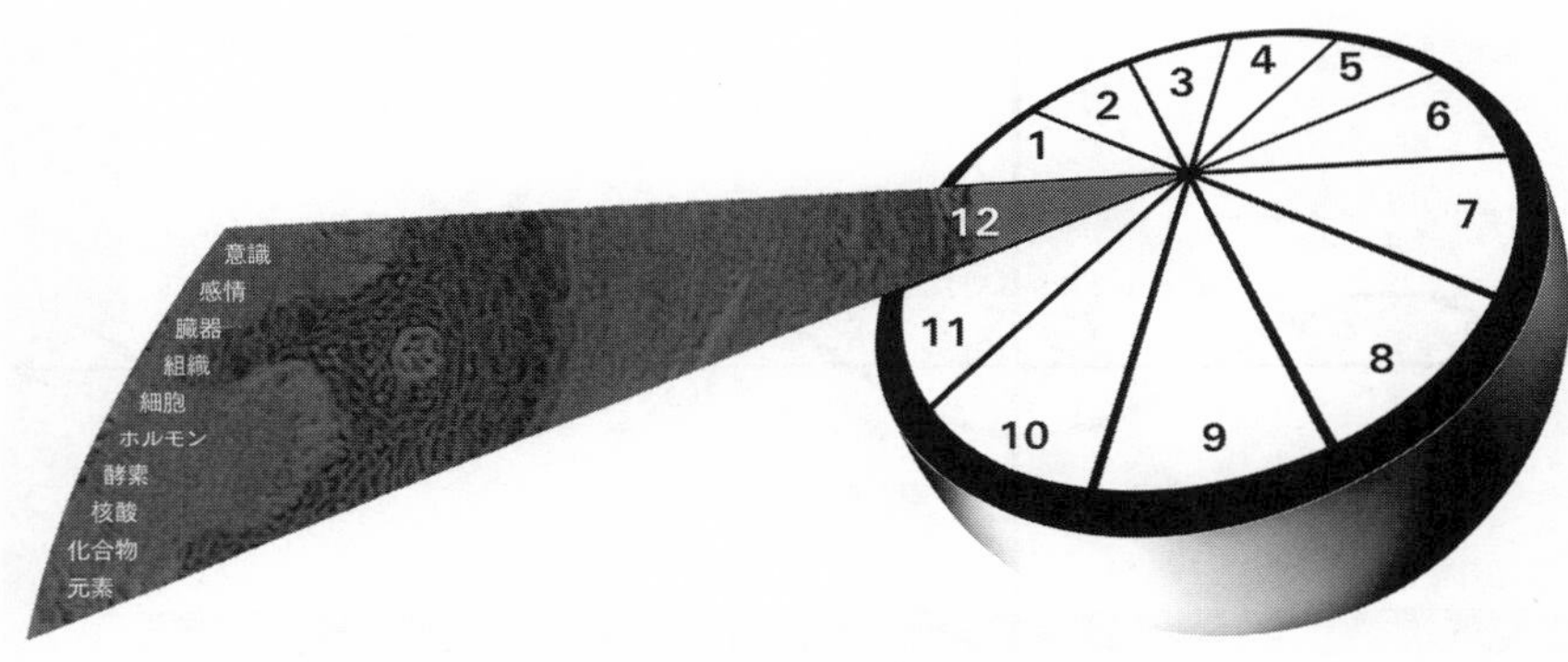

【図 13 － 1】
12 の**インテグレーター**は、球面スカラー定常波の周りの空間の構造です。各**インテグレーター**は、細胞以下のレベルから、感情や意識といったレベルまで、体内の特定の情報と関係しています。

経とE-⑩循環／心包経にだけ**マッチ**します。生理機能に関しても、各**インテグレーター**はそれぞれ特定の側面にリンクしています。しかし、各**インテグレーター**は何が違うのかという質問に対する答えの重要な部分は、波の動きを説明する周波数と位相変化にあります。波動力学にあまりなじみのない方が本章を読み続けていくのに役立つ基礎的な事柄を、ここで説明しておきましょう。以下の各図は、ほとんどが線形のド・ブロイ波について記しています【図13－1～5】。球面波の力学や量子領域における位相の問題は、もっとずっと複雑です。

◆

NESの**ボディフィールド・モデル**において、位相変化は、私たちの健康に関して周波数よりも重要な役目を果たすとまでは言わないものの、少なくとも同じくらい重要なものです。というのも、周波数は安定的ですが、位相は変化するからです。ピーターの研究によって、**ボディフィールド**の力学を解釈するには、**インテグレーター**の周波数と位相変化の両

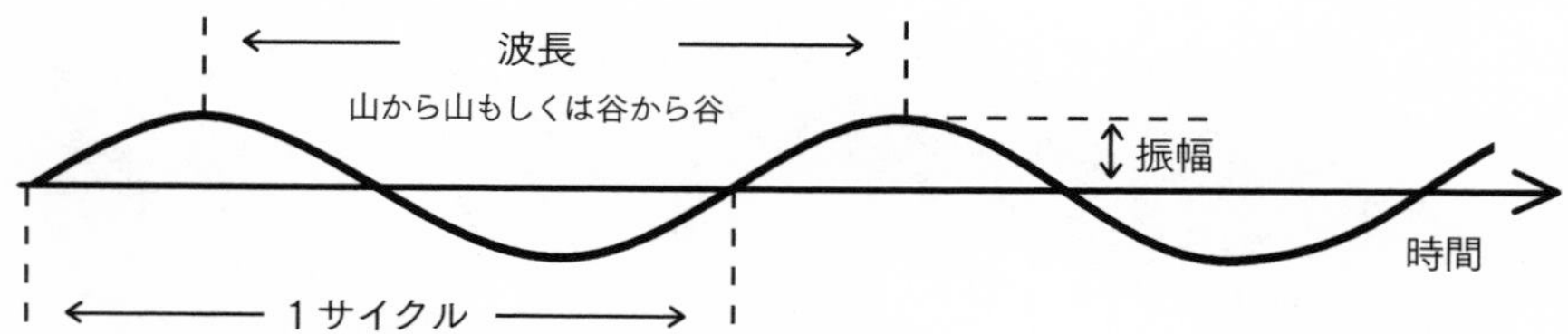

【図 13 － 2】
線形のド・ブロイ波の場合、波長とは波の上の対応する２点の長さ、つまり、たとえば二つの波の山と山の間の長さです。波の長さによって、ラジオ波、光波、赤外線など、さまざまな種類が決まります。可視光の波長は、光の色を決定する。山と谷を合わせた一つの完全な波が、一つのサイクルとされます。振幅は、波の大きさや強さと関係しており、山の高さで決まります。

方を計測する必要があるということが示唆されました。**ボディフィールド**の位相変化に関するピーターの研究は、いまだ揺籃期にあります。しかし、今後、彼の後に続く研究者たちのために、それから、読者の皆さんに、**ボディフィールド**の情報ルートという**NES**の概念が、いかに中国伝統医学の経絡を超えて発展していったかを知っていただくために、そして、健康を回復し、維持していくために必要な**生体エネルギー的**影響の複雑さを理解していただくために、私たちが現時点で知っていることをお話しします。

インテグレーターのシステムにおいては、それぞれの臓器に基本的な周波数域があります。たとえば、心臓は多くの周波数を発していますが、基本的には低周波の臓器です。心臓は**EI❷心臓／肺経**に関係していますが、この周波数域は、10ヘルツから100ヘルツです。しかし、**NES理論**では、周波数だけで**ボディフィールド**のエネルギー特性を説明することはできません。位相変化も重要なのです。**NES理論**とウルフの空間共鳴理論の両方において、宇宙における**エネルギー交換**は、空間共鳴のマッチングを介して（物理学の標準モデルを支持する研究

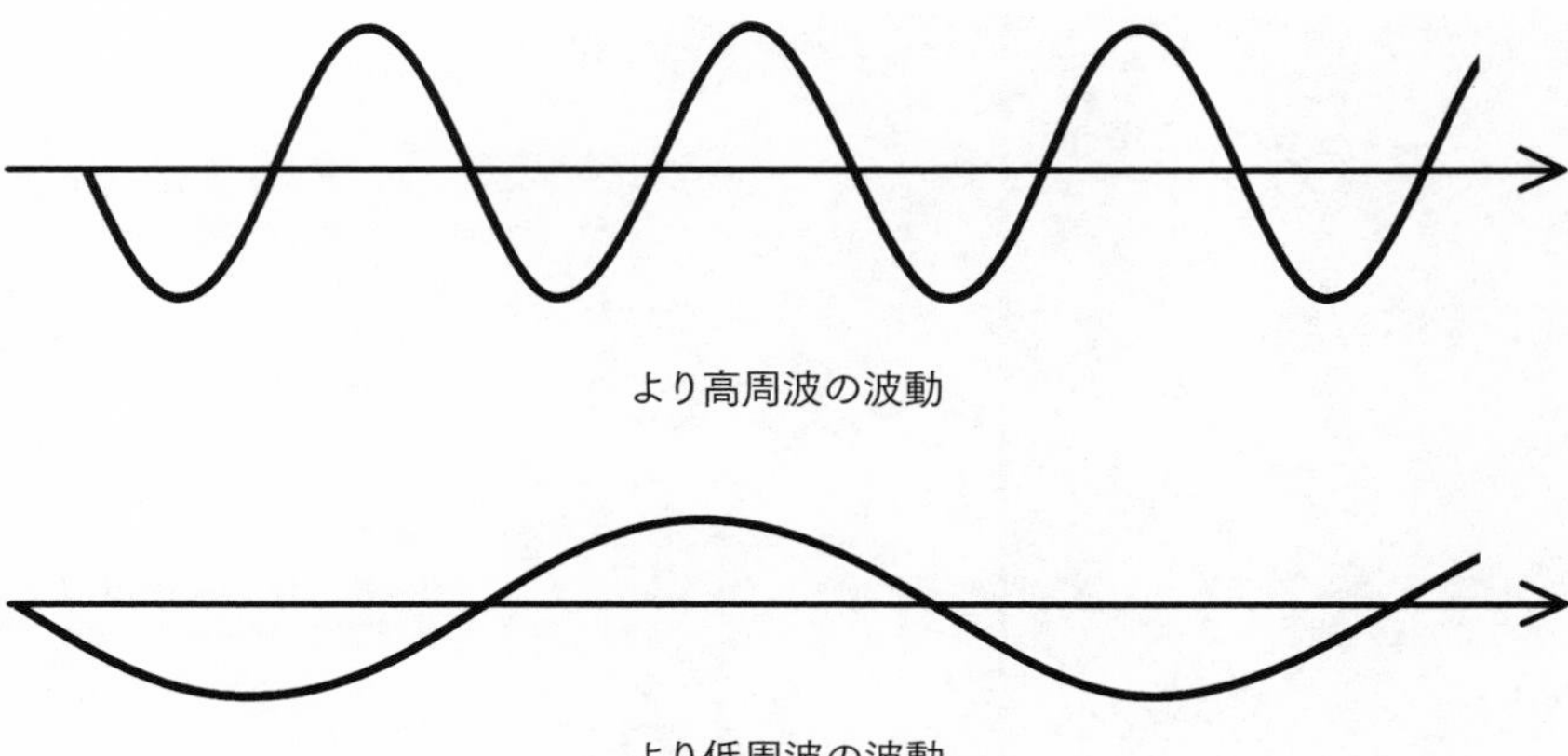

【図 13 － 3】
波の周波数は、1 秒間のサイクル数で計測され、ヘルツという単位で記されます。波長が短ければ短いほど、波の周波数は高くなります（定常波の場合、決まった場所で振動するので、サイクルは単位時間すなわち 1 秒当たりの振動数となります）。

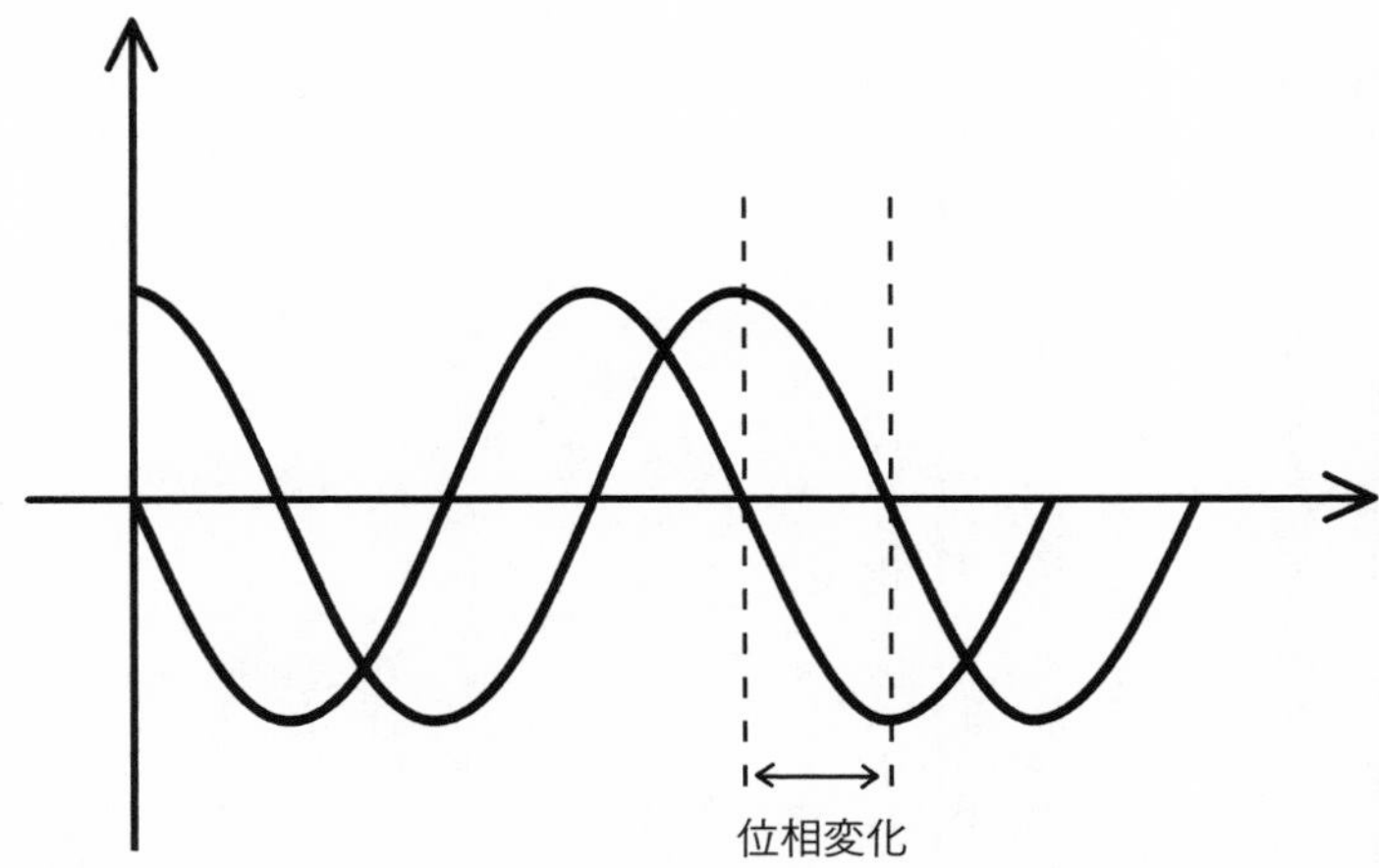

【図 13 － 4】
波の位相は、波のサイクルの性質が基準点からいかにずれているかということです。二つ以上の波がある場合、位相は、それらの波が互いにどのように並んでいるか、一致しているかということだと考えられます。この図において、山と谷の大きさが同じだが、時間は水平方向の軸であらわされており、二つの波の片方が、もう片方より先に来ているのがわかります。従って、これら二つの波は位相がずれている、すなわち位相が変化していると言うことができます。

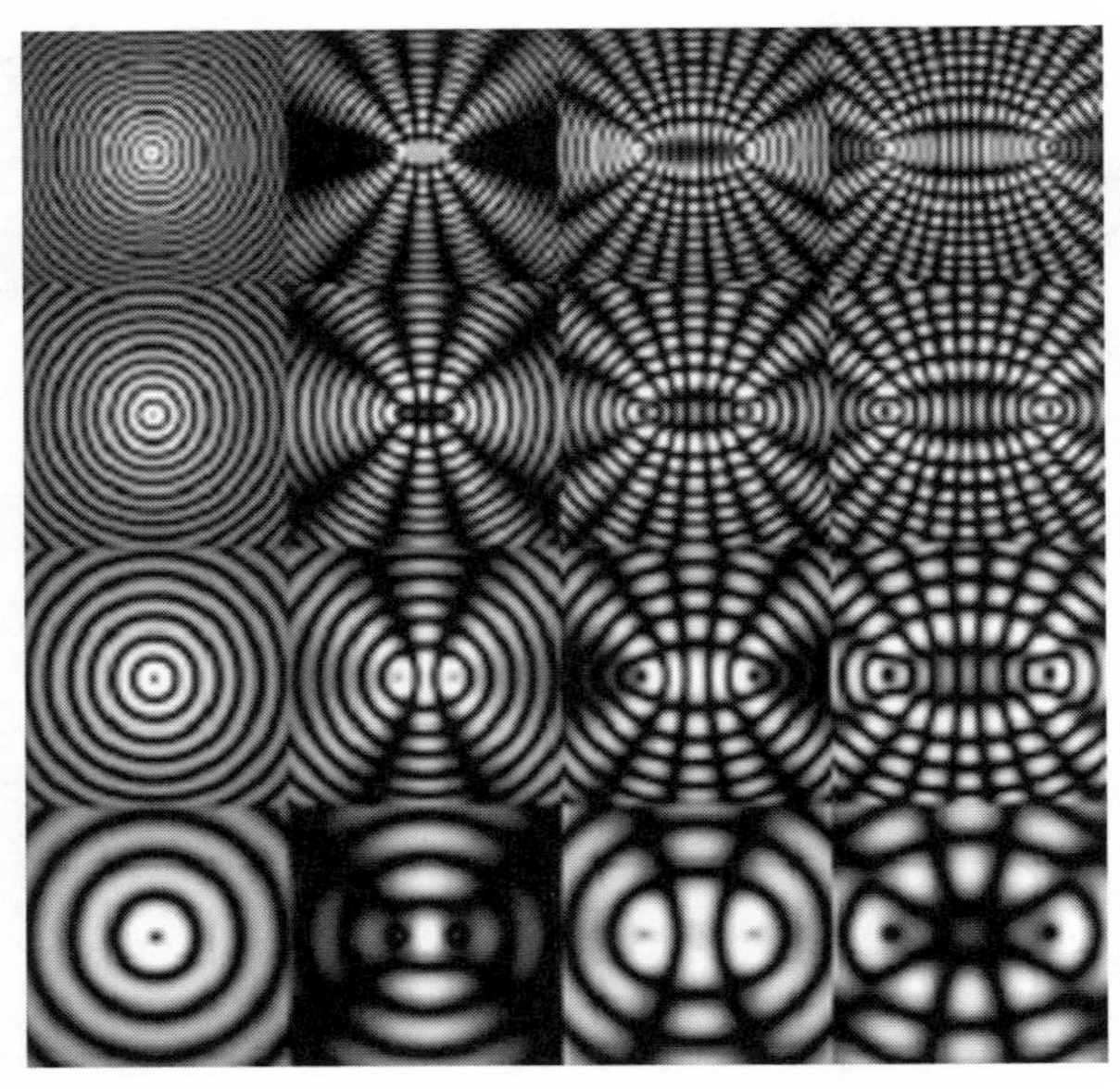

【図13 – 5】
波は干渉パターンを作り出します。同位相にある複数のド・ブロイ波は、建設的な干渉といわれています。つまり、一緒になってエネルギーを増します。反対に、位相を異にする波動同士は破壊的に干渉し合い、互いを打ち消し合います。干渉パターンは情報を伝えることができます。二つ以上の波が一緒に動くと、相互作用によって媒質（編注：波を伝える物質）の形態が変化するからです。左図は、二つの円形スカラー波の相互作用を示しています。時間の経過とともに、波は中心から離れていきますが、破壊的な干渉が起こっている場所はそのまま変わりません。（en.wikipedia.org/wiki/Wave_interference 掲載）

者にとっては、粒子の相互作用を介して）起こります。しかし、**情報交換**は、位相変化を介した空間共鳴の相互作用によって作られる干渉パターンに依存しています。この空間共鳴は、三つの主要な粒子（電子、陽子、中性子）の波形に関係しています。先に、空間共鳴理論によって説明しましたが、三つの主要な粒子とは結合振動子であり、それらの波が相互干渉すると、粒子の中心で干渉パターンが生まれ、そこで内向き波が外向き波に変わります。そこには１８０度の位相変化があり、この数値は、ピーターの実験と完璧に一致します。つまり、ピーターは**マッチング**実験を通して、12の**インテグレーター**はそれぞれ15度の幅の位相変化をカバーしていて、12の**インテグレーター**を合計すると１８０度になることを発見したのです。このデータは何年も前に集められたのですが、ウルフの電子モデルに出会うまで、それが何を意味するのかわかりませんでした。**インテグレーター**の位相変化の幅の合計と、内向き波が外向き波に変わる位相変化の両方が１８０度というのは、単なる偶然以上のものだとピーターには思われました。空間共鳴理論によれば、このポイントで、エネルギー交換が起こり、そして、情報も伝達されるのです。電子の位相変化がどのように身体の健康に関係しているのかと尋ねるのは時期尚早で、まだまだ議論の余地があります。研究はまだ初期段階にありますが、**ボディフィールド**の重要な情報ルートである**インテグレーター・システム**が正しく機能するには、位相変化が大切な役割を果たすのではないかと、ピーターは考えているのです。

ピーターは次のように言います。

生物学では、体が必要とする情報は、電子、中性子、陽子の中心に伝達されますが、もっとも重要なものは電子かもしれません。電子の中には、非常に密度の濃い空間があります。これは、内向き波と外向き波がリンクする場所です。この空間のさまざまな密度の中で、各**インテグレーター**とリンクすることができます。各**インテグレーター**には、特定の周波数域がありますが、それぞれが特定の範囲の位相変化に関係しています。**NES**では、各**インテグレーター**に15度の位相変化があることを発見しました。ですから、12の**インテグレーター**が、ウルフの理論で認められている180度の位相変化の範囲におさまります。だからと言って、何かを証明できるわけではないのは当然ですが、しかし、私たちの理論はウルフの物理学モデルに適合するということは言えます。また、電磁波に突然の変化があったとき、位相が変化することがあることもわかっています。これは、**NES**や一般的な自然療法などで、ショックと呼ばれているものと関係しています。システムに対するショック、もしくはトラウマは、それが物理的なものであっても、感情的、**生体エネルギー的**なものであっても、健康、特にがんの発達に悪影響を及ぼす可能性があります。体の中のすべての細胞には、特有の位相変化値があり、**NES**では、これを識別のために用います。**インテグレーター**が歪み、球面定常波の位相変化が、特性値である15度以上、もしくは、それ以下になるとき、病気が起こる可能性があります。もし、**インテグレーター**が圧縮されるか、もしくは拡張されると、隣接する**インテグレーター**も影響を受けます。そして、これらの歪みが、**ボディフィールド**から体へ情報を送る仕組みに影響を与えるのです。

インテグレーターは、精巧に組織化されたシステムを築き上げます。そこでは、些細な変化も、**ボディフィールド**に重要な影響を及ぼし得ます。そして、それは最終的に体にも影響を与えます。しかし、**ボディフィールド**は変化に敏感ではありますが、自己修復力のある頑丈なシステムでもあります。ピーターがすでに述べたように、**インテグレーター・**システムは、スイス製の時計のように、とても正確に働くのです。これは、健康と生命そのものにとって欠かせない条件です。さらにピーターは次のように説明しています。

> **インテグレーター**は情報の小包のようなものですが、これが位相変化の範囲をあらわすことができるなら、つまり情報が**NES・インテグレーター・**システムのどこに属するのか示すことができるなら（これは球面定常波における位置と関係していますが）、そして、空間を三次元的に認識するためにベクトルや、内向き波と外向き波の合計も示すことができるなら、すばらしい数学的理論を組み立てるためのデータが揃います。私たちは、**ボディフィールド**によって認識されるパターンも把握しています。

このチャートは、**インテグレーター**が非常に低い周波数の音から、可視光近くの周波数まで、どのように配置されているか示すものです。各**インテグレーター**に対応する位相変化の範囲も記されています。

生化学者は、エネルギー交換プロセスを認識していますが、ほとんどの場合、体の状態に影響を与える可能性がある、位相に依存した情報交換プロセスは見落としています。細胞の一部やそれより小さな分子などではなく、体全体の健康にたいして、化学反応がどれだけ影響を与えるか、周波数と位相によって知ることができ

NES・インテグレーター周波数・位相チャート

インテグレーター	周波数域（ヘルツ）	位相（度）
インテグレーター❶感覚神経／大腸経	0 ～ 10Hz	15°
インテグレーター❷心臓／肺経	10 ～ 100 Hz	30°
インテグレーター❸粘膜／小腸経	100 ～ 1,000 Hz	45°
インテグレーター❹神経伝達物質／心経	1,000 ～ 10,000 Hz	60°
インテグレーター❺リンパ系／膀胱経	10,000 ～ 100,000 Hz	75°
インテグレーター❻腎臓／腎経	100,000 ～ 1,000,000 Hz	90°
インテグレーター❼血液フィールド／胆経	1,000,000 ～ 10,000,000 Hz	105°
インテグレーター❽微生物／肝経	10,000,000 ～ 100,000,000 Hz	120°
インテグレーター❾甲状腺／三焦経	100,000,000 ～ 1,000,000,000 Hz	135°
インテグレーター❿環／心包経	1,000,000,000 ～ 10,000,00,0000 Hz	150°
インテグレーター⓫骨髄／胃経	10,000,000,000 ～ 100,000,000,000 Hz	165°
インテグレーター⓬ショック／脾経	100,000,000,000 ～ 1,000,000,000,000 Hz	180°

ます。ピーターは次のように指摘します。

従来型の医学や生化学は、化学反応の周りの生体場をコントロールしているものは何なのか、まさに今、知ろうとしています。量子場エネルギー学の領域へと革命的な一歩を踏み出す瀬戸際にいるのです。**生体エネルギー学**においてもっとも重要だと考えられるのは、周波数と位相、そして空間共鳴であり、それはすなわち私たちが〝構造〟と呼んでいるものです。それらについて、ちょっとでも考えれば、周波数と位相のあるところには、構造もあるということがわかるでしょう。この構造こそ、まさに情報なのです。私たちは、空間の中の、こうした歪んだ情報構造を修正しているのです。このことを理解するのは難しいでしょう。しかし、私たちが行った実験結果は、こういうことが起きていると告げているのです。そして、私たちは、自然が導くところに従っているだけなのです。

ビッグ・ボディウェーブvsビッグ・ボディフィールド

ビッグ・ボディフィールドとは、**ボディフィールド**のエネルギーの下位システム（**ドライバー**、**インテグレーター**、**スター**）が集まったものだと、今までお話ししてきました。しかし、**インテグレーター**を完全に理解するには、**ビッグ・ボディウェーブ***のことも知っておかなければなりません。そして、**ビッグ・ボディフィールド**との違いも理解しておかなければなりません。**ビッグ・ボディウェーブ**とは、システムレベルにおける、**ボディフィールド**全体の波形と考えることができます。これとは対照的に、個々の臓器やさまざまな種類の細胞から生じる、下位システムレベルの無数の波もあります。

ビッグ・ボディウェーブは、**インテグレーター・システム**にとっての運び手です。**ビッグ・ボディウェーブ**は、**E－❶感覚神経／大腸経**で始まり、**E－⓬ショック／脾経**で終わります。そして、情報が**ビッグ・ボディウェーブ**を介して運ばれる仕組みを示すいい言葉が他に見つからないので、〝信号〟という言葉を使いますが、この〝信号〟が**E－⓬ショック／脾経**から**E－❶感覚神経／大腸経**へと送り返され、波は常に循環します。しかし、この波形のどこかで情報が歪むと、つまり12の**インテグレーター**のうちのどこかで歪むと、歪んだ情報が波の始まり、つまり**E－❶感覚神経／大腸経**に送り返されます。こうして、歪みは慢性的なものになっていくのです。やがて、この歪みによって、**ビッグ・ボディウェーブ**を介して運ばれる情報が大きく損なわれ、肉体で起きる活動やプロセスにも影響が及びます。そして、私たちが病気の症状と呼んでいるものがあらわれるのです。

これは伝言ゲームのようなものです。ある人が、たとえば「あなたはエネルギー存在である（You are an energy being）」というメッセージを誰かにささやきます。その人は、また別の人にこのメッセージを伝え、大勢の人が順番にこれを続けていくと、最初の人にメッセージが戻って来るときには、それは元のメッセージとは、ほとんど、もしくはまったく違うものになっています。たとえば「あなたはエネルギー存在である（You are an energy being）」が、「あなたの車はエンジンから変な音がする（Your car has an engine ping）」になっていたりします。人々の鎖が長ければ長いほど、メッセージが歪む可能性が高まります。

それと同様に、12の**インテグレーター**のネットワーク、つまり、**ビッグ・ボディウェーブ**を介した**ボディフィールド**のサイクルの中の小さな歪みが長い間、気づかずに放っておかれると、歪みが大きくなり、フィールドの層の中へと進んでいき、肉体にも影響が及ぶ可能性が高まります。体にはとても柔軟な適応力があるので、小さな歪みなら対処できます。しかし、メッセージがどんどん歪んでいくと、体はその情報を理解して使うことができなくなっていきます。最終的に、メッセージはごちゃ混ぜになり、体はそれを補正することができず、生理機能が機能しなくなります。そうなると、病気の症状があらわれるかもしれません。補完医療の専門家の多くが、予防医学の大切さを訴える理由の一つが、ここにあります。そして、**NES**が健康プログラムの一部としてたいへん役に立つ理由も、ここにあります。歪みがあまりに大きくなって、肉体に影響を与えるようになると、それを修正するのには長い時間がかかることがあります。ですから、肉体に影響が出る前に、エネルギーと情報の歪みを修正しておくのが賢明なのです。

12の**インテグレーター**を介した**ビッグ・ボディウェーブ**のサイクルは、1秒間に何回も繰り返されます。ウェーブの終わり、つまり**E－⓬ショック／脾経**は、波が再編される「調整ポイント」と捉えることができます。これは、**ビッグ・ボディウェーブ**・サイクルの流れが切り替わる瞬間です。ウェーブのスタート地点である**E－❶感覚神経／大腸経**に、波形の情報を送り返す前に、それを見直す最後のチャンスが、このポイントです。

ビッグ・ボディウェーブ内の、どの**インテグレーター**においても、情報を差し込むことができます。情報源は、肉体的・感情的ショックやトラウマ、毒素、微生物、寄生生物、細菌、真菌、イオン化放射線、X線、マイクロ波、栄養不足、ジオパシック・ストレスなど、無数にあります。この反対に、歪みを修正する情報を、**インテグレーター**のすべてのポイントにおいて、波に挿入することもできます。そうすると、その情報が波を変え、体の自然な状態と調和するよう再編成します。この修正情報も、いろんな形をとります。たとえば、感情的・知覚的啓示やひらめき、信念体系のポジティブな変化、体のクリーニングや解毒、栄養状態の向上、マッサージや鍼治療、ハーブ、サプリメントなどによる**生体エネルギー的**な修正、ホメオパシーのレメディ、**NES**の**インフォシューティカル**などがあります（これらの修正を促す物質の中で、**NES**のレメディだけが、**インテグレーター**に影響を与える歪んだ位相変化の関係を直接修正することができます。ハーブやホメオパシーのレメディなど、**NES**以外のものは、間接的に**ボディフィールド**を修正します）。ですから、調整ポイントが、ホメオスタシス（恒常性）を保つのに欠かせないのです。そこで、体の自己統制力がサポートされたり、妨げられたりするからです。**ビッグ・ボディウェーブ**の破壊、もしくは修正の結果が出るのは、**E-⑫ショック／脾経**においてです。なぜなら、調整ポイントが、外部から与えられた影響に反応して変化する力を、肉体に与えるからです。体のすべての細胞は、ＤＮＡのフィールドを通じて、**ビッグ・ボディウェーブ**の変化する性質を助けます。しかし、ウェーブ・サイクルの終点である**E-⑫ショック／脾経**で、波形があまりにもひどく歪んでいると、その結果は特に深刻なものとなります。というのは、波形が再び適切な形で始動することができない、もしくはまったく始動することができなくなるからです。調整プロセスが正しく働かなくなると、その結果、**NES**でフィールド崩壊と呼んでいるものが起きます。もちろん、究極的なフィールド崩壊は肉体の死です。

　ボディフィールドの機能において、**ドライバー**、**テレイン**、**スター**も極めて重要なのですが、そのシステムの中心にあるのは**インテグレーター**です。しかし、**NES**において、**ボディフィールド**を修正していくとき、**インテグレーター**にとりかかるのは、**ソースエネルギー**や**ビッグ・フィールド**、**ポラリティ調整**、**ドライバー**のバランスがある程度とれてからとなります。

　というのも、情報を押し出す（**インテグレーター**）には、エネルギー（**ソースエネルギー**、**ドライバー**）が必要だからです。それに、**ビッグ・ボディフィールド**が、その静電的な**ポラリティ**に従って地球の**ビッグ・フィールド**（垂直軸、赤道軸、磁極軸）に正しく調整されないと、**ドライバー**や**インテグレーター**の状態を正確に決めることができないのです。

目に見えるオーラに関する新しい見方

HBFは、エネルギー構造でもあり、情報構造でもありますが、多くの伝統的文化が、経絡やチャクラ、オーラなど、古代の概念を使って、その情報を視覚的、直観的に解釈するシステムを作り上げてきました。オーラは、人間のエネルギー・ボディの目に見える部分であり、そこから情報を得ることができると、しばしば考えられているので、ここで、少し時間をとって、オーラについてお話ししておきましょう。読者の中には、オーラを**NES**の**ボディフィールド**と混同している方もいらっしゃるかもしれませんので、この二つの関係性を、ここではっきりさせておきたいのです。**NES**モデルでは、外部に存在するオーラは、ダイナミックなボディフィールドを取り囲む光の輪、太陽のコロナのようなものだと考えられています。しかし、それは、情報ネットワークの統合的な一部分を成しているわけではありません。

オーラとは、だいたいにおいて電磁気的な性質を持ちますが、可視光から成り立っています（オーラは肉眼、もしくはキルリアン写真〈編注：コロナ放電による発光現象を撮影した写真〉のようなある種の写真技術を使って見ることができます。この、目に見えるという性質から、形而上学用語でしばしば〝光の体〟と呼ばれたりもします）。可視光は電磁スペクトルのごく一部をカバーしています。電磁スペクトル自体は広大なもので、ラジオ波や赤外線のような、可視光より周波数の低いものから、紫外線やX線、ガンマ線など、可視光よりずっと周波数の高いエネルギーも含みます。可視光は、この周波数域のごく一部をカバーするにすぎないので、オーラにコード化できる情報量は、ひどく制限されたものとなります。これに反して、**NES**の**HBF**は、このエネルギーのスペクトルをもっと広範囲にカバーしています。特に**インテグレーター**は、前掲のチャートで示したように、ほぼ0から10の12乗ヘルツまで、広い周波数域をカバーします。オーラやその色を見ることができる鋭敏な人たちが、健康に関することも含めて、オーラから情報を引き出せるということを、私たちは否定しません。しかし、その情報はせいぜい部分的なものでしかないでしょう。

この違いをもっと明確にするために、たとえ話を用いてみましょう。たとえば、車の整備工が、排気管からの排気だけを点検して、エンジンの状態を知ろうとしたら、どうなるでしょうか。エンジンに関する多くの情報が得られるでしょうが、すべてを知ることはできません。同様に、目に見えるオーラにも情報はコード化されていますが、**ボディフィールド**の広大なネットワークに含まれているものに比べたら、その情報量は乏しいものです。

ピーターは、冗談交じりに、オーラは**ボディフィールド**から出る〝排気ガス〟のようなものと言っています。ですから、〝オーラを読める〟人たちというのは実際のところ、目に見えるオーラから情報を引き出しているのではなく、それより大きな**ボディフィールド**から直観的に情報を得ているのかもしれません。

インテグレーターと意識と感情

今まで、**NES**の**ボディフィールド・**モデルと肉体の関係性についてお話してきました。しかし、私たちは血と骨だけからできているわけではありません。感情や意識との関係性はどうなっているのでしょう。実は感情も意識も、**インテグレーター**の中に含まれているのです。それでは、ピーターの研究によってわかった**インテグレーター**と感情、意識との関係について、ざっと見ていきましょう。

私たちの存在のすべての側面が、程度の差こそあれ、私たちが**インテグレーター**と呼ぶ情報のネットワークによってカバーされています。生物学的により複雑な体の側面は、**インテグレーター**の周波数と位相変化幅の高いほうの領域にあります。12の**インテグレーター**のそれぞれが、体のすべての側面に関する情報を含んでいます。つまり、元素、細胞、組織、臓器、感情、意識などの側面です。各**インテグレーター**の「トップ」には、感情と意識の次に、私たちが**自己組織化崩壊**と呼んでいるものが来ます。これは、ウェーブの調整ポイントを指す**NES**用語です。ここはホメオスタシス（恒常性）の重要ポイントで、体に必要な情報が健康を促進するか、それとも破壊するかします。

心身医学は、感情のテープループ（繰り返し再生される、習慣的に再生される感情、ほとんど無意識の感情パターンに従ったふるまい）が、肉体的習慣と同様に**ボディフィールド**に影響を与える可能性を示しました。また、ストレスや信念、態度など、感情の状態が私たちの健康と幸福に直接、影響を与える可能性も示しました。たとえば、瞑想やリラクセーションは、血圧を下げたり、痛みを和らげたりなど、身体にいい影響を与えます。『Molecules of Emotion（感情の分子）』の著者であるキャンディス・パートのような研究者たちは、かつては脳内でだけ作られ循環すると考えられていた（よって神経ペプチドと呼ばれた）感情の分子、つまり神経ペプチドが、実際には体のいたるところに見られることを発見しました。研究者たちは、何千年も語り続けられてきた伝統的叡智を、今、理解しつつあります。感情は、まさに体全体に存在しています。

私たちは、**感情ストレスリリース**という、ストレスが**ボディフィールド**に及ぼす影響に働きかける一般的な**インフォシューティカル**を作りました。この**インフォシューティカル**は延髄、後脳、呼吸や心臓の機能などをコントロールする自律神経の中枢と関係があります。また、**ES❽チル**という**インフォシューティカル**もあります。これは、より深く長期的なストレスに関連した問題に働きかけ、大脳皮質と**生体エネルギー的**に関係があります。大脳皮質には、知覚データが過剰に詰め込まれてしまうことがあるので、繰り返し再生される知覚・感情のカセットテープが作られる一因となります。こういう一般的な**ストレス解放インフォシューティカル**とは異なり、**インテグレーター・インフォシューティカル**は特定の感情に働きかけます。

どの感情がどの**インテグレーター**と**生体エネルギー的**に関係しているのか、ピーターはどのように発見したのでしょうか。もともとは、中国伝統医学によって明らかにされた情報に頼りながら、**マッチング**実験を行って、**インテグレーター**が脳の特定の部分と関係する仕組みを、可能な限り発見して行きました。また、そういった脳の部分が感情に影響を与える仕組みも調べていきました。やがて、ピーター自身やクライアントが**インフォシューティカル**を用いることで、情報が得られるようになりました。たとえばピーターは、**E－❶感覚神経／大腸経**は、秩序を保つこと、希望を持つこと、自他に対する思慮深さといった能力と関係があることを発見しました。しかし、**インテグレーター**に歪みがあることが、感情を感じられなかったり、逆にその感情を過度に感じることを意味するわけではないことに注意が大切です。そうではなくて、そういう感情に対応したり、そういう感情や状態が生まれる状況に対処する能力が低いということです。たとえば、**E－❶感覚神経／大腸経**に問題があり、秩序に関する歪みがあると、その人は、乱雑な環境に不安や過度なストレスを感じる可能性があります。また、自分の人生に起きることが予測可能で整然としていないと、秩序に問題がある他人に対処しなければならなくなり、そして、そういう人に衝撃を受けてしまうという可能性もあります。つまり、**インテグレーター**に感情に関する歪みがあるということは、自分、もしくは他人の中にある、その感情をどれだけ受け入れられるか、ということなのです。その特定の感情が過剰にあるとか、不足しているということではないのです。もう一つ、大切なことを指摘しておくと、感情には微細なニュアンスがあるので、**NES**で感情をあらわすために使われている用語のいくつかは正確ではありません。各**インテグレーター**に関係する特定の感情については、14章で取り上げます。

インテグレーターと意識はどのように関係しているのでしょうか。意識がどのように**ボディフィールド**にくみこまれているのか、まだ仮説段階ですが、ピーターの研究で驚くべきことがわかりました。しかし、**ボディフィールド**に関して、まだまだ、わかっていないことがたくさんありますし、研究にはたいへん時間がかかるので、ピーターは、**ボディフィールド**と肉体の関係を主に研究することに決めたのです。ですから、**NES**の**ボディフィールド・モデル**が心理学に与えたインパクトや、一般的な意識の研究において果たした貢献は、まだまだほんの表面的なものです。それでもしかし、ピーターの発見は、非常に興味深いものです！

意識に一貫性がなく、歪んでいるとき、それは病気が形成される一因となり、意識に一貫性があり、秩序立っているときは、健康が促進されるというのは、ピーターが最初に言い出したことではありません。しかし、物理学は、このような考え方に、何の見解も提供できません。意識を脳の中に見つけることはできませんが、意識や記憶のさまざまな状態は、脳の活動に関係しています。しかも、従来型の脳画像技術によれば、脳の特定のエリアに関係していることがわかっています。しかし、対症療法は、意識の哲学的側面について形而上的なものと決めつけ、研究の対象から除外しがちです。意識と病気の関係について、従来型の医療の従事者は、はっきりとした意見をほとんど持っていません。もし、意見があるとしても、たいていの場合、特定の狭い範囲に限られています。その見解は、次のように一般的にまとめることができます。

▼脳も含め、体内の生化学的エラーによって引き起こされる病気があります。このような病気は、生化学的組成を変化させることで、つまり、医薬品を用いることで修正されることがあります。

▼脳の構造を退化させ、心にも影響を及ぼす脳の病気があります。こういう病気には、機械的に働きかける、つまり、手術をすることが可能な場合があります。

▼心は脳の創発特性で、健康との関連性は強くありません。一般的には、心身症と呼ばれる心の病気の治療はだいたい再条件づけ、行動修正などといった精神療法の手法に限られます。心の力によってだけもたらされるヒーリング効果は、プラシーボ効果で説明されます。

▼意識は、二つの個別のカテゴリーから成ります。つまり、**目覚めている・気づいている**状態と、**眠っている・気づいていない**状態です。3番目のカテゴリーは、**潜在意識・無意識**ですが、これは従来型の医学では、ほんのわずかな役割しか果たしていない、もしくはまったく何の役割も果たしていないことが多いのです。一般的に潜在意識は「知らないという状態」と関連付けられ、意識は「知っているという状態」と関連付けられます。言い換えると、意識は感覚中枢、つまり、脳の感覚器官と関係しているのです。

これらの見解はすべて間違っていると、ピーターは主張しています！

体の中を流れる**エネルギーフィールド**の複雑な集まりがあるという考え（確たる証拠！）を受け入れると、体にはこういうフィールドを自ら作り出す能力があるという考え（そして確たる証拠！）とともに、人間はどのように機能しているのか、そして私たちは何者なのかを理解する方法について、真の革命が起きるでしょう。

12の**インテグレーター**は、意識と関係があるかもしれないと、ピーターは考えました。自分の考えと、長年に渡る**マッチング**実験の結果を説明しながら、ピーターはこう語ります。

インテグレーターには、内部構造と、体が好む適切な順番があることがわかりました。その順番に従うと、体がホメオスタシス（恒常性）を取り戻して維持する手助けとなるのです。体の組織をそれぞれテストすると、特定の**インテグレーター**とのみ**マッチ**することがわかりました。ですから、当然のことながら、脳の各部分がインテグレーター・システムのどこに**マッチ**するのか確かめるのは、とても興味深いことでした。

また、すべての**インテグレーター**の中に、似たような配列でアイテムが並んでいたのも、**生体エネルギー学**の発展にとって、非常に興味深いことでした。まず最初に、もっとも低い周波数域には、特定の元素が含まれます。周波数が上がっていくと、化合物が含まれますが、アミノ酸のような生物学的に単純なものから始まり、タンパク質、組織、臓器などが続きます。アイテムの複雑さが増すにつれ、周波数域も上がっていきます。空間の中で、これらのアイテムは、特定の順に**マッチ**します。

周波数が高くなっていくと、ついに感情の位置をつきとめることができました。しかし、これは目新しいことではまったくありませんでした。中国伝統医学では、すでに主要な感情の特質と、主な経絡のグループが関連付けられていますから。これは世界中で広く教えられており、古代の基本的教本にも出てきます。しかし、私は、たとえばカリスマ性のようにあいまいな人格の特性も、**インテグレーター**の終点近く、高周波数帯域にあらわれることを発見したのです！　これは、感情というよりも、ある人の特徴と考えられる特質です。

感情の次には何があらわれるでしょうか。意識です！　意識を表現し、計測するシステムがあるらしいのです。各**インテグレーター**にあるので、一つではなく、12の場所にあるらしいのです。なんということでしょう！　これには私も驚かされました。この考えを受け入れ、さらに探求を進めるには、しばらく時間がかかりました。

しかし、本当に驚かされたのは、**インテグレーター**の間で、というより、むしろ、一つの**インテグレーター**が別の**インテグレーター**になるポイントで起きていることでした。

私が行った実験では、**インテグレーター**はそれぞれ個別のものだけれど、地続きでつながっている区画として機能しているように見えました。そして、一つの区画のエネルギーが他の区画のエネルギーに変容する、つまり、一つの定数が別の定数になる魔法の数学があることを、私は発見しました。これは、意識がシステムに組み込まれる場所だとわかりました。それは変容の起きる場所だったのです。

これは、**ビッグ・ボディウェーブ**の**E－⓬ショック**／**脾経**のところに調整ポイントがあるのと同じです。始点である**E－❶感覚神経**／**大腸経**のところにも、ある意味、調整ポイントがあると言えますが、**各インテグレーター自体**にも同じことが当てはまります。つまり、一つの**インテグレーター**から次の**インテグレーター**に移る地点は、ミニ調整ポイントのようなものだと言えます。意識について考えるとき、これは特に重要なことです。

ピーターは、データを集めて解明しようとしましたが、そうするうちに、自分が**インテグレーター**や感情、意識について発見したことは、心理学に深い影響を与えるものかもしれないと気づきました。エネルギーや情報が、ある**インテグレーター**から別の**インテグレーター**へと適切に流れないとき、もしくは、まったく流れないとき、ある種の心理的ブロックが生じるらしいと、ピーターの研究によって示されました。このブロックは、心理学者が抵抗とか抑圧と呼ぶものかもしれません。精神療法において、患者が、治療者の努力に抵抗するのは、よくあることです。自分の問題を客観的に見ることに抵抗したり、自分の人生に起きた出来事に関する感情や記憶にもアクセスできなかったりするのです。当然のことながら、この種の抵抗は、心理セラピーの中だけで起きるわけではありません。誰もが、こういうことをしばしばしてしまうものです。記憶はダイナミックで、簡単に影響を受けます。私たちは、自分の信念が揺るがされるのを好まないし、世界観を根本的に覆されそうになると抵抗します。ピーターが言うように、自分自身に関する信念や世界観が揺さぶられると、「内部ブレーキが作動する」のです。**NES**のシステムにおいて、ブレーキに当たるものは、12の**インテグレーター**それぞれの間の区切り、つまり、変容・調整ポイントです。エネルギーや情報が、**インテグレーター**のネットワークを通して、**ビッグ・ボディウェーブ**全体に流れないと、波は弱まり、再び適切に流れることはありません。

ピーターは次のように語ります。

この抵抗という概念は、ここで新しい意味を帯びてきます。このプロセスは、次のように考えることができます。つまり、エネルギーは**インテグレーター**の中を流れるけれど、情報が、どこかの地点に置き忘れられてしまうのです。どこで情報が滞っているのか、つまりどの**インテグレーター**で詰まっているのかわかれば、問題について多くのことがわかります。というのは、各**インテグレー**

ターは、特定の感情や意識の側面とのみ**マッチ**するからです。**ボディフィールド**はダイナミックなシステムなので、内部で何かが静止すると、問題が生じるのです！

NESの**インフォシューティカル**は、感情が正常に機能するのを助けることを目的としています。つまり、エネルギーと情報が再び正しく流れるようにサポートするのです。**インフォシューティカル**の最初の効果は、通常、クライアントの問題や病気の機能的側面、つまり、感情や知覚にあらわれます。自分の健康状態、及び、健康の欠如に対する感じ方や認識が変化したり、対処能力や、人生全般における機能が変化したりするのです。この種の機能的な変化は、しばしば肉体の変化に先立って起こります。ピーターはさらに続けます。

この**生体エネルギー的**システムの意識との関わりが何を示すのか、そろそろイメージがつかめてきたかもしれません。**ボディフィールド**の中の**インテグレーター**間にコミュニケーションが生じますが、このコミュニケーションに気づいていること、つまり、コミュニケーション意識こそ、私たちが意識と呼ぶものの正体かもしれないのです！　このコミュニケーション意識が何らかの理由で阻害されると、潜在意識と呼ばれるものが生じますが、この呼び名はおそらく間違っているでしょう。潜在意識とはたんに、現時点では入手できない情報を示しているだけだと考えられます。それは、**インテグレーター**間で滞っているので、**ビッグ・ボディウェーブ**の中を流れていないのです。セラピストの力を借りて多大な労力を払えば、おそらく、それを取り戻すことができるでしょう。データは失われたわけではなく、隠されているに過ぎないからです。となると必然的に、意識は記憶と関係しているということになってきます。

意識と記憶はお互いに影響を与え、抑制し合うと言えます。この点において、フィールドの情報は自由に手に入るものではありません。つまり、記憶はただのフィールドではなく、フィールド全体の中の、情報を蓄えておく部分なのです。情報は、脳も含めて、体のすべての細胞に蓄えられます。ですから、脳が記憶すると考えるのは、完全な誤りではないのですが、キャンディス・パートのような最近の科学者たちの多くが言うように、記憶は全身にあると考えることができるのです。

しかし、ピーターは、意識と記憶は異なるものであるとも指摘しています。各**インテグレーター**のフィールドの間には、〝敷居〟のような調整ポイントがあると考えられます。この敷居の戸口は広く開いていることもあれば、少し閉じていることもあれば、完全に閉じていることもあります。この戸口、つまり調整ポイントは おそらく、私たちがあまりにも多くのことを時期尚早に知るのを防ぐ防御メカニズムなのでしょう。この考え方は、心理学者たちが長年観察してきたこととも一致します。また、高レベルの意識を獲得するとか、悟りを得るとはどういうことなのか、この理論で説明することもできるかもしれません。高レベルの意識や悟りとは、すべてのドアが広く開き、すべての情報とエネルギーを完全に意識的に手に入れることができる状態だと考えることができます。しかし、ピーターが言うように、「ほとんどの人の場合、あるドアは開いているけれど、あるドアは部分的にしまっており、いくつかはきつく閉じられていて、おそらく、鍵までかかっているのです！」

NESモデルのすばらしいところは、スキャンによって**インテグレーター**の状態がわかり、**各インテグレーター**で何が起こっているのかを具体的に知ることなしに、**インフォシューティカル**によって問題を修正できるというところです。問題に、全身性エリテマトーデスとか喘息とか膵臓がんとか名前を付けて、肉体的診断をくだす必要もありません。また、不安神経症とかパニック障害などと、心理学的診断をくだす必要もありません。子供時代のトラウマや、悲しい出来事から立ち直れないときも、自分が悪いのだと責める必要はありません。**NES**では、私たちの根本原因は、いずれかの**インテグレーター**の中で滞り、静止している情報にあると考えます。問題が何なのか知ろうとすることは、もちろん、私たちにとって、人として役に立ちます。しかし、肉体的健康という点から言うと、問題を知ることや、それに名前を付けることは、癒しの必要条件ではありません。

インテグレーターと感情と意識に関して、もう一つ、読者の皆さんにとって興味深いであろうと思われることは、脳だけでなく、心臓も感情の中枢だということです。ピーターの**マッチング**実験によって、感情、さらには記憶も、心臓やその組織、その周囲の神経へと自然につながっていくことがわかりました。

ピーターは次のように説明します。

この研究の際、私は中国伝統医学を参考にしましたが、さらにその先の過程を解明しています。現代科学は、脳が心の本拠地であり、ひいては感情の中枢でもあると言います。しかし、秘教的な教えでは必ず、つながりは心臓を介したものだと言われています。このつながりとは何でしょう。それを知ったら、あなたは驚くことでしょう！

当時、フィールド安定剤と呼ばれていたインフォシューティカルを作るため、手に入るすべての脳の細胞や、体の組織とのマッチング実験を行いました（このインフォシューティカルは、現在ではスター・インフォシューティカルの一つとして発展しています）。フィールド安定剤とは、**ビッグ・ボディウェーブ**を、つまりフィールド全体を修正するためのものです。ですから、これには、12の**インテグレーター**や感情も併せて、すべてが含まれます。この実験の結果も、非常に驚くべきものでした。フィールド安定剤は、脳の各部分とも**マッチ**しなかったし、ほとんどの細胞の細胞小器官とも**マッチ**しなかったのです。唯一**マッチ**したのは、心臓の細胞と構造だけでした。たとえば、心筋組織とは強く**マッチ**していたのですが、この組織は、ある種の脂肪細胞に記憶をインプリントする際、もっとも重要な役割を果たします。

脂肪細胞は全身にあります。ですから、インプリンターとしての心臓は、血液を介して全身に影響を与えるということになります。つまり、〝体中に記憶と意識の両方がある〟のです。体は記憶のホログラムです。記憶のかけらが行方不明になると、それを知ることはもうできません。なぜなら、それは、**インテグレーター**の中を流れていないからです。情報が破壊されることはありませんが、一つの区画に閉じ込められて、動的な状態から静的な状態になることはあります。その結果、それは入手できない情報になるのです。この事態を複雑化するのは、私たちには意識的な意識と、無意識的な意識の両方があるという事実ですが、**生体エネルギー的**に言えば、この区別は単なるラベルに過ぎないとも言えます。つまり、情報が**インテグレーター**の中をどのように流れているか、もしくは流れていないかを示すラベルに過ぎないのです。私たちが正気を保って、生き延びていくためには、ある種の情報を一つの区画に閉じ込めて、実生活から切り離し、それをちゃんと扱えるようになるまで、静止状態にしておくのは得策と言えます。しかし**生体エネルギー的**には、この情報、記憶は常にアクセス可能であり、**NES**のシステムは、準備が整ったときに、それにアクセスする手助けとなります。**NES**の理論と実験によって、体と心や意識を別々に扱うことはできないことが明らかになりました。ですから、**インテグレーター**は、情報を**ビッグ・ボディウェーブ**の中で動かす集合的フィールド・システムとして、肉体的・感情的自己の根本にあるのですが、今、ここで述べてきたことは、その仕組みについて私が発見したことの一部なのです。

NES症例5 ポーラの場合――心臓病

ポーラには、心臓病の家族歴があり、両親は二人とも、また、たくさんいる兄弟姉妹も皆、心臓に問題があると診断されていました。兄弟のうちの二人は２００４年に心臓病で亡くなりました。

ポーラも、医師のもとで心臓の健康状態を経過観察され治療を受けていました。十分に回復してはいましたが、以前、軽い脳卒中も二度経験しました。家族の病歴に加えて深刻なのは、ポーラに喫煙習慣があり、オーストラリアの地方の農家で時折働いていて農薬や化学肥料を曝露していたことです。血液を薄める薬に、高血圧や高コレステロールを調整する医薬品なども定期的に処方されていました。

２００2年、ポーラは心臓の負荷検査で問題が見つかり、血管造影により心臓につながる大動脈が80パーセント詰まっていることがわかりました。

２００4年の年末、**NES**プラクティショナーであるデボラ・カーターのもとを訪れたときには、すでに2年近く、バイパス手術を受ける患者リストに載っていました。しかし、血小板の数が慢性的に少なかったので、手術を受けるにはふさわしくない状態でした。

初めて**NES**スキャンを受けたとき、**ボディフィールド**の中で**ED❾筋肉**、**ED❸細胞**、**ED⓰骨**がもっとも歪んでいることがわかったので、この3種の**インフォシューティカル**を摂取することになりました。また、カーターは、神経系を強化し、血液循環も促進させるため、ポーラに喫煙をやめ、ビタミンB群と赤唐辛子のサプリメントをとるようにアドバイスしました。

数週間後、ポーラは2回目のスキャンを受けに行きました。今回は、**ポラリティ**、**ED❹神経**、**ED❽胃**、**ED❾筋肉**、**ED⓬腎臓**、**ED⓰骨**、**EI❿循環／心包経**など、一連の**ボディフィールド**で歪みがみつかりました。**NES**の実施計画では、通常4、5種類以上の**インフォシューティカル**が組み込まれることはないのですが、カーターはこれら7種の**インフォシューティカル**をすべて、ポーラに摂取させました。

1か月近くたって、ポーラは再びスキャンを受けにやってきました。喫煙の量が減り、前よりもずっと調子がよく感じられると、ポーラは報告しました。末梢循環が改善されたので、手足も前より温かくなりました。もっとも顕著な改善が見られたのは、スタミナとエネルギーでした。日常生活で、より活発に活動できるようになったのです。主治医も、ポーラの改善ぶりを見て驚き、何をしたのかと尋ねました（ポーラはその後すぐ、主治医にカーターを引き合わせて、**NES**について説明してもらいました）。そして、今度のスキャンでは、**ポラリティ**、**ED⑫腎臓**、**ED⑯骨**、**E–⑩**循環／心包経がまだ歪んでいたので、これらの**インフォシューティカル**の摂取を続けることになりました。しかし、他にもいくつか**ボディフィールド**に歪んでいる部分があらわれ、そのスキャンが、彼女の環境化学物質の曝露に対して**生体エネルギー的**に対処するときだと明らかにしたため、彼女は適切な**インフォシューティカル**を与えられました。

ポーラはその後、数回にわたってカーターのもとを訪れ、その間も、勧められた**インフォシューティカル**の摂取を続け、さらに回復していきました。エネルギーが増し、医師にバイパス手術の準備をするようすすめられるほど血小板の数も回復しました。ポーラは、体調がとてもよくなったので、もし改善していたら手術を受ける必要もない心臓の大動脈の詰まりを確認する血管造影検査をしたいと医師に話しましたが、再検査は行われませんでした。医師は、自分が処方した対症療法の薬とともに、補助的に**NES**も続けるようにと、ポーラにアドバイスしました。また、この医師は、ポーラを自分の診療所に呼んで同僚に会わせ、彼女が**NES**で受けた治療や、回復ぶりについて話し合いました。

2005年の終わり、6回目にカーターを訪れたとき、ポーラは、再びエクササイズを始めたと報告しました。1回につき5分、1日に何回かジョギングをしても、どこも具合が悪くなったりはしません。階段も楽に昇り降りすることができ、日常生活でも、胸が痛くなったりすることなく、より活発に活動できるようになりました。主治医もポーラが**NES**の調整を受けることを支持し、彼女のスキャン結果を尋ねて共有していました。血小板の数も正常に近づき、血圧も、この26年間でもっともいい状態にありました。

ポーラは、**NES**のメンテナンスプログラムに移行し、継続的な健康プログラムとして、2か月ごとにスキャンを受けて**ボディフィールド**のひどい歪みを修正していきました。主治医は、手術がまだ必要かどうか確かめるために、もう1回、血管造影をすることに同意しましたが、ポーラは以前に比べると、あまりにも体調がよかったので、主治医の意見にも**NESの**プラクティショナーの意見にも逆らい、検査を拒みました。医師は、ポーラの心臓のチェックを続けました。

2006年の9月、ポーラは次のように語りました。

「前よりも、ずっと体調がいいと感じています。バイパス手術を受けたから、とても健康になったねと、周りの人に言われましたが、私は手術など受けていないのです！ 主治医も私の健康が大いに増進したのを見て、『何にせよ、今やっていることを続けなさい』と言っています。これは、私にとっては、うれしい言葉です！」

14章❖インテグレーターの詳細

ピーターの**マッチング**実験によって新たな窓が開かれ、**生体エネルギー的**な存在としての私たちの美しさと複雑さを、はっきりと見ることができるようになりました。私たちの肉体的・エネルギー的側面は、**ボディフィールド**を作っているフィールド構造と相互につながり合い、依存し合っているのですが、**エナジェティック・インテグレーター**（以下**EI**または**インテグレーター**）によって、その仕組みがわかります。私たちが皆さんに紹介できるのは、**インテグレーター**の複雑なシステムのごく一部だけですが、それでもきっと、エネルギーと情報が協力し合って命のプロセスを指揮する仕組みに驚異の念を感じていただけることと思います。

インテグレーター❶感覚神経／大腸経

EI❶感覚神経／大腸経と言えば、神経系、脳神経、感覚との**生体エネルギー的**関係性が挙げられます。この**インテグレーター**は、脳の前頭前野と神経系全般の**生体エネルギー的**な情報経路に影響を与えます。これは皮膚とつながっており、触覚、圧力、熱、痛み、味、視覚、匂いなど、感覚受容体を通る情報の処理を統制します。また、臓器の機能や分泌作用、運動能力を統制している自律神経系全般もカバーしています。

ピーターの**マッチング**実験は正確に違いを見分けることができるので、脳神経と脊髄神経は**EI❶感覚神経／大腸経**に属しているけれど、それらとつながっている運動ニューロンはそうではないということもわかりました。運動ニューロンは、**E―⑩循環／心包経**に属しているのです。また、感覚神経は**E―❶感覚神経／大腸経**に属していますが、感覚器官自体（目や鼻、舌、皮膚など）は他の**インテグレーター**に属しています。大腸に通じる神経は、**E―❶感覚神経／大腸経**に属しますが、直腸、肛門、S状結腸は、**E―❻腎臓／腎経**の情報経路に属します。気管支の粘膜は**E―❶感覚神経／大腸経**ですが、気管支系の中には、**E―⓫骨髄／胃経**にも属する部分があります。ですから、中国伝統医学の経絡の場合と同じように、**インテグレーター**も系や臓器、神経など、多くの異なる解剖学的・生化学的側面を結びつけているのです。

〈インテグレーター❶感覚神経／大腸経〉生体エネルギー的関連の一覧

脳神経系

- 前頭葉（E―⓫骨髄／胃経とも関連）
- 感覚野、感覚神経、及び、それらのプロセス
- 自律神経系
- 脳神経
- 脊髄神経（神経叢、臓器につながる神経、血管運動神経）

その他の生体エネルギー的関連

- 大腸（上行結腸、右結腸曲、横行結腸、下行結腸間膜。しかし、直腸、肛門、S状結腸はE―❻腎臓／腎経に属します。E―❼血液フィールド／胆経、E―⓫骨髄／胃経も参照）
- 皮膚（真皮層。E―❸粘膜／小腸経とも関連）
- 気管支（平滑筋、粘膜、E―❹神経伝達物質／心経、E―❺リンパ系／膀胱経、E―⓫骨髄／胃経とも関連）
- 骨髄全般
- 副鼻腔

●リンパ管（E-❺リンパ系／膀胱経とも関連）

ミネラルと元素

●ホウ素

●コバルト（E-❻腎臓／腎経とも関連）

●ヨウ素（E-❾甲状腺／三焦経とも関連）

●モリブデン

●硫黄

NESは身体的病気の診断、治療、予防を行うものではありませんが、**生体エネルギー的**見地から推論すると、**E-❶感覚神経／大腸経**の歪みは、以下のような臨床的症状に関係があるかもしれません。感覚野障害、運動失調と協調運動障害、メニエール病、坐骨神経痛、神経炎、神経痛など。

感情については、**E-❶感覚神経／大腸経**は、中国伝統医学の大腸経の概念を介して、秩序を保つこと、希望を持つこと、思慮深さと関係しています。手放すことと、断固としてしがみつくことのバランスとも関係があります。また、精神的停滞、特に感情に対処するのを避ける傾向とも関連しています。

インテグレーター❷心臓／肺経

E-❷心臓／肺経はまず第一に、胸腔内の臓器と関係しています。それから補助的に、上半身の正中線全体に通路が走っています。この**インテグレーター**は**生体エネルギー的**に、心臓の組織、特に心筋と肺動脈弁と**マッチ**しますが、肺循環とは**マッチ**しません。**E-❷心臓／肺経**は、心臓の左右の部屋を流れるエネルギーも取り扱います。また、心臓の細胞のペースメーカー的側面と結びついているので、冠状動脈、冠状静脈洞、房室結節、洞房結節と強固な**生体エネルギー的**関連があります。

胸腔内には、腔の中にさらに腔があります。見ての通り、肋骨が一番大きな腔ですが、心臓にも部屋があるし、主要な動脈、肺も腔だし、肺の中にも、さまざまな小さな細管があります。腔はエネルギーを集め、蓄積し、増幅させるものなので、**ソースエネルギー**にとって、胸は主要な領域なのです。また、胸は血液循環を介して全身に情報をインプリントする主要なインプリンターでもあります。ですから、この領域と、この領域に関係する**インテグレーター**は、**E－❷心臓／肺経**も含めて、**ボディフィールド**内の広範囲に及ぶ情報とエネルギーのリンクを持っています。しかし、ピーターのさらなる研究によって、心臓の部屋は**生体エネルギー的**に、細胞小器官と直接つながっていることもわかりました。このつながりは、心臓の情報インプリンターとしての役目を、細胞やそれより小さなレベルにまで拡げます。

さらに、多くの寄生生物、もしくはそれらの**エネルギーフィールド**のサインが**E－❷心臓／肺経**に引き寄せられ、肺や肝臓の中でライフサイクルの一部を送る可能性があることが、ピーターの研究でわかりました。ですから、肺や心臓のフィールドに問題があるというより、寄生生物の影響で、この**インテグレーター**の歪みがスキャンにあらわれることがあります。また、**E－❷心臓／肺経**は、胎児の胚葉とも関係があります。つまり、外胚葉、内胚葉、中胚葉と関係があるのです。ですから、この**インテグレーター**は、胎児の発達とも重要な**生体エネルギー的**つながりがあるかもしれません。もし、胎児の発達が、トラウマや発達障害などで阻害されると、**E－❷心臓／肺経**の歪みがとても大きくあらわれる可能性があります。エストラジオール、エストロン、プレグネノロンという三つの女性ホルモンも、**生体エネルギー的**に**E－❷心臓／肺経**に関係しています。このことから、非常に興味深い手がかりが得られます。これらのホルモンレベルに問題があると、心臓の機能に**生体エネルギー的**な影響が出るかもしれないのです。もしくは逆に、情報のインプリンターとしての心臓が、これらのホルモンレベルに影響を与えるかもしれません。このつながりは、閉経後の女性の健康にとって特に重要である可能性があります。しかし、何らかの結論を導き出すには、もっと多くの研究が必要です。

〈インテグレーター❷心臓／肺経〉生体エネルギー的関連の一覧

心臓と心臓血管系

●右心室（E－❸粘膜／小腸経、E－❾甲状腺／三焦経、E－❿循環／心包経とも関連）
●心膜
●心筋（E－❽微生物／肝経とも関連）
●心内膜
●肺動脈弁
●冠状静脈洞
●冠状動脈
●房室結節、洞房結節
●胸部の血液循環
●ヘモグロビン（E－❹神経伝達物質／心経、E－❼血液フィールド／胆経とも関連）

呼吸器系

●縦隔（E－❽微生物／肝経とも関連）
●すべての肺葉
●肺の組織
●気管（気管支や肺尖は含まない）

胎児の肺葉

●外胚葉
●内胚葉
●中胚葉

ホルモン

- エストラジオール（E-❿循環／心包経とも関連）
- エストロン（E-❽微生物／肝経とも関連）
- プレグネノロン（E-❿循環／心包経とも関連）

鉱物と元素

- オスミウム
- ルビジウム（E-⓫骨髄／胃経とも関連）

E-❷心臓／肺経の歪みは、次のような問題と**生体エネルギー的**に関係がある可能性があります。狭心症、うっ血性心不全、ホルモンのアンバランス、うっ血性・閉塞性肺疾患、肺気腫、気管支拡張症、寄生生物の感染、胎児の奇形、自閉症のような発達障害。さまざまな形で表現される悲しみは、**E-❷心臓／肺経**に最も密接に関連している感情です。しかし、肺はこの**生体エネルギー的**経路に含まれているので、**E-❷心臓／肺経**は感情全体に、深いけれど微妙な影響を及ぼします。たとえば、世界中の古代文化において、浅く狭い呼吸は、制限され、抑圧された感情を生みやすいなど、呼吸のパターンと感情が結びつけられています。ですから、**E-❷心臓／肺経**の歪みは、肺との**生体エネルギー的**つながりを介して、感情に影響を与える可能性があります。

このインテグレーターには心臓が含まれるので、感情と強力なつながりがあるのは当然とも言えます。「感情の脳」としての心臓は、**E-❷心臓／肺経**を、個人のアイデンティティの感覚と結びつけます。たとえば、ネガティブでストレスのたまる人間関係がたくさんあるとしたら、健康にどういう影響が及ぶか考えてみてください。**生体エネルギー的**臓器としての心臓は、拍動するごとに、こういうストレス信号を循環システムにインプリントし、体中にメッセージを送ります。こういった、さまざまな理由から、**E-❷心臓／肺経**の状態は、肉体的・感情的健康のバランスに、非常に広範囲の影響を及ぼします。

インテグレーター❸粘膜／小腸経

インテグレーター❷心臓／肺経は、体の前面の正中線に焦点が当たっていましたが、**E－❸粘膜／小腸経**は、体の背面の正中線に焦点が当たっています。**E－❸粘膜／小腸経**は、小腸との関連性から、このように名づけられましたが、〈**脊柱インテグレーター**〉と呼んだほうが正確かもしれないと、ピーターは言っています。というのも、脊柱の筋肉のさまざまな側面と関わりがあるからです。また、**E－❸粘膜／小腸経**は、カルシウム代謝全般を**生体エネルギー的**に統制しているので、背骨だけでなく、すべての骨と密接に関連しています。このため、**E－❸粘膜／小腸経**は、骨粗鬆症のような病気と**生体エネルギー的**に関係しています。**E－❺リンパ系／膀胱経**も骨に関係しているのですが、その理由は、**E－❸粘膜／小腸経**の場合とは異なっています。これに関しては、**E－❺リンパ系／膀胱経**を説明するときに議論します。

すべての**インテグレーター**がそうですが、この**インテグレーター**も、さまざまな臓器や生理機能など、広範囲に渡って**生体エネルギー的**影響を及ぼします。たとえば、副甲状腺と副甲状腺ホルモンの代謝を介して、内分泌機能とも関係しています。それから、回腸の漿液や筋層、腸絨毛、回盲部（回盲弁や虫垂など。この二つは**E－❺リンパ系／膀胱経**とも関連あり）など、消化器系とさまざまなつながりがあります。このつながりにより、**E－❸粘膜／小腸経**は、栄養の吸収、特にミネラルやタンパク質の吸収と**生体エネルギー的**に関わってきます。そして、最後に、臓器を覆う、ある種の組織とも関係があります。これには上皮組織と、鼻、喉、気管支、胃を覆うすべての粘膜が含まれます。中国伝統医学に詳しい人なら、小腸経は首や肩甲骨まで上昇して伝わっていることをご存知でしょう。ピーターの**マッチング**実験によって、**E－❸粘膜／小腸経**の経路も同様であることが確認されました。ですから、この**インテグレーター**を修正すると、癒着性関節包炎などの**生体エネルギー的**原因に影響を与える可能性があります。この癒着性関節包炎とは、肩の結合組織が炎症を起こして、ひどい痛みを引き起こし、可動性が大いに損なわれる病気を指しますが、一般的には五十肩と呼ばれています。

〈インテグレーター❸粘膜／小腸経〉生体エネルギー的関連の一覧

骨格系

●骨の代謝、特にカルシウムの代謝。

●脊椎骨（環椎、頸椎、胸椎、腰椎、仙骨。E－❺リンパ系／膀胱経とも関連）

心臓と心臓血管系

●左心室（E－❷心臓／肺経、E－❾甲状腺／三焦経、E－❿循環／心包経とも関連）

内分泌系

●副甲状腺

●副甲状腺ホルモン

膜組織

●皮膚（上皮。E－❶感覚神経／大腸経とも関連）

●鼻、喉、気管支、消化管のすべての粘膜。

感覚器官

●外耳道

消化器系

●回腸（漿膜や筋層）

●腸絨毛

●回盲の絨毛（E－❺リンパ系／膀胱経とも関連）

●回盲弁

●盲腸（E－❺リンパ系／膀胱経とも関連）

その他の生体エネルギー的関連

●筋膜（E－⓬ショック／脾経とも関連）

●陰茎（亀頭。E－❺リンパ系／膀胱経、E－⓫骨髄／胃経とも関連）

ミネラルと元素

●カルシウム（E－❹神経伝達物質／心経とも関連）

●炭素

●水素（E－❹神経伝達物質／心経、E－❻腎臓／腎経とも関連）

●ストロンチウム

●バナジウム

E－❸粘膜／小腸経が関係しているかもしれない症状としては、カルシウム代謝と骨のマトリックスの問題全般、骨髄炎または骨炎、骨粗鬆症（**E－❺リンパ系／膀胱経**の歪みにも影響される）、変形性関節症などが挙げられます。他に関連がある可能性があるのは、過敏性大腸症候群、大腸炎、クローン病などですが、これらの症状には粘膜の問題が関係しているので、**ドライバー❸細胞**の歪みも関係していると考えられます。慢性疲労症候群（ＣＦＳ）のような病気と関連している、胃や消化器系組織の問題は、**E－❸粘膜／小腸経**を介して関係している可能性があります。食物アレルギーやタンパク質過敏症のような食事の問題、カンジダや腸内細菌全般など、微生物の問題も同様です。腹壁ヘルニア、動脈硬化、結石（腎臓結石など）も、**E－❸粘膜／小腸経**と関係している可能性がありますが、結石は**E－❺リンパ系／膀胱経**とも関係している可能性が高いです。

E－❸粘膜／小腸経が歪んだ場合にあらわれる、**生体エネルギー的**な感情要素は、ほとんどの場合、精神の鋭敏さや集中力、もしくはそれらの欠如と関連しています。持続的に考えられないなど、短期記憶の問題や、特に子供の学習障害も、**E－❸粘膜／小腸経**と関係しているものと思われます。

インテグレーター❹神経伝達物質／心経

生体エネルギー的に言って、**インテグレーター❹神経伝達物質／心経**は、胸腔の中心と頭蓋腔の中心（中脳）を結びつけるものであると考えるのが、最も適当でしょう。中脳は自律神経系を統制しており、自律神経系は血圧や体温、ＰＨバランス、血糖の維持など、たくさんの生理機能を管理し、特定の運動機能や感覚機能も調整しています。それから、側頭葉とも関係しているので、意識や感情体験ともつながっています。大脳皮質の言語中枢と、一次聴覚野も、**E－❹神経伝達物質／心経**に含まれます。特に、それらの機能の鋭敏さに関わります。

胸腔の中で、**E－❹神経伝達物質／心経**は、心臓の特定の部分に**生体エネルギー的**に結び付いています。**E－❷心臓／肺経**は、体のガス交換に関係していますが、**E－❹神経伝達物質／心経**は、細胞に酸素を与えるプロセスに欠かせないものです。ですから、**E－❹神経伝達物質／心経**は、心臓と肺の機能を胸腔で結びつけるのです。心臓の物理的な組織は**E－❷心臓／肺経**に関係しますが、心臓の神経線維の束（ヒス束）は**E－❹神経伝達物質／心経**に含まれます。興味深いことに、この**E－❹神経伝達物質／心経**は、すべての神経細胞の核とつながっていて、**生体エネルギー的**レベルにおいて、心臓と脳の感覚的つながりを強めています。

胸腔と頭蓋腔の臓器との**生体エネルギー的**つながりに加えて、**E－❹神経伝達物質／心経**は、下腹部の腔、特に仙骨、すなわち骨盤の辺りの臓器ともつながりがあります。女性の卵巣（複数の**インテグレーター**に関係する、さまざまな側面があります）、子宮頸部、子宮とも**生体エネルギー的**なつながりがあるので、**E－❹神経伝達物質／心経は、**月経サイクルを正しく統制するのにも大切な役目を果たします。また、**E－❹神経伝達物質／心経**は月経サイクルを正しく統制するのにも大切な役目を果たします。また、**E－❹神経伝達物質／心経**は、膀胱にとっての**生体エネルギー的**な〝住み家〟でもあります。そして、この**インテグレーター**は、多くの種類の環境化学物質や医薬品とエネルギー的に**マッチ**するので、それらに対して過敏な場合、この**インテグレーター**に歪みがあらわれることがあります。

〈インテグレーター❹神経伝達物質／心経〉生体エネルギー的関連の一覧

脳神経系

- ドーパミン、セロトニン、L-ドパ（レボドパ）など、すべての神経伝達物質。
- 中脳（E－❿循環／心包経とも関連）
- 黒質
- 脳室（四つすべて）
- 脳脊髄液（E－❻腎臓／腎経とも関連）
- 大脳皮質の言語中枢
- 大脳皮質の聴覚野
- 神経細胞の核（軸索、樹状突起は当てはまらない。運動ニューロンは、E－❶感覚神経／大腸経、E－❿循環／心包経に関連）

呼吸器系

- 気管支、細気管支（E－❶感覚神経／大腸経、E－❺リンパ系／膀胱経、E－⓫骨髄／胃経とも関連）
- 肺胞
- 迷走神経による気管支収縮
- 蝶型骨洞

泌尿生殖器系

- 子宮（子宮筋層、子宮頸部。ただし、膣は除く）
- 卵巣（左右、内外のパーツ、黄体。ただし、卵管は含まず）（E－❽微生物／肝経、E－❿循環／心包経とも関連）
- 膀胱につながる神経（交感神経と副交感神経の両方）（E－❺リンパ系／膀胱経とも関連）
- 括約筋（E－⓬ショック／脾経とも関連）

心臓血管系

●血しょう

●ヘモグロビン（E－❷心臓／肺経、E－❼血液フィールド／胆経とも関連）

その他の生体エネルギー的関連

●括約筋（E－⓬ショック／脾経とも関連）

ミネラルと元素

●カルシウム（E－❸粘膜／小腸経とも関連）

●フッ素

●水素（E－❸粘膜／小腸経、E－❻腎臓／腎経とも関連）

●鉄（E－⓫骨髄／胃経とも関連）

●マグネシウム

●マンガン

●酸素

●カリウム（E－❿循環／心包経とも関連）

E－❹神経伝達物質／心経の歪みと**生体エネルギー的**に関係する一般的な症状は、失語症、吃音、ある種の聴覚の喪失、学習障害全般などです。他にも、舞踏病、振戦せん妄、めまい、パーキンソン病、中枢神経系に関連した麻痺（**E－❼血液フィールド／胆経**も関係）などの問題があります。毒素や微生物に関連した問題としては、大腸菌やクロカビ菌と強い関連性があります。

E－❹神経伝達物質／心経は、抑うつ（特に産後うつ）、悲嘆、失意といった感情に対処する能力（もしくは、こういう感情状態にある人と関わる能力）と関係があります。心身医学的に言うと、健康に関する不安も**E－**

❹神経伝達物質／心経に関係があります。特に、病気になると他人からの注目を得られるなど、何かメリットがあると無意識的に信じているため、自己破壊的になっている場合に当てはまります。頑固な性質も、この**インテグレーター**と関係しています。これは、柔軟性に欠けた態度や、あるいは、必要な信念の変革を恐れて個人的な目標の達成を避けることなど、いろいろな形をとり得ます。

インテグレーター❺リンパ系／膀胱経

E－❶感覚神経／大腸経から**E－❹神経伝達物質／心経**まではすべて、音、つまりフォノンの周波数域（ヘルツ）を扱っています。**E－❺リンパ系／膀胱経**は、電磁スペクトラムの可視光の領域、それを超えた領域に到達する最初のものです（13章「NES・インテグレーター周波数・位相チャート」参照）。この周波数帯域にあるに**インテグレーター**は、ジオパシック・ストレスに特に敏感です。実際、これらの**インテグレーター**のどれかが歪んでいる場合、ジオパシック・ストレスが唯一、もっとも重要な原因である可能性があります。

E－❺リンパ系／膀胱経は、脳や免疫系の多くの部分と**生体エネルギー的**に関係しているので、もっとも複雑な**インテグレーター**の一つであり、小脳皮質、脳橋、延髄などに影響を及ぼします。実際には、すべての**インテグレーター**が延髄につながっているのですが、**E－❺リンパ系／膀胱経**と**E－❻腎臓／腎経**とのつながりが特に強いのです。**生体エネルギー的**に言うと、ショックやトラウマが延髄に強力な影響を及ぼすと立証されているので、この種の心身の問題には、**E－❺リンパ系／膀胱経**と**E－❻腎臓／腎経**の修正が特に推奨されることがあります。

E－❺リンパ系／膀胱経は、リンパと内分泌系のネットワークを介して、免疫系とつながっています。リンパ節、T細胞、B細胞、コルチゾールとの**生体エネルギー的**つながりを介して、免疫反応に広範囲に及ぶ影響を与えているのです。リンパとのつながりにより、**E－❺リンパ系／膀胱経**は、扁桃腺、膀胱、腎臓、盲腸、前立腺もしくは子宮頸部、胆嚢のような小さな臓器と結びついているのですが、これは、多くの歯科医が指摘するように、歯茎の状態が、心臓の状態など、ある種の健康問題と関連している理由を説明しています。また、この**インテグレーター**は、耳の蝸牛（かぎゅう）ともコミュニケーションしているので、慢性的な聴覚の問題や内耳の問題とも、**生体エネルギー的**に関連しています。

E-❺リンパ系／膀胱経は、**〈神経 - ホルモン・インテグレーター〉**とも呼べるでしょう。腺や臓器につながる神経の多くと、**生体エネルギー的**に結びついているので、この**インテグレーター**には、内分泌との関わりが豊富にあるのです。たとえば、甲状腺とコミュニケーションしています（甲状腺そのものより、甲状腺の軟骨包とより密接に結びついているという証拠もありますが）。また、アドレナリンを介して、体の体液バランスや炎症プロセスに対して、**生体エネルギー的**に影響を与えます。**E-❺リンパ系／膀胱経**は、男性ホルモンと前立腺、陰茎の座でもあります（男性ホルモンは**E-⓫骨髄／胃経**とも関係あり）。

E-❸粘膜／小腸経が背骨を扱うことは、すでに説明しましたが、**E-❺リンパ系／膀胱経**もまた、脊柱を扱います。しかし、今回、焦点が当たるのは、脊髄神経のみです。**E-❺リンパ系／膀胱経**は、**カイロプラクティック・インテグレーター**と呼ばれることもありますが、これは、この**インテグレーター**が、脊髄神経を通して、脊椎骨や椎間板とコミュニケーションするからです。**生体エネルギー的**に言うと、バランスは、**E-❺リンパ系／膀胱経**と、小脳、蝸牛神経の結びつきによってコントロールされます。

〈インテグレーター❺リンパ系／膀胱経〉生体エネルギー的関連の一覧

脳神経系

- 脳の灰白質（E-❼血液フィールド／胆経とも関連）
- 頸椎、胸椎、腰椎、仙骨神経など脊椎の白質、脊髄
- 小脳

●延髄（E－❻腎臓／腎経とも関連）
●脳橋
●蝸牛神経

免疫系

●リンパ管とリンパ液（E－❶感覚神経／大腸経とも関連）
●リンパ節
●咽頭のリンパ組織
●扁桃腺
●Tリンパ球（E－❼血液フィールド／胆経とも関連）
●Bリンパ球

肝臓系

●胆嚢（E－❼血液フィールド／胆経とも関連）

骨格系

●脊椎と脊椎の運動ユニット（環椎、頸椎、胸椎、腰椎、仙骨）（E－❸粘膜／小腸経とも関連）、尾てい骨
●脊椎の椎間板（E－❻腎臓／腎経、E－⓬ショック／脾経とも関連）

呼吸器系

●気管支（平滑筋、粘膜）（E－❶感覚神経／大腸経、E－❹神経伝達物質／心経、E－⓫骨髄／胃経とも関連）

泌尿生殖器系

●膀胱（粘膜、筋層、括約筋、自律神経）（E－❹神経伝達物質／心経とも関連）
●尿道
●陰茎と陰茎につながる神経（E－❸粘膜／小腸経、E－⓫骨髄／胃経とも関連）

●海綿体
●前立腺（組織、血管、神経、峡部、筋肉）

消化器系

●回盲弁（E-❸粘膜／小腸経とも関連）
●盲腸（E-❸粘膜／小腸経とも関連）

内分泌系

●下垂体前葉（E-❾甲状腺／三焦経とも関連）
●甲状腺被膜（E-❾甲状腺／三焦経とも関連）
●5-ヒドロキシトリプトファン
●副腎皮質刺激ホルモン（ACTH：アクス）
●コルチゾール
●ノルアドレナリン
●ジヨードチロシン
●アルドステロン

その他の生体エネルギー的関連

●前頭洞
●歯

ミネラルと元素

●タンタル

E-❺リンパ系／膀胱経の歪みが影響を与えている可能性がある臨床的症状としては、虫垂炎、扁桃腺炎、亜脱臼、神経痛、前立腺とインポテンツの問題、すべての種類の炎症、甲状腺の問題、バランスの問題などが挙げられます。月経のトラブルも、**E－❺リンパ系／膀胱経**の範疇に入りますが、これには、**E－❹神経伝達物質／心経**と**E－❿循環／心包経**の歪みも関連しています。

感情面では、臆病さや、過敏さ、すぐに驚く傾向などがあります。**E－❺リンパ系／膀胱経**がひどく歪んでいる場合、一般的に、信頼することや、悲しみを感じたり、表現することができなくなることがあります。

インテグレーター❻腎臓／腎経

E－❻腎臓／腎経は、**インテグレーター**の中でも特別な位置を占めています。私たちはかつて、これを「許容度ゼロ」アイテムと呼んでいました。というのも、**NES**の修正プログラムにおいて、**E－❻腎臓／腎経**の歪みは、他の**インテグレーター**の歪みより優先されていたからです。今では、すべての**インテグレーター**が等しく重要であることがわかっているので、私たちはもう、**E－❻腎臓／腎経**が許容度ゼロであるとは思っていません。

しかし、それでもなお、**E－❻腎臓／腎経**は少々特殊なものだと考えられます。一般的に、多くの**インテグレーター**が歪んでいる場合、スキャンで、**E－❻腎臓／腎経**の修正は後回しにしたほうがいいという結果が出ない限り、**E－❻腎臓／腎経**の修正が他の**インテグレーター**より優先されます。これは何故でしょうか。**E－❻腎臓／腎経**には、脳との重要なつながりが多数あり、体のすべての細胞の核とも**生体エネルギー的**にリンクしており、感情の処理にも関わっているからです。

E－❻腎臓／腎経の情報経路は、脳の白質を通って、脊椎の白質を下っていきます。これは、視床、松果体、延髄、クモ膜（頭蓋骨を覆う膜）と**生体エネルギー的**に関連しています。また、腔としての頭蓋骨、**ソースエネルギー**を集めて貯蔵する頭蓋骨の役目にも関連しています。この役目は当然、脳の機能に多大な影響を及ぼし、感情としての自己にも密接なつながりがあるので、肉体と感情の調和を保つのに重要な役目を果たします。

E－❻腎臓／腎経の関係性は、中国伝統医学の腎経のそれと、ほぼ一致します。腎臓そのものとも、もちろん関係しており、腎臓のすべての微小管とも関係しています。しかし、それ以外にも多くの機能があり、体のPHバランスの統御にも**生体エネルギー的**に影響を与えていて、これは、この**インテグレーター**と水素の関係性によるものです。また、内分泌のつながりとも強い関連があり、特に松果体と結びついていますが、これは、睡眠－覚醒サイクルや、デヒドロエピアンドロステロン（DHEA）をコントロールしています。デヒドロエピアンドロステロンは、エストロゲンやプロゲステロンのような女性ホルモンの前駆体なので、この**インテグレーター**は月経サイクルとも部分的に関係しています。微量ミネラルとも重要な関わりがあり、**E－❻腎臓／腎経**は、酵素やホルモンの生産、機能とも**生体エネルギー的**に関係しています。胸腺も関連しているので、**E－❻腎臓／腎経**は、全体的な免疫機能においても重要です。興味深いことに、この**インテグレーター**は腸の下部、尿道、肛門、直腸と関連していますが、膀胱や他の泌尿器系とは関係していません。最後に、**E－❻腎臓／腎経**は、ヒトパピローマウイルスやある種のカンジダなどを含む特定の微生物や病原体とも**生体エネルギー的**に関係があります。

〈インテグレーター❻腎臓／腎経〉生体エネルギー的関連の一覧

腎臓系

- ●腎臓と繊維被膜
- ●糸球体
- ●腎杯
- ●尿細管
- ●尿管
- ●血しょうに含まれる塩類

脳神経系

●白質
●視床
●後脳
●頭蓋腔
●延髄（E－❺リンパ系／膀胱経とも関連）
●脳脊髄液（E－❹神経伝達物質／心経とも関連）

消化器系

●S状結腸
●直腸
●肛門

内分泌系

●松果体
●アンドロステンジオン
●デヒドロエピアンドロステロン（DHEA）
●胸腺と血清胸腺因子

骨格系

●骨全般（E－❿循環／心包経とも関連）
●脊椎の椎間板（E－❺リンパ系／膀胱経、E－⓬ショック／脾経とも関連）

ミネラルと元素

●コバルト（E－❶感覚神経／大腸経とも関連）

- 銅
- ゲルマニウム
- 水素(E－❸粘膜／小腸経、E－❹神経伝達物質／心経とも関連)
- リチウム
- リン
- 亜鉛(E－⓫骨髄／胃経とも関連)

E－❻腎臓／腎経の歪みは、次のような問題と**生体エネルギー的**に関係している可能性があります。睡眠パターンの乱れ、不眠、あらゆる腎臓の不調、浮腫やナトリウム－カリウムのバランスに関する問題(**E－❺リンパ系／膀胱経**とも関連)、高血圧、動脈硬化(**E－❶感覚神経／大腸経**とも関連)、季節性感情障害、便秘、精神病、双極性障害、長期的な免疫力の低下。**E－❻腎臓／腎経**と**生体エネルギー的**に関係している感情は、活力や目標達成能力に関するもの、カリスマ性のような個人的特質です。共感も、ここに含まれます。

インテグレーター❼血液フィールド／胆経

E－❺リンパ系／膀胱経と**E－❻腎臓／腎経**は、脳や脊椎の白質に関係していましたが、**E－❼血液フィールド／胆経**は、灰白質に関係しています。特に脳の運動野と密接に関連しているので、臨床的には、痙攣やしびれから歩行障害まで、あらゆる種類の運動障害に関係しています。

中国伝統医学では、胆経は腰、特に大転子を通って、つま先まで下りていきます。しかし、ピーターの**マッチング**実験では、違う結果が出ました。中国伝統医学では、胆経のブロックは、関節炎のような問題と関連していますが、これは**NES**では認められません。**NES**では、関節炎の炎症は**ED❸細胞**に関連しており、

E―❼血液フィールド／胆経ではありません。

そして、**E―❼血液フィールド／胆経**と言えば、ヘモグロビンです（運動野や消化器系も重要ですが）。**E―❼血液フィールド／胆経**には、血圧調整と白血球と赤血球の生産に関係する造血幹細胞の活動という二つの重要な心臓血管系とのつながりがあります。この**インテグレーター**は、**生体エネルギー的**に実際の細胞とつながっているわけではなく、血液形成のバーチャルな側面を使用して、つまり免疫機能や病気への抵抗力に対する**生体エネルギー**の影響と関連しているのです。また、この**インテグレーター**は、脳の動脈を詰まらせて、脳卒中の可能性を高めるフィブリン（編注：血液の凝固に関わるタンパク質）の過剰形成と**生体エネルギー的**にも関係しています。そのため、加齢から来る問題とも関連している可能性があります。血圧は**生体エネルギー的**にこの**インテグレーター**の影響を受ける可能性がありますが、血圧調整は、生理学レベル、**生体エネルギー**レベルどちらにおいても非常に複雑なので、多くの**インテグレーター**が血圧調整の問題に関わっているものと考えられます。**NES**では、**ED❽胃**は、重金属が蓄積され、細胞の生成や機能に影響を与える可能性がある骨髄に関係しているため、血圧に関しても重要な**生体エネルギー的**役割を果たしていると考えます。

〈E―❼血液フィールド／胆経〉生体エネルギー的関連の一覧

消化器系

- 胃（腹膜腔全般と胃の筋層）
- 十二指腸と空腸
- 腸（筋層）（E―❶感覚神経／大腸経、E―⓫骨髄／胃経とも関連）
- 胆管
- 胆嚢と動脈（E―❺リンパ系／膀胱経とも関連）
- 腹膜

●心窩部（みぞおち）

脳神経系

●運動野

●脳と脊髄の灰白質（E－❺リンパ系／膀胱経とも関連）

●交感神経による血圧のコントロール

造血系

●ヘモグロビン（E－❷心臓／肺経、E－❹神経伝達物質／心経とも関連）

●芽細胞

●ナチュラルキラー細胞

●T細胞（E－❺リンパ系／膀胱経とも関連）

その他の生体エネルギー的関連

●靭帯（E－❾甲状腺／三焦経とも関連）

●細胞性軟骨（E－⓬ショック／脾経とも関連）

ミネラルと元素

●アンチモン

●ニッケル（E－❿循環／心包経とも関連）

E－❼血液フィールド／胆経のフィールドの乱れは、胃潰瘍や十二指腸潰瘍と関係している可能性がありますが、潰瘍は**テレイン❼**とも関係している可能性が高いです。潰瘍は微生物とも関係しているからです。憩室炎も**E－❼血液フィールド／胆経**と**テレイン**のフィールドの乱れに関係しています。胆嚢炎など、胆嚢の問題全般も**生体エネルギー的**に関係していますが、この**インテグレーター**は、頭痛や緑内障のような幅広い問題とも関係があります。高血圧も関係ありますが、これは**E-❷心臓**／**肺経**や**E-❻腎臓**／**腎経**などの歪みとも関係がある可能性が高いです。高血圧の遺伝的要因は、**E-❸粘膜**／**小腸経**・**E-❹神経伝達物質**／**心経**・**E-❻腎臓**／**腎経**・**E-❾甲状腺**／**三焦経**と**生体エネルギー的**に関連があるものと考えられます。また、パーキンソン病も**E-❼血液フィールド**／**胆経**と関連があると思われますが、**E-❶感覚神経**／**大腸経**も関わっているでしょう。**E-❼血液フィールド**／**胆経**は、パーキンソン病以外の運動ニューロンに関わる病気とも関係があります。毒素に関しては、有機塩化物と有機リン酸化合物に特に敏感です。

E-❼血液フィールド／**胆経**は、決断力、正直、忠節、意志力にまつわる感情に影響を与えます。この**インテグレーター**が歪むと、心が動揺して優柔不断になりやすくなります。また、このような感情や行動が関係する状況にうまく対処できなくなります。

インテグレーター❽微生物／肝経

E-❽微生物／**肝経**の歪みは、目とホルモンにもっとも密接に結びついています。しかし、この**インテグレーター**は、体が微生物、特に形や大きさを変えられる多形性の微生物に対処する際、**生体エネルギー的**に重要な役目を果たします。最先端の微生物学において、多形性の微生物は、細胞以前のもっとも原始的な生命の形であると考えられています。そして、それらは、がんも含め、多くの病気が生じる際、重要な役目を果たしている可能性があります。このため、**E-❽微生物**／**肝経**は、すべての**テレイン**と関連しています。また、この**インテグレーター**は、体内の老廃物や、体外の環境有害物を、体が処理するのを助けるフィールドを管理しています。体が毒素や微生物に反応するための**生体エネルギー的**ネットワークや**テレイン**と関係があるので、この**インテグレーター**は、目、副鼻腔、肝臓、心筋のような敏感な臓器と密接につながっています。しかし、心筋の実際の組織のフィールドは、**E-❷心臓**／**肺経**にあることに注意してください。また、**生体エネルギー的**な心臓血管機能も、**E−❷心臓／肺経**と関係しています。それから、電磁場に過度にさらされることで起きる問題に対処する際にも、**E−❽微生物／肝経**が重要な役目を果たします。電磁場には、天然のものも人工的なものも含まれますが、私たちは、これを**eスモッグ**と呼んでいます。

目そのものや、脳の視覚領域など、**E−❽微生物／肝経**ネットワークは、視覚システムと関係しています。また、多くのホルモンや視床下部とも、**生体エネルギー的**に結び付いていますが、視床下部は**E−❿循環／心包経**ともつながっています。**E−❽微生物／肝経**の歪みを修正すると、内分泌機能に幅広い影響が及びます。**NES**では、個々のホルモンをターゲットにすることは推奨しません。なぜなら、肉体のホルモンネットワークは、あまりにも複雑だからです。ですから、私たちは、**ドライバー**や**インテグレーター**の**生体エネルギー的**システムに幅広く働きかけることで、よりよい影響を与えていきます。このシステムは、ホルモンを生産する臓器や腺そのもののフィールドを統制しています。こういう臓器や腺が**ドライバー**によって、完全にパワーを与えられ、情報が制限されることなく**インテグレーター**を流れるようになれば、還元主義的アプローチを使わずとも、ホリスティック(全的)に問題に取り組むことができます。

E−❽微生物／肝経は、DNAや各細胞の遺伝物質の周辺に生じる無数のエラー・フィールドに、深い影響を及ぼします。こうした遺伝的エラー・フィールドは持続的に受け継がれていき、ホメオパシーにおいて〝マヤズム〟と呼ばれるものを生じます。マヤズムの理論はあまりにも複雑なので、この限られた紙面で詳細を正確に語ることはできませんが、伝統的なホメオパシーでは、すべての病気、特に慢性病の根源にマヤズムがあると考えられています。**NES**では、ホメオパシーのように、エラー・フィールドを特定したり、名前を付けたり、それらを個別にも扱いません。先にも述べましたが、私たちが**インテグレーター**と呼んでいる空間の構造、情報統制の通路の歪んだ構造を修正することで、その通路の中にあるすべてのものが修正されるのです。

〈インテグレーター❽微生物／肝経〉生体エネルギー的関連の一覧

脳神経系

- ●視床下部（E−⑩循環／心包経とも関連）
- ●視索上核

視覚系

- ●虹彩
- ●網膜
- ●視神経の中心
- ●視覚野

肝臓系

- ●肝臓の機能全般と肝葉につながる神経（肝細胞はED⓫肝臓に関連）

心臓血管系及び呼吸器系

- ●心筋（E−❷心臓／肺経とも関連）
- ●横隔膜
- ●肺の縦隔（E−❷心臓／肺経とも関連）
- ●上顎洞

女性生殖器系

- ●卵巣（黄体）（E−❹神経伝達物質／心経、E−⑩循環／心包経とも関連）

内分泌系

- ●カルシトニン
- ●アドレナリン

- プロラクチン
- エストロゲン
- エストロン（E－❷心臓／肺経とも関連）

ミネラルと元素

- クロム

E－❽微生物／肝経の歪みと関係する病気には、視神経と目の病気全般が挙げられます。黄斑変性も、**ED❸細胞**とともに、この**E－❽微生物／肝経**に関係しています。また、肺炎、しょう紅熱、ウイルス感染後の心臓の症状、心筋炎、腎仙痛、頭頂の頭痛、手の関節炎、骨粗鬆症（**E－❸粘膜／小腸経**とも関連）、アメーバ赤痢、カンジダ感染症、マイコプラズマ、微生物の問題全般などとの関連も挙げられます。特に視床下部に関連したホルモンのアンバランスも、**E－❽微生物／肝経**と関係しています。ジオパシック・ストレス、特に、ある種の地下水路と関係するものは、この**インテグレーター**の機能に強い影響を与える可能性があります。

感情の面では、**E－❽微生物／肝経**は、平静さ、寛容さに関係し、こうした質に欠けた状況に対処する能力とも関連します。高揚感や、言葉の巧みさ、特に饒舌さなども、この**インテグレーター**と結びついています。

インテグレーター❾甲状腺／三焦経

E－❾甲状腺／三焦経は、インテグレーターシステムの中でも特に注目すべきものです。というのも、**E－❹神経伝達物質／心経**と同じく、この**インテグレーター**もすべての主要な腔〈頭蓋腔、胸腔、腹腔〉に影響を与えているからです。各臓器の周りの膜や、関節の周りの空間など、体中に無数に存在する、より小さな腔にも影響を与えています。また、ゼロポイント・エネルギーの利用にも関係しているので、この**インテグレーター**は体の体温調節能力にも影響を与えます。

E－❾甲状腺／三焦経は、中国伝統医学の三焦経とも理論的に関係しています。これは体が体温の平衡を保つのを助ける経絡です。**NES**のシステムでは、エネルギーは、胎児が成長するにしたがって生産されます。つまり、胎児の脳波が神経系を流れ始めるにつれ、エネルギーが生産されるのですが、フォノンや圧力波、電気的周波数によっても作られます。これらは、心臓の鼓動や、肺などの**生体エネルギー的**メカニズムによって生産されます。食物代謝や分子の化学反応（たとえばアデノシン三リン酸〈ＡＴＰ〉やアデノシン二リン酸〈ＡＤＰ〉などのプロセス）が細胞のエネルギー生産において重要になってくるのは、胎児が誕生した後の話です。ですから、**E－❾甲状腺／三焦経**は、体の主要な腔や、より小さな腔との結びつきを介し、より広い範囲の体の代謝において、重要な役目をホリスティック（全的）に果たすことになります。疲労は通常、病気の最初の兆候なので、**E－❾甲状腺／三焦経**は**NES**のスキャンにしばしばあらわれます。その場合、体がヒーリングに十分に反応するだけのエネルギーを作ることが、**生体エネルギー的**にできないということを示している可能性があります。

しかし、他の**インテグレーター**と同じように、**E－❾甲状腺／三焦経**も特定の臓器や腺、生理機能と結び付いています。内分泌系を介して、この**インテグレーター**は、甲状腺全体、副腎髄質、下垂体におけるセロトニン生産に影響を与えています。また、以下の通り、脳や心臓の特定の部分や粘膜などと、広く関係しています。

〈インテグレーター❾甲状腺／三焦経〉生体エネルギー的関連の一覧

内分泌系

- 甲状腺（E－❺リンパ系／膀胱経とも関連）
- 下垂体（後葉と中葉）（E－❺リンパ系／膀胱経とも関連）
- 副腎髄質（E－❿循環／心包経とも関連）

脳神経系

●側脳室

●三叉神経

その他の生体エネルギー的関連

●心臓（僧帽弁、右心房）（E−❷心臓／肺経、E−❸粘膜／小腸経、E−❿循環／心包経とも関連）

●膣（E−❿循環／心包経とも関連）

●すべての粘膜

●靭帯（E−❼血液フィールド／胆経とも関連）

●頭蓋腔、胸腔、腹腔をつなぐ

ミネラルと元素

●カルシウム - ナトリウムの関係

●ヨウ素（E−❶感覚神経／大腸経とも関連）

●塩素イオン

●セレニウム

E−❾甲状腺／三焦経の歪みと関係する肉体的な問題には、甲状腺の病気、自己免疫疾患（関節炎など）、精神発達の遅れ、産後うつ、慢性疲労症候群（CFS）、線維筋痛症、環境アレルギー、化学物質過敏症、あらゆるタイプの体温のアンバランス、尿崩症などがあります。

E−❾甲状腺／三焦経の歪みに関係する感情は、勇気と自信が挙げられます（過剰な場合もあれば、不足する場合もあります）。また、このような感情反応が起きる状況にうまく対処できないこともあります。他にも、うまく言葉で表現できない、引っ込み思案で臆病、無口になりやすいといった問題が挙げられます。しかし、常軌を逸した気分の変化として、この**インテグレーター**の歪みがあらわれることもあります。特に、過度に感情的に振る舞ったり、「戦うか逃げるか」といった反応になったりしがちになります。

インテグレーター⑩循環／心包経

E－⑩循環／心包経は、細胞の呼吸プロセスに関係があります（**E－❷心臓／肺経**も同様）。そして、さまざまな臓器や、その神経内分泌機能と関係があります。循環系の大部分に、重要な**生体エネルギー的**影響を及ぼしており、消化器や呼吸器系全般ともつながっています。**E－⑩循環／心包経**に関連した歪みを見つけ出すのはたいへんなのですが、それは、この**インテグレーター**が**ボディフィールド**に、それゆえに体全体に幅広く影響を及ぼすからというだけではありません。この**インテグレーター**は、同じ臓器に関係している他の**インテグレーター**や**ドライバー**とも組み合わされているのです。たとえば、**E－⑩循環／心包経**は細胞の呼吸に影響を与えるので、**ドライバー❸細胞**や**ドライバー❾筋肉**とひと組になっています。また、視床下部とも密接な関連があるので、視床下部そのものと、その機能に重要な影響を与えます。それから、中脳にも影響を及ぼすのですが、これは**E－❹神経伝達物質／心経**とも密接に関連しています。**E－⑩循環／心包経**は膣や卵巣のある側面をコントロールしていますが、膣は**E－❾甲状腺／三焦経**とも、卵巣は**E－❹神経伝達物質／心経**とも、それぞれ関連しています。膵尾も**E－⑩循環／心包経**に含まれますが、膵臓の他の側面は、**E－⑫ショック／脾経**と関連します。

E－⑩循環／心包経は、肉体的・感情的ショックやトラウマ、手術やがんの化学療法、化学物質にさらされること（アスベスト、ダイオキシン、ＰＣＰなど）などに関連する歪みに対して、特に敏感です。

〈インテグレーター⑩循環／心包経〉生体エネルギー的関連の一覧

神経内分泌系

●視床下部（E－❽微生物／肝経とも関連）
●中脳（E－❹神経伝達物質／心経とも関連）
●運動ニューロン（E－❶感覚神経／大腸経とも関連）
●副腎皮質（コルチコステロン、11－デオキシコルチコステロン、メラニン細胞刺激ホルモン）
●副腎髄質
●卵巣（2－ヒドロキシエストラジオール、16－ヒドロキシエストロン）
●エストラジオール（E－❷心臓／肺経とも関連）
●プレグネノロン（E－❷心臓／肺経とも関連）
●成長ホルモン

心臓血管系

●静脈と動脈の循環
●心臓（左心房）（E－❷心臓／肺経、E－❸粘膜／小腸経、E－❾甲状腺／三焦経とも関連）

消化器系

●幽門
●胃の粘膜層（E－⓫骨髄／胃経とも関連）

呼吸器系

●喉頭
●咽頭

女性生殖器系

●膣（E－❾甲状腺／三焦経とも関連）
●卵巣（E－❹神経伝達物質／心経、E－❽微生物／肝経とも関連）

●クリトリス

その他の生体エネルギー的関連

●目のレンズ（目のほとんどの部分は**E－❽微生物／肝経**に関連）

●膵尾

●骨（E－❻腎臓／腎経とも関連）

ミネラルと元素

●ニッケル（E－❼血液フィールド／胆経とも関連）

●カリウム（E－❹神経伝達物質／心経とも関連）

●ケイ素

●ナトリウム

E－❿循環／心包経のフィールドの歪みは、動脈硬化、静脈瘤（**E－❻腎臓／腎経**と**ED⓰骨**とも関連）、うっ血、炎症と関節炎（この二つは**ED❾筋肉**と**ED❸細胞**とも関連）といった肉体的問題と関連しています。月経不順もここに含まれますが、これは**E－❹神経伝達物質／心経**とも関係します。更年期の問題やホルモンのアンバランス（この二つは**E－❺リンパ系／膀胱経**とも関連）、膣痙のような膣の問題とも関連しています。副腎の機能不全、慢性疲労症候群（CFS）、繊維筋痛、喉頭炎や咽頭炎のような咽喉の問題も**E－❿循環／心包経**と関係しています。それから、パーキンソン病のような中枢神経系の病気も、**E－❿循環／心包経**の歪みに関係します。痛風、カルシウムや尿酸結石などの沈着物、ある種の糖尿病、胃酸逆流、潰瘍なども関連しています。

E－❿循環／心包経の歪みに関係する感情には、思慮深さや思いやり、とりとめのない思考パターン、一貫性のない思考などがあります。執着もこの**インテグレーター**に含まれますが、全般的には、**E－⓫骨髄／胃経**と関連しています。月経前や更年期に関係した感情の揺れ、特に抑うつ的な感情が起きる場合は、**E－❿循環／**

心包経に関係しています。しかし、流動的に瞑想状態に入っていく能力や、一般的な平静さを保つ能力も、この**インテグレーター**に影響されます（**E－⓫骨髄／胃経**とも関連）。

インテグレーター⓫骨髄／胃経

E－⓫骨髄／胃経は大体において、中国伝統医学の胃経の経路に従いますが、ピーターの**マッチング**実験によって、中国伝統医学では説明されていない、体の特定の部分や生理機能とのつながりが見つかりました。胃と消化器系という点から言うと、**E－⓫骨髄／胃経**は、食道、胃、十二指腸、大腸それぞれの筋層とのみ関係があります。こうした臓器の他の側面は、他の**インテグレーター**と関係しています。たとえば、胃の筋層は**E－❼血液フィールド／胆経**にも関係していますが、腹膜腔全般も同様です。中国伝統医学の胃経は、体を下って足の甲を通り、中指まで達します。ピーターの**マッチング**実験では、**E－⓫骨髄／胃経**と足のこれらの部分には、何の**生体エネルギー的**つながりも見出だされませんでした。**E－⓫骨髄／胃経**は、副鼻腔から眼窩の下を通る伝統的な胃経の道に従いますが、一つの**インテグレーター**を使うだけでは、決して副鼻腔を修正することはできないことを、ピーターは発見しました。なぜなら、副鼻腔はさまざまな**インテグレーター**に関係しており、**E－⓫骨髄／胃経**と関係しているのは副鼻腔の中でも上顎洞だけなのです。この**インテグレーター**も、さまざまな系、臓器、関連プロセスの多様なネットワークにつながっています。その中には、喉全般、下顎、気管支、肺尖、男性生殖器などがあります。

E－⓫骨髄／胃経は、骨髄の機能とも重要な**生体エネルギー的**関係があり、特に赤色骨髄と強く結びついています。また、脳の、高度な処理機能を行う領域、特に前頭葉とも堅固に結びついています。このように、消化器系、肺、骨髄、脳など、多くのものと関係しているので、この**インテグレーター**は、毒素の蓄積、特に重金属の蓄積による**生体エネルギー的**歪みに対して、非常に脆弱です。また、骨髄と副鼻腔は、**テレイン**が形成される主要な領域でもあります。先にも説明しましたが、**テレイン**は、現実でもバーチャルでも微生物の住処となりやすい環境です。**E－⓫骨髄／胃経**の通路は、胸部を通って、生殖器のエリアに向かいますが、女性生殖器より、男性生殖器において、より広範囲にわたって**生体エネルギー的**な役割を果たします。エネルギー的には、この**インテグレーター**は亀頭、精管、精巣上体、陰嚢などといった男性の臓器、腺、管と関係しています。また、**生体エネルギー的**にテストステロンも管理しています。

〈インテグレーター⓫骨髄／胃経〉生体エネルギー的関連の一覧

消化器系

- 腹腔全般
- 胃（粘液、筋層）（粘液はE－⓾循環／心包経とも関連）
- 胃底（胃酸の生産）
- 幽門腺（ペプシン）
- 十二指腸（粘膜と筋肉）
- 結腸（筋層）（E－❶感覚神経／大腸経、E－❼血液フィールド／胆経とも関連）
- 食道

耳、鼻、喉、呼吸器系

- 肺（気管支、細気管支、平滑筋、粘膜（E－❶感覚神経／大腸経、E－❹神経伝達物質／心経、E－❺リンパ系／膀胱経とも関連）
- 上顎洞
- 横隔膜
- 喉頭蓋

男性生殖器系

- 亀頭（E－❸粘膜／小腸経、E－❺リンパ系／膀胱経とも関連）
- 睾丸、睾丸につながるリンパ管
- 精管
- 精嚢、精巣上体
- 精索
- 陰嚢
- テストステロン、ジヒドロテストステロン

脳神経系

- 前頭葉（E－❶感覚神経／大腸経とも関連）
- 交感神経、副交感神経

造血系

- 赤色骨髄
- 黄色骨髄

その他の生体エネルギー的関係

- 鼠蹊部
- 脚の前面につながる筋肉
- 下顎の歯と歯茎

ミネラルと元素

- 鉄（E－❹神経伝達物質／心経とも関連）
- ルビジウム（E－❷心臓／肺経とも関連）

- 銀（E－⓬ショック／脾経とも関連）
- スズ
- 亜鉛（E－❻腎臓／腎経とも関連）

E－⓫骨髄／胃経の歪みに**生体エネルギー的**に関係している臨床的な問題には、上顎洞炎、骨髄性白血病、貧血、あらゆる種類の胃腸の不調、インポテンツなど、あらゆる男性の生殖器・性的機能の不調（**E－❺リンパ系／膀胱経**とも関連）などがあります。この**インテグレーター**の通路には、胸部エリアも含まれるので、乳がんとも**生体エネルギー的**に関連している可能性があります。脳（前頭葉）とも関係しているので、統合失調症や、ある種の退行性の精神的病気とも関係がある可能性がありますが、アルツハイマー病のような病気には、おそらく**ドライバー❽胃**の歪みも関係しているものと思われます。重金属中毒や汚染の**生体エネルギー的**影響も、この**インテグレーター**を通じて発現しますが、それはこの**インテグレーター**が脳、骨髄、胃と密接に関係しているからです。体が重金属を処理・排出できないとき、それらは体のこういう場所に蓄積されやすいのです。

感情面では、**E－⓫骨髄／胃経**は、高次の精神機能と関係しています。特に、記憶や空間認識の困難と関連しています。強迫性障害も、**E－⓫骨髄／胃経**の歪みに関係しています。また、善意を示したり、平静さを保ったりする能力、もしくは、そういう能力の欠如とも関連しています。

インテグレーター⓬ショック／脾経

E－⓬ショック／脾経は、**ビッグ・ボディウェーブ**の最後に来る調整ポイントに当たりますが、深刻で、しばしば慢性的な病状や、**NES**でフィールド崩壊と呼んでいるものに関係しています。このフィールド崩壊は、エネルギーの流れが著しく低い場合や、エネルギーが滞っている場合に起きます。エネルギーが流れないと、情報も流れません。ショックやトラウマは、それが肉体的なものでも感情的なものでも、**E－⓬ショック／脾経**に強烈な影響を与えます。すべての**インテグレーター**のエネルギーの流れが遅くなり、波が**E－⓬ショック／脾経**から**E－❶感覚神経／大腸経**に再び正しく戻ることができません。しかし、長引くストレスや疲労も同じような影響を及ぼすでしょう。私たちは比喩的に「燃え尽きた」ように感じるなどと言いますが、この表現は、それほど比喩的なものではないかもしれません！　ジオパシック・ストレスもエネルギーの流れを遅くし、この**インテグレーター**内の情報を撹乱してしまいます。**E－⓬ショック／脾経**が、エネルギー的カオス状態に陥ると、体もやがて弱っていきます。しかし、このプロセスが体レベルで感じられるようになるには、長い時間がかかります。

体とのつながりに関しては、膵臓、脾臓、リンパ系、神経系、いくつかの重要な女性生殖器の特定の側面をコントロールしていますが、それは以下のリストに記してあります。妊娠している女性の場合、胎児にも関係があります。**E－⓬ショック／脾経**は、神経線維の軸索を覆う鞘で、シュワン鞘とも呼ばれる神経線維鞘につながっています。

〈インテグレーター⓬ショック／脾経〉生体エネルギー的関連の一覧

膵臓系と脾臓

- 膵頭と膵尾
- 膵管
- ランゲルハンス島
- 腺房と腺房中心細胞
- 脾臓

脳神経系

●脳梁

●第四脳室

免疫系

●リンパ液

女性生殖器系

●子宮（E－❹神経伝達物質／心経とも関連）

●子宮頸部（リンパ、静脈、動脈も含む）（E－❹神経伝達物質／心経とも関連）

●胎児

その他の生体エネルギー的関連

●括約筋（E－❹神経伝達物質／心経とも関連）

●細胞性軟骨（E－❼血液フィールド／胆経とも関連）

●筋膜（E－❸粘膜／小腸経とも関連）

●椎間板（E－❺リンパ系／膀胱経、E－❻腎臓／腎経とも関連）

ミネラルと元素

●セシウム

●金

●窒素

●銀（E－⓫骨髄／胃経とも関連）

●シュスラー博士のホメオパシー組織塩全12種類〈注14－1〉

E－⓬ショック／脾経の**生体エネルギー的**歪みに関係する肉体的問題には、良性・悪性の腫瘍、膵臓の病気、糖尿病（これらすべてにおいて、**E－⓫骨髄／胃経**も関係している可能性が高い）、リンパのうっ滞などがあります。さらに、免疫不全（**ドライバー⓭免疫**、**ドライバー⓮脾臓‐網**の歪みも関係している可能性が高い）、脳卒中（**E－⓾循環／心包経**とも関連）、発作および痙攣、消化器系の病気なども関係しています。学習障害も、特に右脳と左脳の間の協調に関係している場合、**E－⓬ショック／脾経**の歪みに影響を受けているものと思われます（**E－❹神経伝達物質／心経**も関係しているでしょう）。

E－⓬ショック／脾経は、電子レンジなども含む、あらゆる種類の放射線やショック・トラウマにすぐに影響を受けます。**E－⓬ショック／脾経**の歪みは、疲労全般と関係しているので、慢性疲労症候群（ＣＦＳ）のような極度の疲労が特徴となる病気にも関係しています。また、**E－⓬ショック／脾経**は、**E－❽微生物／肝経**とともに、すべての**テレイン**とコミュニケーションしています。ですから、**NES**の治療計画では、この二つの**インテグレーター**が同時に使われることは、まずありません。

E－⓬ショック／脾経と関係する主な感情は、喜びを経験する能力です。**E－⓬ショック／脾経**に深刻な歪みがある人は、幸福感や人生の喜びが感じられなくなるかもしれません。他にも、慢性的に**E－⓬ショック／脾経**が歪んでいる場合は、感情的・精神的疲労感や、曖昧だけれど、すべてを覆い尽くすような絶望感などが関わってきます。長期記憶も、この**インテグレーター**と**生体エネルギー的**に関係しています。

NES症例6

ジェイクの場合――ペリツェウス・メルツバッハ病

自然療法医でカイロプラクターのリネット・フリーデンのもとに3歳のジェイクがやって来たのは、2006年の始めのことでした。

ジェイクはペリツェウス・メルツバッハ病で（編注：先天性大脳白質形成不全症の一種）重い障害を負っていました。これは、遺伝性で珍しい神経系の病気で、進行性・退行性のものです。ジェイクの運動能力や知的能力は、たいへん限られており、この病気のほとんどの子供たちと同じように、車いすの生活を余儀なくされていました。首の筋肉に力がないので、頭も固定しなければなりません。声帯は部分的に麻痺しており、音は出せるけれど、言葉は話せませんでした。手は丸まって握り締められ、目は焦点を欠き、食事はチューブを通してとっていました。何度も手術を受け、毎週、理学療法、作業療法、言語療法のセッションを受けていました。薬はザナックス（編注：アルプラゾラムの商標名）という抗うつ薬と、逆流を防ぎ、粘液を乾かすための抗ヒスタミン剤をとっていました。ジェイクは鼻汁などを排出するのにいつも格闘していたのです。これらのセラピーや薬以外に、医学ができることはありませんでした。

フリーデンは、ジェイクにカイロプラクティックの施術を行うとともに、食事を変えてみたらどうかと、両親にアドバイスしました。たとえば、両親は今まで、有名な会社が作った流動食をジェイクに与えていましたが、それを、砂糖の含有量の少ないものに変えれば、ジェイクの歯の状態を助け、健康が全体として改善されるかもしれないと提案したのです。また、フリーデンはトータル・ボディ・モディフィケーション（TBM。編注：自律神経に働きかけ全身の構造的・神経的なストレスを除き健康な体を取り戻すテクニック）と呼ばれる技術も使って、ジェイクのカンジダ感染や、副鼻腔の問題、体液のバランスなど、全般的な健康問題に働きかけました。

NESスキャンをしてみると、**ED⑩皮膚**、**EI❶感覚神経／大腸経・EI❸粘膜／小腸経**、複数の**ET（テレイン）**に歪みがあることがわかりました。ジェイクは非常に虚弱だったので、フリーデンは、ゆっくりと**インフォシューティカル**を導入することにし、3日ごとに**ED⓾皮膚**を最小限の滴数、摂取するよう提案しました。

何週間か経って、二度目にジェイクが訪れたときは、目立った改善は見られませんでした。二度目の**NESスキャン**では、**EI❸粘膜／小腸経**にまだ問題があり、**ED❶ソース**、**ポラリティ**、**ED❸細胞**、**ED❹神経**、そして**1つのET**に歪みがありました。ジェイクの**ボディフィールド**に徹底的な「パワー補給」が必要なことは、**ED❶ソース**など三つの**ドライバー**がバランスを欠いているというスキャン結果からも明らかでした。ですから、ジェイクは**ED⓾皮膚・インフォシューティカル**の摂取はやめて、**ED❶ソース**、**ポラリティ**、**ED❸細胞**と**EI❸粘膜／小腸経**の**インフォシューティカル**の摂取を開始しました。

ジェイクは**NES**の使用を続け、三度目に尋ねて来た時には、気管支の問題が改善していました。夏の終わり、五回目の来訪の際には、明らかに変化していました。ジェイクはもっと反応するようになり、微笑むこともありました。あまりにも変化したので、理学療法士や作業療法士もそれに気づいて、指摘したほどです。

本書の執筆時点で、ジェイクの両親は、これからもNESを使い続ける予定であり、**NES**と補助的療法、特に新しい栄養プログラムがジェイクの機能と生活の質を改善したと述べています。ジェイクの母親は次のように語ります。

「**NES**プログラムを始めてから、ジェイクに目覚ましい変化が起きました……その一つは、見た目の変化です。顔色がとてもよくなって、目が輝いているのです。ジェイクは手をぎゅっと握りしめていることが多いので、手が汗まみれになり、臭っていることがよくありました。でも、今では前よりも手を開くようになったので、手が乾燥して清潔になり、臭わないのです。理学・作業・言語療法でも、大進歩を遂げているので、セラピーが終わるときはほとんど毎回、療法士が興奮して『今日はとてもいいセッションができた』と言ってくるのです。以前は、セラピーを受けるときはすぐに動揺して、いらいらしていたのですが、今では、セラピーのときも、それ以外のときも、全般的に前より落ち着いていて、感情的にも、より安定しているように思えます」

15章 ❖ 病原体の住処となるテレイン

体の中に、病原体の住処となるエネルギー的環境（**テレイン**）があるという考えは、新奇なものではありません。たとえば、ホメオパシーにも、体内には化学的環境だけでなく、エネルギー的環境があるという理論がありますが、ホメオパシー理論では、こういったエネルギー的環境を、曖昧に分類された毒素や微生物のグループと結びつけているのみです。しかし、**NES**の**テレイン**理論はそのもっと先を行っています。私たちは、特定の微生物や、特定の科の微生物を、特定の組織と関連づけ、体内で病気が発症する仕組みを説明するエネルギー的病理学を提供します。

NESの**ボディフィールド・モデル**では、エネルギーの乱れにより、体の組織が微生物にとって好ましい環境になると、**テレイン**が生じます。しかし、**NES**は、**エナジェティック・テレイン**（以下**テレイン**）が生じる原因となる一連の**生体エネルギー的**・物理的出来事を特定することができます。まず最初に、**ボディフィールド**が弱まり、エネルギーとパワーが失われます。これは、遺伝子の損傷、ジオパシック・ストレス、電磁場のようなフィールドに過度にさらされること、特定の医薬品を過度に使用すること、感情的ストレスなど、さまざまな理由で起きます。そして、**ボディフィールド**が弱まると細胞の機能がうまく行かなくなります。これにより、周辺の組織や臓器全体の状態に影響が及びます。このダメージにより、体全体、もしくは特定の組織のエネルギー的環境が変化し、微生物が住みやすい環境となります。これと同様に、一般的な微生物学者も、ある種の微生物が体の特定の領域に引き寄せられることを認識しています。たとえば、ある種の微生物は目に感染しますが、肝臓には感染しません。筋肉に感染するけれど、リンパ節には感染しないものなどもあります。**NES**は、ある種の微生物が、特定の**テレイン**に引き寄せられることを発見しました。

現在のところ、**NES**の**テレイン**理論は、微生物の相互作用に関する従来型の理論と、大きく変わるところはありません。しかし、**NESモデル**では、微生物は物理的にしか伝染しないというわけではありません。つまり、感染症に関する従来型の理論では、微生物は何らかの物理的メカニズムを介して感染します。たとえば、風邪を引いている人と握手したり、汚染された食べ物や非衛生的な水を摂取したりしないと感染しません。感染症は常に、物理的なルートを介して広まるのです。しかし、**NES**の**生体エネルギー学**モデルでは、微生物は独自のエネルギーと**情報フィールド**を持っており、このフィールドが伝染して、**ボディフィールド**、さらには体に影響を与えます。生物学者のルパート・シェルドレイクは、すべての生命体が形態形成場を持っており、これが生命を形作り、進化を促進させるのだと仮定しています。これと同じような意味で、**NES**では、すべての種類のウイルスや微生物がフィールドを作り、そのフィールドが**生体エネルギー的**なテンプレートとして、物理的な微生物と同じくらいリアルな情報を伝達するのだと提唱しています。生物のフィールド、つまりその生物の情報のテンプレートさえあれば、ウイルスや感染性の微生物が伝染したり、実際の微生物と関連した症状があらわれたりする可能性があるのです。しかし、私たちの**ボディフィールド**が何らかの理由で弱っていない限り、そういう生物のフィールドに感染しやすい状態にはなりません。情報が意味を持ち、その結果、肉体に影響を及ぼし得る環境、**テレイン**がなければならないのです。

NESのテレイン理論

一般的な微生物学においては、細菌やウイルスのような生物は、私たちの細胞を繁殖の手段として使って、体の中で増殖します。そして、ときには、繁殖のために、私たちのＤＮＡを乗っ取ることすらあります。しかし、もしこの理解がすべてということでないとしたら？　量子準位では、エネルギーと情報の交換によって、すべてが伝達されるということがわかっています。生命のもっとも原始的な形式と言ってもいい微生物が、これに当てはまらないということがあるでしょうか。**NES**モデルは、ノーと答えます。**NES**モデルは、病気がエネルギー的に伝染する過程を、可能性の一つとして説明できます。これは、実際の細菌やウイルス、カビの胞子などが体に及ぼす影響と同じくらい、リアルな影響を体にもたらすことがあります。体や体の中の免疫系の多くは、病気を引き起こす本物の微生物と、それらの**エネルギーや情報フィールド**を区別できないのではないかと、私たちは考えているのです。

病気を引き起こす微生物に感染したときに細胞内で起きる化学反応も含めて、すべての化学反応は、分子が水素結合を形成する仕組みに依存しています。こうした水素結合がどのように作られ、壊されるかにかかっているのです。ピーターは、何十年にも及ぶ**マッチング**実験から、水素結合が**ボディフィールド**の構造や機能と直接つながっていることを発見しました。ですから、微生物が私たちの細胞機能に及ぼす影響は、私たちの**ボディフィールド**の状態とも直接的に関係しているのです。ある種の微生物により、**ボディフィールド**の正常な機能が狂い、病気になってしまうことがあります。それらは肉体的影響、エネルギー的影響の両方を持っています。

ピーターは、**マッチング**実験によって発見した空間の構造が、**テレイン**とどのように関係しているのか、次のように説明します。

> エネルギー的に言うと、体は自分のフィールド、つまり**ビッグ・ボディフィールド**を、防御的システムとでも言うべきものに、自然に組み込むことができることが明らかになりました。そのシステムの中に、微生物に対して防御するものがあります。つまり、細胞に侵入者を見つけて殺させる免疫系が体の中にあるのですが、純粋にエネルギー的な免疫系もあるのです。これも防御的なものですが、異物を体の免疫系から隠すこともあるのです。これは本当に革命的な概念で、かな

りしばらくの間、私も戸惑いを感じました。しかし、**ボディフィールド**の中には、微生物による病気と関係した情報の住処となるエネルギーの歪みがあるように思われます。**NES**では、こういう環境を**テレイン**と呼んでいます。

抗生物質のような薬で、細菌など実際の病原体を殺すことはできます。しかし、そういう薬では、細菌などの微生物が遺した**エネルギー的インプリント**であるフィールドの歪みに影響を与えることはできないでしょう。これが、ピーターの訴えていることです。ですから、実際の微生物が体から取り除かれた後もずっと、病気がそのまま残り続けたり、まるでどこからともなくあらわれたりすることがあり得るのです。A型肝炎やHIV（ヒト免疫不全ウイルス）のような微生物に関連した病気の症状がすべて出ているのに、病院で検査すると、実際には何も検出されないことが、ときどきありますが、**NES**のこの理論によって、なぜそのようなことが起きるのか、一つの可能性を提示できます。

NESスキャンにおけるテレイン・インフォシューティカルとテレイン

テレイン・インフォシューティカルは、特定の科の微生物の**エネルギー的インプリント**に働きかけるためのものです。各**テレイン・インフォシューティカル**は、より大きな**ボディフィールド**の下位フィールドを修正します。これらの下位フィールドが、16の**テレイン**です。そして、それと同時に、**テレイン・インフォシューティカル**は、各**テレイン**が隠している微生物に標識を付け、体の免疫系がそれらを認識できるようにします。しかし全般的に言うと、**テレイン・インフォシューティカル**は、正常な体の状態に関する情報を**ボディフィールド**に与え、体が歪んだ状態から、正常で自然に機能する状態に戻るよう導くものと言えます。**NES**の**インフォシューティカル**は皆、そうですが、順番が重要なので、**テレイン・インフォシューティカル**も、低い番号から順番に摂取していきます。

一番最初の**テレイン・インフォシューティカル**は0番になっています。これは、他の**インフォシューティカル**がほとんど発見された後に見つかったのですが、順番としては一番先に摂取すべきものでした。その時点で、他の**インフォシューティカル**はすでにプラクティショナーに使用されており、それらの番号をすべて付け直すわけにはいかなかったので、この**インフォシューティカル**に0番を与えることになりました。

テレインが初回のスキャンにあらわれることがありますが、**テレイン**に働きかけるのは、**ボディフィールド**の他の側面を修正した後です。一般的に言って、**テレイン**を修正するのは、**ビッグ・フィールド**や**ドライバー**、**インテグレーター**などよりも複雑です。それは、**テレイン**が体の中に隠れている可能性があるからです。つまり、すぐには検出できないかもしれないのです。実際の微生物が体の中に隠れて、長い間、免疫系によって発見されずにいることがあるように、**テレイン**も体の中に潜んでいることがあるのです。こうしたエネルギー的環境は、微生物のフィールドのサインを、物理的な免疫系から隠します。**ボディフィールド**から隠してしまうことだってあり得るのです。その仕組みを説明してみましょう。**テレイン**は、組織が損傷を受けることで生じるので、そのダメージが**ドライバー**や**インテグレーター**の歪みとして表れる可能性が非常に高いのです。**ドライバー**のほうが**インテグレーター**よりも**テレイン**に影響を受けやすいのですが、それはともかくとして、その**ドライバー**なり**インテグレーター**なりを適切な**インフォシューティカル**を使って修正しようとしても、微生物によって生じたフィールド・パターンは残り続けます。すると、その**ドライバー**や**インテグレーター**の歪みがスキャンにあらわれ続けます。時間をかけても、**ドライバー**や**インテグレーター**を修正できないときは、**テレイン**が、実際の歪みの真犯人として潜んでいるという手がかりとなります。

すでに何度もお伝えしてきましたが、**NES**ヘルスケア・システムのユニークな点の一つは、問題の**生体エネルギー的**根本原因にたどり着くには、順番を守ることが大切であるということです。しかし、**テレイン**の場合、順番が微妙に変更されることがあります。これには、二つの重要なシナリオがあります。まず、**テレイン**は、

ドライバーや**インテグレーター**の歪みが修正されるまで、スキャンにあらわれない可能性があります。ですから、**テレイン**に働きかけるのは通常、だいたい5回目のセッション以降です（編注：現在はプラクティショナーの判断によっては初回から使用可能）。しかし、同じ**ドライバー**や**インテグレーター**が修正されず、歪みのパターンが執拗にあらわれる場合、**テレイン**が根本問題であることを考慮する必要があります。その場合、少し早目に**テレイン**に働きかけることになるでしょう。**NES**プラクティショナーは、スキャンの際、こういったシナリオや、他の可能性を考慮に入れるよう訓練を受けています。

テレインは、お互いを隠し合って、見つからないようにする傾向があります。**テレイン**は16種類（編注：現在は17種類）あり、それぞれに番号が振られていますが、**テレイン❶・❶・❷・❸**は、後のほうの番号の**テレイン**を隠す傾向があるのです。ですから、若い番号の**テレイン**を取り除くと、突然、後のほうの番号の**テレイン**がスキャンにあらわれてくることがあります。そういった**テレイン**は、ずっとそこにあったのですが、若い番号の**テレイン**によって隠されていたのです。

病気を引き起こしていた微生物がいなくなった後もずっと、体力や全体的な健康を取り戻せない人たちがいる理由も、**テレイン**によって説明することができるでしょう。たとえば、病気が治った後もずっと、体力が弱り、疲労感など、多くの症状に悩まされるのは珍しいことではありません。特に、すでに免疫系や**ボディフィールド**が弱っている可能性があるお年寄りの場合、そうでしょう。第3部の始めのほうで紹介したランドルフのケースがこれに当てはまります。ランドルフは肺炎が治って退院したのに、再び体力を取り戻すことができませんでした。医師が肺炎は治ったと宣言した後もずっと、ランドルフはどう見ても、まだ病気でした。**ポラリティ・インフォシューティカル**を摂取したら、**ボディフィールド**の統合性が再び戻り、体も正しく機能するようになりました。この場合、**テレイン**が原因だったと確実に知ることはできないでしょう。本書で、何度も繰り返しお伝えしてきたように、**NES**では、身体的な診断について気にかける必要はないのです。あなたがしなければならないことはただ一つ、**ボディフィールド**が必要としているものは何なのか、その声に耳を澄ますことだけです。おそらくランドルフは、肺炎を起こす微生物の情報のテンプレート、つまり**テレイン**を体内に持っていたものと思われます。フィールドを調整することで（これこそが**ポラリティ・インフォシューティカル**の役割です）、体はその**テレイン**を取り除くことができたというわけです。

ピーターは次のように説明します。

病原体が侵入し、抗原やリンパ細胞、マクロファージなどが、それと戦うというモデルを、私たちは学校で教わってきました。こういうプロセスは現実的なものであり、顕微鏡で観察できます。この点において、微生物学には何の問題もないのですが、癒しにはまた別の側面があります。つまり、エネルギー的側面です。過去から現在に及ぶ研究の結果、体は**テレイン**というエネルギー環境を作ることができると、私たちは提案します。ジオパシック・ストレスや電磁場に長時間さらされるなど、何かきっかけとなる出来事によって、**テレイン**が作られると、微生物が住み着くのです。しかも、これは非常に大胆な声明ですが、実際に微生物が侵入することがなくても、こういうことが起きうるのです！　ある意味で私たちは幻想の病気にかかるのですが、この場合、幻想というのはもちろん、**生体エネルギー的**、非物質的という意味ににすぎません。

これは情報、すなわち微生物学のフィールドなのです。世界中のさまざまな場所で、ほぼ同時に病気が急激に広まることがありますが、その理由もこれで説明がつくかもしれません。このように世界中の遠く離れた場所で同じ病気がほぼ同時に出現するという疫学的変異現象を物理的に説明することはできない、少なくとも納得のいく説明はできないのですが、おそらくそのメカニズムはエネルギーと情報フィールドでしょう。確かなことはわかりません。そのように言うことは、まったく問題ないのです。しかし、手がかりを無視することはできません。それがどこに私たちを導こうと、それが示す方向に向かわないのは、愚かなことです。

たとえば、慢性疲労症候群（ＣＦＳ）など、いわゆる謎の病気が多くありますが、これについて考えてみましょう。おそらくこういう病気について単一のあるいは多数の物理的メカニズムを見つけることはできないでしょう。おそらく本当の原因はエネルギーフィールドまたは情報フィールドのレベルにあるのだと思われます。それが、私たちの考えであり、**マッチング**実験によって明らかにされた可能性です。たとえば、多発性硬化症など、退行性の神経系の病気が多くありますが、これについて考えてみましょう。私は、**テレイン**の一つが、神経系のシュワン細胞の中にある軸索の外側に影響を与えることを発見しました。主流の医学では、このようなことは、一切考慮されていません。物理的症状にエネルギー的関連性があるということは、考えられてもいないのです。この種の複雑な病気を調べるのは、非常に難しいものです。しかし、おそらく、私たちは、**ボディフィールド**や**テレイン**などを考慮に入れることで、少しばかり、先を行っているのではないでしょうか。

テレイン形成のダイナミクス

ピーターは、**テレイン**の**マッチング**実験を行い、この空間エネルギー構造のさまざまな側面を探求しました。ピーターが行った研究の中で、**テレイン**も含めて**生体エネルギー学**と**ボディフィールド**のすべての側面にとって重要な部分は、微小管に関係しています。この小さな管状の構造物は、多くの主要な臓器の一部として、体中に見つかります。**生体エネルギー的**に言うと、この微小管はエネルギーを集め、蓄え、増幅し、調整するものと考えられます。さらに、中心粒と呼ばれる微小管が、私たちの細胞の中には無数にあります。それらは、小さなエネルギーの音叉が集まったようなものと言っていいかもしれません。ですから、細胞やそのＤＮＡが微生物の影響を受けるとき、その細胞から**ボディフィールド**へと流れるエネルギーが変化すると考えるのは、非現実的なことではありません。つまり、細胞から流れる信号に、微生物が引き起こした歪みが含まれているということです。もしくは、物理的に微生物が存在しない場合は、微生物の**エネルギー的インプリント**によって引き起こされた歪みが信号に含まれているということです。

さらに、微小管の配列も、私たちの**生体エネルギー的**健康にとって重要な意味を持ちます。もし、微小管、もしくは細胞自体が、他とは異なる角度で空間的に配列されると、エネルギーと情報に影響が及びます。たとえば、多数の送信機が信号を送り出しているところを想像してみてください。それらが送り出した信号は、テレビ画面のように一貫した画像を作り出します。これらの送信機のうち、いくつかが、空間的配列もしくは角度を変えると、それらがコード化する画像の一部が歪むでしょう。

ピーターは、細胞の中心体、さらには中心体の中にある中心粒の配列が、歪んだ電磁場にさらされることによって乱れることがあるのを発見しました。従来型の細胞生物学によれば、中心体と中心粒は細胞分裂の際のみ、活発化するとされています。これは、有糸分裂と呼ばれるプロセスで、一つの細胞が二つに分かれて、それぞれが完全に機能する細胞となります。有糸分裂のプロセスにおいては、ひと組の中心粒が別々になり、細胞の反対の極へとそれぞれ移動します。細胞の中の他の微小管は、紡錘体というものを作ります。そして、この紡錘体が中心粒と一緒になって、分裂装置と呼ばれる、より大きな構造物を作ります。分裂装置は、染色体の分離において中心的役割を果します。このプロセスの間、二つの中心粒が、お互いに対して90度の角度になるよう移動しますが、分裂装置は管状の構造を形成します。この管は、それよりもずっと小さな管からできており、それらの小さな管は、空間共鳴装置として働きます。異なる周波数に同調し、投射のための仕組みを作り上げるのです。

量子力学的フィールドに置かれると、中心体は地球や太陽(特に太陽フレア)、月の磁力に影響を受ける可能性があることが、ピーターの**マッチング**実験でわかっています。このような磁気の影響下にあるとき、中心粒は光(フォトン)の交換を通じてDNAとコミュニケーションしているように見えます。この交換によって、中

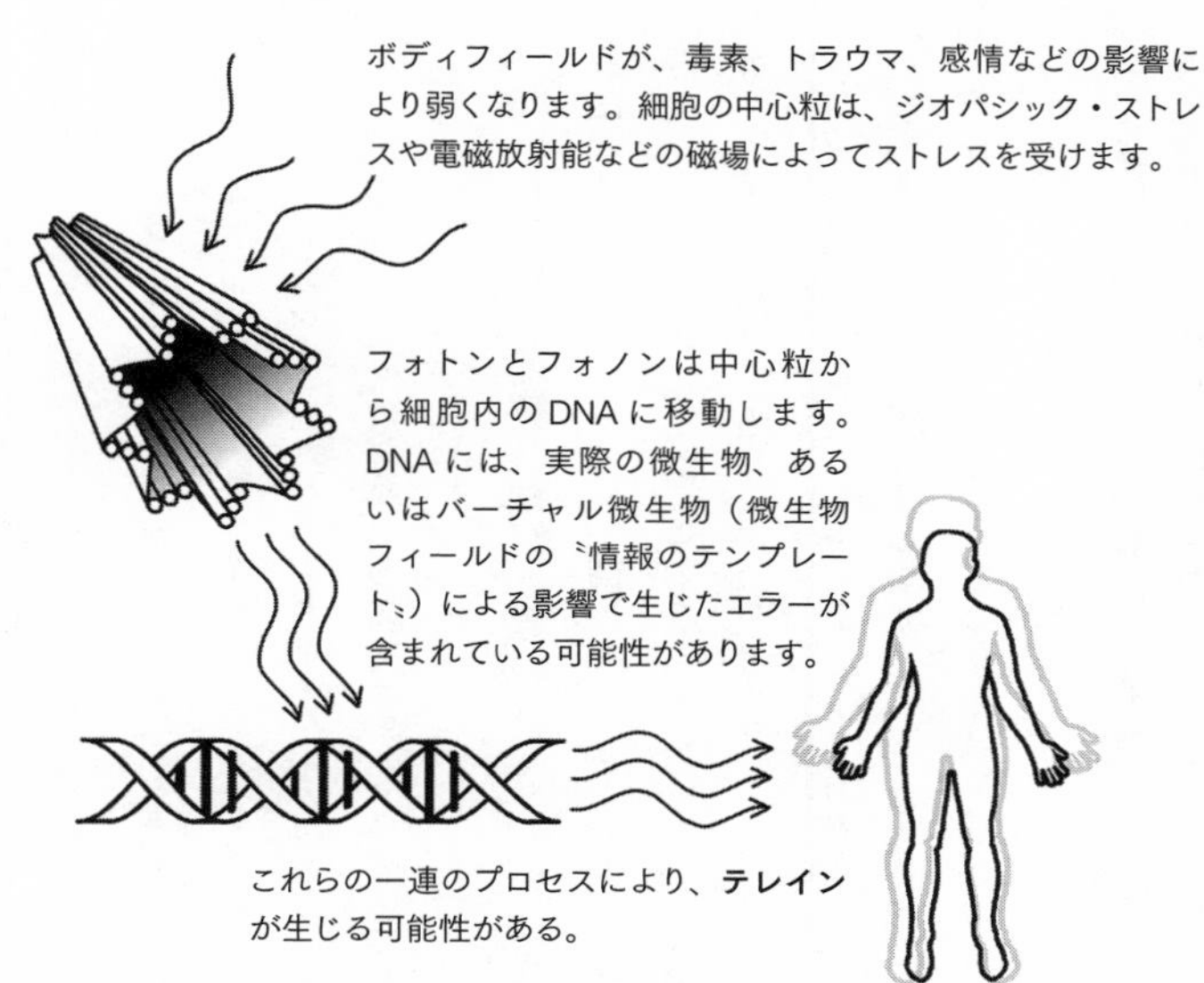

【図15－1】 **テレイン**が形成される基本的な**生体エネルギー的**プロセス

心粒は、微生物の〈情報のイメージ〉を投射し、空間の**エネルギー・情報構造**とでもいうべきものを作り上げることができるのです。似たような細胞が集まって、同じ情報構造を投射したら、**NES**で**テレイン**と呼ばれているものが作られます。似たような細胞が集まって個々の臓器が作られているので、**テレイン**は、特定の組織や臓器の中で作られる局所的な環境となる傾向があります。**生体エネルギー的**に見ると、**テレイン**は、体自身のＤＮＡが外場と相互作用してあらわれ出たものと言えます。**【図15－1】**

ピーターの**マッチング**実験によって、もう一つ、驚くべき洞察が得られました。**テレイン**は、さまざまな位相変化をコード化することによって、**ボディフィールド**の情報伝達方法に影響を与える可能性があるのです。**テレイン**には、⓿から⓯の番号が振られていますが、ピーターは、**テレイン⓿**が最適な位相範囲から2度ずれていることを発見し、これを2度の〈エラー〉と呼んでいます。後に続く**テレイン**を調べていくと、ずれは増えていき、**テレイン⓯**では、60度に達しました。この位相変化エラーにより、各**テレイン**は、**ボディフィールド**の機能、さらには体にも重大な影響を及ぼします。**テレイン**の位相変化エラーは、特に**ドライバー**に強い衝撃を与えることがあります。**ドライバー**は、物理的な臓器や臓器系に関係するフィールドです。

ピーターは次のように説明しています。

ドライバーは臓器にパワーを与えます。つまり、**ドライバー**は、臓器が正しく機能するためのエネルギー源なのです。ですから、**テレイン**は多くのトラブルを引き起こすと考えることができるのです。**テレイン**は臓器の**ドライバー**が役目を果たすのを妨げます。だから、病気になったとき、私たちはまず疲労を感じるのです。すべての病気はエネルギーの喪失から始まります。

既に明確にご理解いただけていることと思いますが、もし**NES**のスキャンで**テレイン**があらわれても、それに関連したウイルスや細菌、カビなどの病原体が、あなたのシステムにあるというわけではないのです。スキャンに**テレイン**が出たということは、もし、微生物にさらされたら、それを受け入れてしまうような環境を、**ボディフィールド**が作り上げてしまったということを意味します。もしくは、免疫系(物理的なものでもエネルギー的なものでも)が弱まった場合、微生物やそのフィールドが引き起こす病気に関連した症状が出るかもしれないということを意味します。

テレインが形成される主要な原因は、ジオパシック・ストレスであると考えられます。スキャンに、**テレイン**が一揃い出ることがあり、私たちはこれを〈ETスープ〉と呼んでいますが、これもジオパシック・ストレスで説明がつきます。(複数の)**インフォシューティカル**を使って、これらの**テレイン**を修正することはできますが、ジオパシック・ストレスにさらされないよう気をつけないと問題は再び起きるでしょう。従来型の科学では、ジオパシック・ストレスが病気を引き起こすメカニズムだとは考えられていませんので、一般の人々が、ジオパシック・ストレスについての教育を受けるということもありません。ですから、ナチュラル・ヘルスケア・

プログラムの一環として、ジオパシック・ストレスに働きかけるというのは、奇妙でとっぴなことに聞こえるでしょう。しかし、ホメオパシーや鍼治療のような自然療法や、**NES**では、ジオパシック・ストレスの健康への影響を認めています。

テレイン、特にその背後にある理論は極めて複雑なものたり得るのですが、ここまで提供してきた情報によって、読者のみなさんも少なくとも、**テレイン**とその**生体エネルギー的**な健康における役割に関しての予備知識を得ることができたことと思います。では、ここで、今まで**テレイン**について述べてきたキーポイントをいくつか要約するとともに、理解を深め、明確にするために、二言、三言、説明を付け加えましょう。その後、16の**テレイン**について、それら一つひとつの特色にスポットライトを当てていきます。

テレイン概要

●**テレイン**とは、特定の体の組織と関連したエネルギー的な乱れである。これは、ボディフィールドにとって、たいへん破壊的なものである。**テレイン**が生じるには、多くの要因があるが、主に、ジオパシック・ストレス、DNAや遺伝子の損傷、電磁気スモッグなどが挙げられる。

●HBFは、寄生生物、細菌、カビ、ウイルス、その他の微生物に似た、微生物自身の〝ピクチャー（画像）〟や〝テンプレート（鋳型）〟とでも言うべきエネルギーと情報のパターンを作り出すことができる。**テレイン**は、現実またはバーチャルいずれの微生物も受け入れやすい**ボディフィールド**の中の環境である。

●これらバーチャル微生物のパターンは、肉体に影響を及ぼし得る。その影響は、一般的な病理テストでは診断できない病気としてあらわれることが多い。それは**生体エネルギー的**な病気のパターンなので、**生体エネルギー的**な修正にのみ、反応するのである。

●**テレイン**も含め、**ボディフィールド**のエラーはゆっくりと蓄積されることが多い。通常、数か月から数年かけて蓄積され、ときには、何十年にも及ぶことすらある。**テレイン**は通常、**ドライバー**や**インテグレーター**の歪みの場合よりも、長い時間をかけて形成される。何十年もたってから、肉体にはっきりとした問題があらわれることもある。しかし、**生体エネルギー的**エラーというものは皆そうだが、重大なショックやトラウマによって、突然、あらわれることもある。

●**NES**の**テレイン・インフォシューティカル**は、バーチャル微生物によって生じた**ボディフィールド**の歪みを修正するのを助ける。しかし、ジオパシック・ストレスにも働きかけなければならない。**テレイン**を修正するには時間がかかり、3か月ほどかかることが多いが、もっと時間がかかることもある。

●**テレイン**は、特に地球の磁場と体が調和していないと、その体の中に隠されていることがある。したがって、**NES**でスキャンを行う際は、まず、**ビッグ・フィールド**を最初に修正すべきである。そうでないと、**テレイン**が隠れてしまう可能性がある。**テレイン**は、**ドライバー**や**インテグレーター**が修正されるまで、スキャンにあらわれないこともあり得る。**ドライバー**の修正は、**テレイン**と緊密に結びついている。というのも、時間をかけても、歪んだ**ドライバー**（時には**インテグレーター**も）を修正できない場合、それは、**テレイン**が有力要因として背後に隠れているという手がかりになる。また、**テレイン**は他の**テレイン**を隠すこともできる。したがって、一つの**テレイン**を修正すると、特にその**テレイン**が若い番号のものだった場合、その後のスキャンで突然、他の**テレイン**が一揃いあらわれることもある。

テレイン一覧

それでは、16の**テレイン**と、肉体や実際の微生物との関係性を簡単に説明していきましょう。**テレイン**❶・❷・❸においては、肉体や微生物（特にレトロウイルス）との関係性が、ほとんど同じであることに、皆さん、お気づきになることと思います。しかし、これら三つの**テレイン**は、それぞれに固有のエネルギー的特質を持っており、位相変化エラーの度数も違うので、別々のものなのです。それから、各**テレイン**は、膨大な数の微生物の**エネルギー的インプリント**に関係していますが、以下の説明の中では、ほとんどの場合、一般的な微生物のタイプや科のみ紹介しています。また、各**テレイン**は、体の特定の種類の組織や側面と**生体エネルギー的**に関係していますが、それらを取り囲む組織や細胞にも侵入するかもしれないということも指摘しておくべきでしょう。それから、すべての**テレイン**は、臓器や臓器系に悪影響を及ぼす可能性があるために、**テレイン**は、その臓器に関連する**ドライバー**に悪影響を与えることがあります。ここで、再び繰り返しますが、**テレイン**がスキャンにあらわれたからと言って、あなたの体に実際に微生物がいるということではありません。それは、組織の中に、実際の微生物やバーチャル微生物を受け入れやすいフィールドの乱れがあるということを意味するに過ぎません。また、ピーターの**マッチング**実験で、特定のワクチンの材料がエネルギー的障害を引き起こし、**テレイン**の形成に影響を与える可能性があることが確かめられたので、以下の説明にはワクチンも含まれています。しかし、これも先ほどの例と同様、ワクチンを接種すると、**テレイン**が作られるとか、実際の病気にかかるということを意味するわけではありません。ワクチンによって命を救うことができますし、ワクチンを接種するか否かは、医療の専門家と相談しながら、各個人が決断することであります。

テレイン⓿

このテレインは一般的には、中枢神経系と心筋の組織に、**生体エネルギー的**に関連しており、特に、括約筋、中脳の被蓋、聴覚神経、前庭神経、視床、延髄、睾丸内部、尿細管で生じます。**テレイン⓿**は特定のウイルスやいくつかの複合ワクチン、特にポリオワクチンや、麻疹、耳下腺炎、百日咳のワクチンのような生ワクチンと**生体エネルギー的**に関係しています。

テレイン❶

このテレインは、血液と骨髄に**生体エネルギー的**に関係しています。そして、一般的に、慢性的に免疫機能が弱っている人とも関係します。ウイルス粒子や、レトロウイルス科全体とも関係があり、特にレンチウイルスと強い関連性があります。一般的に、この**テレイン**には、発症に時間のかかるウイルスが隠れています。こうしたウイルスは、長い時間かけて発達し、何十年も体の中で生き続けることもあります。

テレイン❷

テレイン❷は**生体エネルギー的**に、骨髄に影響を与える可能性があります。そして、ウイルス粒子やレトロウイルス科全体と関係があります

テレイン❸

この**テレイン**は、骨髄に特に影響する3番目の**テレイン**です。また、ウイルス粒子とレトロウイルス科全体とも関係しています。**テレイン❸**は、**テレイン❶**と**❷**が両方とも同時に体内にある場合に形成される別個の**テレイン**であると考えられます。**テレイン❶・❷・❸**がすべてスキャンにあらわれる場合は、**NES**の治療プログラムにおいて、できる限り早く取り組むべき深刻な問題があることを、**ボディフィールド**が告げているのです。

テレイン❹

この**テレイン**と**生体エネルギー的**に関係し、宿主となる組織には、脳、中枢神経系、末梢神経系などがあります。ウイルスやプリオンの**エネルギー的インプリント**と結びついていますが、プリオンとは、異常な畳み方をされたタンパク質で、病気を引き起こす媒介物となります。プリオンは、牛海綿状脳症、もしくは狂牛病の原因として、もっともよく知られています。

テレイン❺

テレイン❺は、皮膚と肺に、**生体エネルギー的**に関連しています。また、ウイルスのエネルギー的なテンプレートとも幅広く結びついていますが、その中には、多くの種類のヒトパピローマウイルスや、ブニアウイルス科、特にヘルペスやイボに関連したウイルスが含まれます。

テレイン❻

鼻、喉、肺、気管支はすべて、**テレイン❻**の**生体エネルギー的**な寄生場所です。実際の微生物もバーチャル微生物もこの**テレイン**に関係しており、よくある風邪やインフルエンザを引き起こす、さまざまな科のウイルスも、その中に含まれます。ですから、ほとんどの人のスキャンに、この**テレイン**が、いずれ必ずあらわれます。この**テレイン**を修正すると、インフルエンザのような症状が出ることがあり、平均して、数時間から3日ほど続きます。こういうどこにでもあるウイルスのバーチャル・インプリントは、**ボディフィールド**に残り続けることがあるからです。この**テレイン**は、重症急性呼吸器症候群（ＳＡＲＳ）のような重篤な病気を引き起こす、もっと悪性の科のウイルスとも、**生体エネルギー的**に結び付いています。

テレイン❼

テレイン❼は、脳髄、中枢神経系、下垂体、甲状腺、膵臓、小腸、肝臓などと、幅広く関係しています。フラビウイルス科のウイルスも、この**テレイン**に関係しています。このことは、慢性疲労症候群（ＣＦＳ）に関係しているかもしれないということを意味しています。これは、特に修正するのが難しい**テレイン**なので、時間がかかる可能性があります。最初は別の**インフォシューティカル**を用いて、まず免疫系をサポートする必要があるかもしれません。

テレイン❽

この**テレイン**は、軸索の鞘、膀胱、及び**E－❺リンパ系／膀胱経**に含まれるほとんどの臓器や組織に影響を与えます。その中には、盲腸、回盲弁、内分泌系の一部、扁桃腺、リンパ組織の一部、脊椎骨の多く、小脳、延髄、脳と脊髄の灰白質、脊髄神経、男性生殖器の一部などが含まれます。

テレイン❾

胃と十二指腸が、この**テレイン**の**生体エネルギー的**な宿主であり、ヘリオバクター・ピロリ菌、大腸菌、サルモネラ菌のような細菌と関係しています。胃の逆流や胃酸過多全般とも、**生体エネルギー的**に関係している可能性があります。

テレイン❿

この**テレイン**は**生体エネルギー的**に、肝臓、胸、胃腸管に対応します。ピコルナウイルス科のウイルスと関係がありますが、これにはA型肝炎を引き起こすウイルスも含まれます。ライノウイルス、コクサッキーウイルス、アデノウイルスの一部とも、**生体エネルギー的**な結びつきがあります。

テレイン⓫

肝臓と大腸はどちらも、**テレイン⓫**の**生体エネルギー的**影響を受けています。この**テレイン**は、ヘパドナウイルス科のウイルスと関係があり、その中にはB型肝炎を引き起こすものも含まれます。

テレイン⓬

この**テレイン**は、フラビウイルス科のウイルスを住まわせます。その中には、C型肝炎を引き起こすウイルスが含まれており、**テレイン⓫**と同じく、肝臓と大腸に関係があります。この**テレイン**は、**生体エネルギー的**に、慢性疲労症候群（ＣＦＳ）と、それに関連したタイプの病気とも関係があります。

テレイン⓭

テレイン⓭は、細胞、組織、臓器といった、体の多くの部分と幅広く結びついています。その中には、血液、大腸、胸腔、皮膚、肺、鼻腔、膵臓、骨、さまざまな種類のニューロンが含まれます。これは、酵母やカビ、真菌、原生動物（アメーバなど）といった微生物と**生体エネルギー的**に関係しています。全**テレイン**の中で、この**テレイン**が一番多くの科の微生物を扱い、幅広い**生体エネルギー的**ネットワークを持っているので、これは特に強固な**テレイン**であると言えます。ですから、この**テレイン**に関連した**インフォシューティカル**を摂取すると、強い影響が出ることがあるので、常に、最低限の摂取量から始めなければなりません。

テレイン⓮

皮膚や肺が、この**テレイン**の宿主となることが多く、**生体エネルギー的**には、**ソースエネルギー**の低下と特に強い関連があります。この**テレイン**は、長期間にわたって、室内で働いている人たちのスキャンに、もっともよくあらわれる傾向があります。特に、空調の効いた部屋にいる人や、長期間、太陽光や自然の新鮮な空気に触れていない人のスキャンにあらわれます。微生物に関しては、**生体エネルギー的**に、多くの種類のバクテリアと関係しており、ブドウ球菌、連鎖球菌、レジオネラ菌が含まれます。したがって、耳、鼻、皮膚、扁桃腺、膀胱の潰瘍、歯根管の感染症、胃腸カタル、及び、それらに関連した病気と関係があります。

テレイン⓯

これは、最後尾に来る**テレイン**であり、一般的な**テレイン**（General Energetic Terrain）なので、ＧＥＴと私たちは呼んでいます。この**テレイン**がスキャンにあらわれた場合、特定の組織や特定の種類の微生物と関連した歪みを見つけることよりも、特別にデザインされた**インフォシューティカル**の摂取が必要であることを示しています。**テレイン⑮インフォシューティカル**は主に、他の**テレイン・インフォシューティカル**を使っても効果が出ないように思われるとき、補助的に使用されます。

生体エネルギー的に言って、この**インフォシューティカル**は、**テレイン**全体を修正するのに役立ちます。**ボディフィールド**に存在する可能性があるすべての**テレイン**に、全体として修正効果をもたらす傾向があるのです。この**テレイン**は、胸腺や、腎臓と膀胱の分泌機能を刺激しやすいので、この**インフォシューティカル**を摂取するときは、より多くの水分をとることが大切です。また、すべての**テレイン**に、体中の細胞の核の機能を歪める傾向があることも、**NES**の研究でわかっています。**テレイン⑮インフォシューティカル**はこの損傷に働きかけ、細胞核が再び完全に機能するよう、**生体エネルギー的**にサポートします。

◆

ボディフィールドの**テレイン**に働きかけるときは、ゆっくりと慎重に進めていくのが賢明です。通常、一つの調整計画において、三つ以上の**テレイン・インフォシューティカル**を使うことはありません。なぜなら、微生物の**生体エネルギー的**インプリントを取り除くと、不快な身体症状があらわれることもあるからです。病気、特に慢性的な問題は、少なくとも短期間の急性期を経ないと治ることはないという説を、**NES**でもホメオパシーでも支持しています。これは、すべてのケースに当てはまるわけではありませんが、しばしば起きることなので、ヒーリングプロセスの特徴と言うことができます。

ここで思い出していただきたいのは、エネルギーは作り出すことも破壊することもできないということです。エネルギーはどこかに行かねばならないのです。それが、あなたの**ボディフィールド**から出ていくとき、もしくは**ボディフィールド**内で再調整される際、エネルギーと情報が物理的にあらわれることがあります。数時間から数日続く、穏やかなインフルエンザのような症状、発熱、発疹としてあらわれるのが一般的です。いかなる治療を受ける際にも当てはまることですが、**NES**を使用する際は常に、不快な症状が出たりした場合は、**NES**プラクティショナーや、他のヘルスケアの専門家に相談すべきです。そういう場合、**NES**プラクティショナーは、治療を数日、中断するよう勧めたり、**インフォシューティカル**の摂取量を減らしたり、頻度を減らすよう提案することがあります。

NES症例7 キャスの場合——好酸球増加筋肉痛症候群

キャスは作家で、元気な2人の子供の母親でしたが、1980年代後半、有害物質が混入した健康食品を摂取して倒れ、それまでの多忙な日々は突如として変わってしまいました。キャスは自然な眠りを誘う薬として売られていたLートリプトファン（必須アミノ酸の1つ）を含有するサプリメントを摂取していました。しかし、日本の製造業者が生産コストを安く上げようとしたためにそのカプセルは汚染され、効果を上げるために遺伝子組み換えされた細菌が混入したのです（編注：トリプトファン事件）。このサプリメントが禁止されるまでに、37人が死亡し、1500人以上がひどい健康被害を受け、体を弱体化させる線維筋痛症のような筋肉痛や、強烈な疲労などの症状が出ました。そのうちの多くの人が永久的に健康を失ったのです。この新たな慢性病は、医師によって、好酸球増加筋肉痛症候群（EMS）と名付けられました。この病気の患者は、好酸球の数が非常に多くなるのですが、これは、毒素や寄生生物の感染に反応して体が生産するある種の白血球です。この症候群をはっきりと診断できる検査はまだなく、本書の執筆時点では、治療法もありません。

キャスは、この製品の不運な被害者の一人でした。この20年近く、他の深刻な健康問題もあらわれましたが、医師はそれらもEMSに関係していると考えていました。キャスは非常に高いコレステロール値のため、薬を飲んでおり、甲状腺の問題と大腸炎も抱えていました。キャスは、もう一度、学校に戻って勉強したいと考えていたのですが、短期記憶が非常に弱っていたので、神経科医に、それは非常に難しいだろうと言われていました。あるとき、キャスの肝臓の酵素の値が急上昇し、EMSの症状か、若い頃から長いこと診断されずにきた単核球症の重症例に関連するのだろうと考えられました。キャスは、定期的に気管支の感染症にも悩まされていました。

キャスの義理の妹のランディ・イートンはNESプラクティショナーだったので、NESスキャンを受けるよう、キャスを説得しました。従来型の医療は効果が上がらず、生活の質が極めて悪化していたからです。キャスは7か月間、定期的に**NES**を使用し、その後は断続的に使用しました。その間、キャスのスキャンには、神経系と胃に関係したフィールドに深刻な歪みのパターンがあらわれていました。また、吸収不良など、栄養に関連した生体エネルギー的問題も大量にあらわれました。さらに、**ED❸細胞**と**ED❶ソース**の持続的な歪みに由来するパターンもあらわれました。7か月の間に、キャスはさまざまな多数の治療プログラムを与えられました。キャスは多くの**インフォシューティカル**に対してヒーリング反応（〝解毒効果〟と呼ぶ人もいます）を示したので、イートンは彼女を〝敏感なクライアント〟として扱いました。キャスが**インフォシューティカル**を3滴より多くとることはめったにありませんでした。

キャスの健康と生活の質は、比較的速やかに改善していきました。コレステロール値はまだ高く、甲状腺の問題もまだ残っていましたが、短期記憶と精神の明晰さは向上し、エネルギーは急上昇しました。何年にもわたって、キャスは、日常生活の雑用をこなすことが困難だったのですが、今では、イートンにこのように語っています。

「こんなにエネルギーが回復したなんて、自分でも信じられないわ！　今朝はお祈り後に食事をして、トレーニング後に家に戻ってシャワーを浴びたわ。髪を整えてから学校に行って、落ちこぼれ気味の10歳児の相談相手になり、友達とランチ後に思いついてショッピングをしてから帰宅。30分ほど休んで夫と待ち合わせてディナー、ダンス教室でルンバを1時間ほど踊って帰宅、少し休んでからシャワーを浴び、こうしてあなたにEメールを書いているの。あなたには信じられないかも知れないけれど、ここ16年間はずっと、こんなこと不可能だったわ。今が現実だって信じるのが怖いくらい！　あなたがしてくれたことに、何と言って感謝していいのかわからないわ」

振り返ってみると、感情面で変化したことが、**NES**セラピーの最も有益な効果の一つだとキャスは語ります。

「エネルギーが変化したこともとても素晴らしかったけれど、感情面の変化がとても重要でした。罪悪感をもったり、自分をわがままだと感じることなく、自分の健康や個人的ニーズを優先できるようになったの。以前は、決してできなかった。今までは1日をどうやって乗り切ったらいいんだろうと途方に暮れていたけど、今では、新しい1日を始めるのが待ち遠しくてたまらない。私にはできるはずないと思っていたことも、全部やれるような気がするの」

16章❖代謝経路に相当するスター

現時点でピーターが一番最後に見つけた**ボディフィールド**の下位システムが、**エナジェティック・スター**（以下**NES**または**スター**）です。これは代謝経路に相当するフィールドで、体内におけるエネルギーと情報の使用を統制します。

スターに働きかけるのは、**ボディフィールド**の他のエネルギーシステムをまずすべて修正してからです。他の**ボディフィールド**の下位システムも皆、そうですが、**スター**も❶から⓯という順番に従って配列されています。この順番は、体の「生き残り」に必要な順番にほぼ従っています。一番小さい番号の**スター**が、体が正しく機能するのに一番重要なエネルギーと情報のメカニズムをあらわしています。**スター**は、ブロックを取り除くものと考えることもできます。**スター**以外の**インフォシューティカル**を使っても修正できないエネルギーと情報の流れを再スタートさせ、再び活気づけるために使われるのです。また、**ボディフィールド**のもっとも根本的なレベルのエネルギーと情報のプロセスを再確立する必要があるときにも、**スター**が使われます。

スターは**生体エネルギー的**に、代謝経路に相当するものだと考えることができます。**スター**は、体のさまざまなシステムを幅広く統制している情報とエネルギーの流れと言えます。しかし、こうした影響が集まって、免疫系や酵素の生産プロセスなど、体の**生体エネルギー的**機能の特定の側面に影響を及ぼすこともあります。**スター**は、生化学的な代謝プロセスの基礎となるものであり、エネルギーと情報のテンプレートを提供して、これらのシステムを稼働させます。**NES**の研究で、**スター**は二つの高レベルのエネルギーシステム――すなわち体に影響を与えるゼロポイント・エネルギー（ソースエネルギー）と電磁エネルギーという二つのシステム——を統合するものであることがわかりましたが、それだけではありません。ピーターの**マッチング**実験によって、各**スター**の中には複雑な関係性のネットワークがあることが明らかになりました。ですから、**スター**は、体の中で起きている、ほとんどすべてのことに影響を与え、それらから影響を受け取っているのです。

スター・インフォシューティカルは、**ドライバー・インフォシューティカル**と**インテグレーター・インフォシューティカル**を正確に組み合わせたものからできています。このように**インフォシューティカル**を組み合わせると、たんに材料を追加して混ぜ合わせたというだけではなく、まったく新しい複合体が生まれます。たとえを用いて説明すると、青い染料と黄色い染料を混ぜるとできあがるのは、青い筋と黄色い筋の渦巻ではなく、緑色の染料です。これと同じように**スター・インフォシューティカル**も、材料を混ぜることで新しいものができあがるのです。このような理由から、**NES**のクライアントは、異なる**インフォシューティカル**を同じグラスに入れたりせず、必ず別々に摂取するよう、プラクティショナーから注意を与えられます。

スター❶リンパ系免疫と放射線全般

強い免疫系がないと、私たちは生き残ることができません。免疫系は、私たちの健康と生存を脅かす環境からの影響を防御するだけでなく、警戒警報発令システムでもあります。私たちの感情も免疫系に影響を及ぼします。抑うつ、否定、心配、ストレスなどは、免疫系を弱めるのです。ですから、**ES❶リンパ系免疫と放射能全般**は、**スター・シリーズ**の中でも最優先されます。

多方面によく働く免疫系は数多くの構成要素からできていますが、**ES❶リンパ系免疫と放射線全般・インフォシューティカル**はそのほとんどに、あるエネルギー準位で働きかけ、免疫系がフルパワーで機能するように手助けします。そして、リンパ系の免疫と特に強固に結びついています。また、この**インフォシューティカル**は、電磁放射線や**eスモッグ**に過剰にさらされたことによる**生体エネルギー的**影響にも働きかけます。**電磁放射線には**、コンピューターや携帯電話、ラジオ波のような人工的な発生源のものも、太陽からの放射線のように自然が発生源のものも含まれます。また、神経系にも**生体エネルギー的**影響を与えます。特に、神経系やその他の組織を破壊する可能性がある多数の細菌、真菌、寄生生物、ウイルスやウイルス粒子などに関連した問題に働きかけます（現実的なものもバーチャルなものも含まれます）。ですから、この**スター**は、**テレイン**と強固な関連があります。特に、慢性疲労症候群（ＣＦＳ）など、動きが緩慢になる慢性病に関係するウイルスやウイルス粒子とエネルギー学的に関連しています。おそらく、ＨＩＶ（ヒト免疫不全ウイルス）にも関連があるでしょう。このスターに関連したフィールドは、多様な身体的、感情的症状とエネルギー的に関連があるものと考えられます。その中には、躁うつ病、双極性障害、光や音に対する過敏症、緑内障、ヘルニア、片頭痛などが含まれます。

スター❷記憶インプリンター

従来型の生物学では、記憶は代謝経路とは考えられていないし、体の生き残りのためのメカニズムとも考えられていません。しかし、**生体エネルギー学**では、記憶とは情報のパターンであり、体がすべてのレベルで機能するためには、この体中の全身的な記憶が必要なのです。記憶とは、単なる脳と心の機能ではなく、体のすべての側面の機能であります。細胞レベル、ＤＮＡレベルで生じるプロセスの機能であると同時に、神経系や免疫系のような、より大きなシステムレベルで生じるプロセス機能でもあるのです。

たとえば、感情的もしくは肉体的なショック、あるいはトラウマを体験すると、その体験と、それに関連した感情が、**生体エネルギー的**に、筋肉の中に蓄積され、生理機能に影響を与える記憶が形成される可能性があります。そして、何年も経った後、深部組織マッサージを受けたら、長い間眠っていた記憶とそれに伴う感情が自発的に解放されるかもしれません。もう一つ、例を挙げると、ウイルスにさらされたとき、免疫系はそれに対する抗体を作り、私たちが再びそのウイルスにさらされたときは、たとえ何十年後でも守ってくれます。私たちのシステムの中のさまざまな抗体が、過去の感染や反応に関する情報の倉庫、記憶の貯蔵庫とでも言うべきものを作るのです。

健康と病気は、稼働中の記憶を明らかにするプロセスであると言っても、言い過ぎではありません。体は、通常、毎日毎分、間違いなく、何百万、何兆ものプロセスを実行する方法を覚えていますが、間違いが起これば、ホメオスタシス(恒常性)が失われたり、病気の兆候があらわれたりします。つまり、体がプロセスの処理方法を忘れたときに病気になると言うことができます。15章で、**テレイン**は微生物や、体内の他のテレインまで隠すことがあると述べましたが、テレインは、体を忘れっぽくする名人であると言ってもいいでしょう。帯状疱疹が、そのいい例です。これは、もともと水疱瘡を引き起こすウイルスによって生じる皮膚病で、痛みを伴います。水疱瘡が治っても、ウイルスは、体がそれに反応する〝きっかけ〟が起きるまで、神経の中に隠れて眠っています(眠るとは忘れるのと同じことです!)。〝きっかけ〟となる出来事が起きて思い出すと、ウイルスが再び活性化して、痛みを伴う皮膚の病気としてあらわれます。ですから、もともとの病気が治っても、その物理的、または**生体エネルギー的**インプリントは何十年も残り、後になってまったく別の形であらわれるのです。ある種の病気には(それが環境的、生物的、感情的なものであれ)〝きっかけ〟となるものがあるのは、本当は〝体はパターンを記憶している〟という意味です。体は、〝きっかけ〟と〝きっかけへの反応〟との両方を覚えているのです。ですから、**ES❷記憶インプリンター**は、個人的な記憶(個人のアイデンティティに相当)と、ある種機能的な**生体エネルギー的**身体本位の記憶システムの両方をあらわすのです。**ES❷記憶インプリンター・インフォシューティカル**は、**ボディフィールド**全体の記憶のネットワークの歪みを修正するのを助けます。

特に、**ES❷記憶インプリンター**は、トリグリセリドや他の脂質・脂肪と強い**生体エネルギー的**関連があります。ピーターの実験によって、感情や体験は、心臓を通じてある種の脂肪にインプリントされることがわかりました。そして、血液の中を循環して、体のあらゆる部分に届けられるのです。**ES❷記憶インプリンター・インフォシューティカル**は、複数の**インフォシューティカル**の混合物ですが、ほとんどが**ドライバー**であり、それらは、体の主要な記憶システムすべてとつながっており、**感情ストレスリリース**のための**ドライバー**、**ED❹神経**、**ED❷インプリンター**、トリグリセリド（かつて単独の**インフォシューティカル**として使われていましたが、現在ではこれ自体、単独で使われることはありません）などが含まれています。**ES❷記憶インプリンター・インフォシューティカル**は全般的に、体が後で思い出せるよう、エネルギー的にデータを記録するプロセスを強化し、再確立させる働きがあります。学習は記憶に依存しているので、精神的無気力や、言語能力の発達の遅れ、学習障害全般（子供と大人両方）といった症状が、**ES❷記憶インプリンター**と**生体エネルギー的**に関連しているとピーターが発見したのも、驚くようなことではありません。さらに**ES❷記憶インプリンター**は、**生体エネルギー的**レベルにおいて、私たちが自分を表現したり、アイデンティティを確立したり、ユニークな個人として存在したりする能力にも、影響を与えています。

スター❸神経機能

生体エネルギー的に言うと、この**スター**は、中枢神経系やあらゆる種類の神経伝達物質に強固に結びついています。また、軸索、ニューロン、樹状突起など、神経の特定の側面とも強く関連しています。特に環境毒素がそうですが、多くの種類の毒素が、中枢神経に悪影響を及ぼす可能性を持っているので、この**スター**には、鉛やカドミウム、水銀のような重金属と強い**生体エネルギー的**関連性があります。重金属は**ES❸神経機能**に非常に強い悪影響を及ぼすので、パーキンソン病や神経炎、ナルコレプシーのような神経系の病気と、少なくとも**生体エネルギー的**レベルで関係している可能性があります。しかし、多発性硬化症との関連性はないようです。それから、この**スター**は、**生体エネルギー的**に、耳の機能にも影響を与えるので、聴覚とも関係があると思われます。

ES❸神経機能・インフォシューティカルは通常、神経細胞生成プロセス、とりわけ重金属の排出プロセスにおいて、**生体エネルギー的**な歪みに取り組むことを助けるものと考えられます。さらに、この**インフォシューティカル**は、神経フィールドがカビや真菌、原生動物、酵母などに対処する際に、エネルギー的に防御する役割も果たします。**ES❸神経機能**は**生体エネルギー的**に、トリグリセリドともつながっており、**生体エネルギー的**に、これらの脂肪の解毒と関係があって、それらが体内で代謝されるのを助けます。神経終末は、体が酵素やホルモンを生産するのを助けるので、この**スター**は、ホルモン統制にもある程度関わりがあるものと思われますが、そう断言するには、さらなる研究が必要です。ホルモン系は非常に複雑なので、従来型の研究者にとっても、**生体エネルギー学**の研究者にとっても、まだ十分には理解されていません。

スター❹三腔

肉体とその生化学は、糖の水素結合が切断されることで動いていますが(編注：原書のまま)、**ボディフィールド**は**ソースエネルギー**（ゼロポイント・エネルギーとも呼ばれる）に依存しています。このエネルギーは、体の腔の中で集められます。三腔もしくは三焦という概念は中国伝統医学から来ています。体がエネルギーを使用し、蓄積する際、三つの主要な体腔(頭蓋腔、胸腔、腹腔)が重要な役目を果たすという古代伝統医学の考え方に、**NES**も賛同しています。**ES❹三腔**は、エネルギーと情報のネットワークに関係していますが、これは、三腔システムのダイナミクスに基づいています。

三焦系はホルモン系と特別に強いつながりがあることが、**NES**の研究でわかりましたが、私たちは、ホルモン系に直接、働きかけることはしません。そうするには、ホルモン系はあまりに複雑だからです。しかし、ピーターの研究で、**ソースエネルギー**は酵素とホルモンの分子に**生体エネルギー的**影響を与えることがわかりました。

ですから、**ES❸神経機能**と**ES❹三腔**の**インフォシューティカル**は、ホルモンを適切に生産、統御する根本的メカニズムにエネルギーを与えることによって、間接的にホルモン系に影響を与えるよう作られています。特に、**ES❹三腔**は、三つの腔、及び、それら全体の原動力に影響を与えます。**ソースエネルギー**の貯蔵庫、及び、体がそのエネルギーを使う際の発電機として、三つの腔の統合性を再確立するのです。**ソースエネルギー**の貯蔵と使用の仕組みを効率化することで、**ES❹三腔インフォシューティカル**は、疲労やエネルギーの枯渇の問題に働きかけるものと思われます。また、この**インフォシューティカル**は、三つの腔の中にある臓器の解毒や、正しい機能の回復に関係があります。特に、下垂体、視床、胸腺、心臓、副腎、消化腺、性腺の機能と関連しています。頭蓋腔と胸腔の境目にある甲状腺と副甲状腺も、これら二つの腔の機能が正常になると、恩恵を得ます。

お察しの通り、体が**ソースエネルギー**を効率的に貯蔵、使用できるかどうかは、心の機能とも深く関わっています。したがって、**ES❹三腔・インフォシューティカル**は、眠りの質を向上させ、精神的敏捷性や思考の明晰さを**生体エネルギー的**に高めます。また、この**インフォシューティカル**は、抑うつの改善とも関連しているようです。**インテグレーター**に関する説明を思い起こしていただきたいのですが、精神と感情の機能、さらには意識自体も、エネルギーと情報が**インテグレーター**の構造に沿ってスムーズに流れることができるかどうかにかかっています。**生体エネルギー的**に言うと、うつ病はエネルギーや情報が滞っている状態と考えられます。そして、**ES❹三腔・インフォシューティカル**は、それらが再び流れるのを助けるものと考えられます。それから、この**スター**は、肥満(過食と関係していないもの)や、血管が関与する血圧の問題、精神作用の低下などとも、関係しています。

興味深いことに、体が**ソースエネルギー**を吸収して使用するのを助けるために自分でできるすばらしい方法があります。それは、深呼吸するという簡単なものです。私たちのほとんどが、浅い呼吸をしており、息をする際、肺や横隔膜を完全に広げることがあまりありません。ヨガや武術をしている方なら、全般的な身体の強さや敏捷さにとって、正しい呼吸がどれだけ重要かご存知でしょう。**生体エネルギー的**レベルにおける健康にとっても、呼吸は同じように重要であると思われます。マイナスの影響に関して言えば、空調の効いた部屋で長時間過ごすと、**ソースエネルギー**が枯渇する可能性があるという興味深い事実が、**NES**の研究でわかっています。

スター❺自己免疫

その名に反して、この**スター**は、自己免疫の問題とだけ関係しているわけではありません。というのも、この**スター**には、**生体エネルギー的**な抗アレルギー作用もあるのです。特に、一つの治療計画の中で、**ED⓮脾臓 - 網**とともに使用されたとき、その作用を持ちます。**生体エネルギー的**経路としての**ES❺自己免疫**は一般的に、細胞を破壊する免疫系メカニズムと関係しています。このメカニズムがうまく働かなくなって、誤って健康な細胞を攻撃するようになると、体に幅広い悪影響が及びますが、それは特に関節にあらわれます。

NESの**マッチング**実験によって、この**スター**は、あらゆる種類のアレルギー症状と**生体エネルギー的**に関連していることがわかりました。その中には、全身性エリテマトーデス（通常は自己免疫疾患であると考えられています）、じんましん、大腸炎、軟組織リウマチ、喘息などがあります。しかし、**ES❺自己免疫・インフォシューティカル**には、関節炎との明らかなつながりはないようです。関節炎には、自己免疫疾患の要素があると考えられていますが、**生体エネルギー的**に見ると、まったく話が違うことが、**NES**の研究でわかっています。関節炎を引き起こす重要な要因は、体がカルシウムを使用し、炭水化物を統制する仕組みがうまく行かなくなることにあるのではないかと、私たちは考えています。つまり、細胞が、特に関節包において、エネルギーを正しく使用することができなくなっているということです。その結果、炎症が起き、やがて軟骨と組織にも問題が起きます。ですから、関節炎との**生体エネルギー的**なつながりを修正するのは、主に**ED❸細胞・インフォシュー**

ティカルであり、**ED❶ソース・インフォシューティカル**もある程度、関係しています。次の項で説明するように、**ES❻循環／脂質・インフォシューティカル**も、関節炎の修正に役立ちます。

さらに、幼少期に起きる問題の多くも、ウイルス感染によって引き起こされた炎症反応と**生体エネルギー的**に関係があるらしいことが**NES**の研究でわかっています。生ワクチンの摂取による炎症反応も関係がある可能性があります。この種の問題に対して、より直接的に、**生体エネルギー的**に関連している**ドライバー・インフォシューティカル**が数種類あるので、スキャンでそれらが歪んでいるとわかった場合は、そちらを先に用い、それでも結果が出なかった場合、最後の頼みの綱として**ES❺自己免疫・インフォシューティカル**を用いることがほとんどです。

スター❻循環／脂質

ES❻循環／脂質は、脂肪の沈着やカルシウムの蓄積によって狭くなりやすい、特定の動脈と関係があります。その中には、多くの主要な冠状動脈（特に左肺動脈）、神経動脈、脳動脈、陰茎動脈が含まれます。**生体エネルギー的**に見ると、動脈はすべて同じであるとは言えないことが、**NES**の研究で示されています。この**スター**は、胎児の発生の初期段階において発達する動脈と関係があります。しかし、興味深いことに、**ES❻循環／脂質**は、血流内の善玉脂肪と悪玉脂肪としてのコレステロールには関係していません。結論を導き出すには、さらなる研究が必要ですが、この点において、**NES**の**生体エネルギー的**生理学は、コレステロールレベルが動脈の狭窄の主な原因であるという一般的に広く受け入れられている考えとは意見を異にしています。

生体エネルギー的に言って、**ES❻循環／脂質**は、血流と関係があるので、この**インフォシューティカル**は血流に関する問題を改善する可能性があります。さらに、この**スター**はコミュニケーション経路として、靭帯、腱、軟骨の組織と関係があるので、関節炎など、こうした組織の病気と関係している可能性があります。**スター❻**

は、多くの抗炎症ホルモンとも関係があります。このような理由から(血流と抗炎症作用を増すという意味で)、**ES❻循環／脂質**は関節炎に関連した痛みを軽減する可能性があります。しかしこの**スター**自体が、**生体エネルギー的**に、この病気を修正するとは考えられません。

スター❼筋肉／酵素

ES❼筋肉／酵素は、主に横紋筋、筋膜、トリグリセリドと関係があります。体の組織の大半は、筋骨格系の中にありますが、これは環境有害物の主要な貯蔵庫でもあります。**生体エネルギー的**に見ると、筋肉は、肉体的または感情的なショックや、トラウマのような記憶を貯めることができると既に説明しました。ですから、この**スター**は、筋骨格系全体——とりわけ筋肉の代謝と排出の能力に関連した側面——におけるブロックを、多くのレベルで解除する主要な〝アンブロッカー〟なのです。

代謝のエラーも筋肉に影響を与えるので、ある種のホルモンと情報伝達物質は、筋肉と密接な関係があることが、**NES**の**マッチング**テストでわかっています。その中には、ガンマアミノ酪酸(GABA)、セロトニン、ドーパミン、ノルエピネリン、メラトニンが含まれますが、これらに限られるわけではありません。心臓は脂質を介して血液に情報をインプリントしますが、トリグリセリドは、心臓のこの能力を介して、この**スター**に関係しています。私たちの研究によって、**ES❼筋肉／酵素**は酵素の生産と使用にも関係があることがわかっています。これは、アルツハイマー病や早期老化症と関係があります。

この**スター**は、重症筋無力症、筋ジストロフィーなどの筋肉が消耗される病気、あるいは筋線維症などに見られる特定タイプの身体的症状と、**生体エネルギー的**なつながりがあります。**ES❼筋肉／酵素・インフォシューティカル**を構成する**インフォシューティカル**の多くは、中枢神経系に影響を与えます。ですから、**ES❼筋肉／酵素・インフォシューティカル**は、**生体エネルギー的**に、睡眠の問題やうつ病に働きかけたり、痛みへの過敏さを和らげたり、平静さとリラックス感を増すのに役立つでしょう。

スター❽チル

この**スター**の名前が、すべてを語っています。しかし、温度ではなく、感情の話です。**ES❽チル**は、ピーターが〈感情のもつれ〉と呼ぶものを取り扱います。感情は、体中に広がる強力なコミュニケーション・ネットワークを作り、役に立つ情報とエネルギー、もしくは有害な情報とエネルギーを体にインプリントします。ポジティブな心がけと希望を持つことで、病気からの回復が早まるように、悲観的な態度は回復を妨げます。しかしながら、この関係性は、それ以上のものです。というのは、すべての感情は、意識的なものでも無意識的なものでも、体に影響を与えるからです。

ES❽チルは、感情が体内の情報とエネルギーの流れをブロックする仕組みと、**生体エネルギー的**に関係しています。**ES❽チル・インフォシューティカル**は、**生体エネルギー的**に、大脳皮質が思考と感情を処理するのを助けます。さらに、過剰な感覚的刺激や精神活動によって生じたエネルギーと情報のブロックを取り除くのを助けます。これは特に、睡眠の問題に目覚ましい効果があります。なぜなら、不眠症のもっとも一般的な原因の一つは、過ぎ去った問題を際限なく考え続けたり、次々と心配事が浮かんできたり、未来のことを考えたりなど、考え過ぎることにあるからです。

NESの**インフォシューティカル**は化学的なものではありませんから、**ES❽チル・インフォシューティカル**のリラックス効果も、**生体エネルギー的**レベルでのみ生じます。また、肉体的ストレスを解放するために使用されることもありません。この**インフォシューティカル**の焦点はほぼ、感情の状態にだけ当たっており、コントロールの効かない感情を落ち着かせるのです。興味深いことに、この**インフォシューティカル**には、学習障害を改善するという付随的な効果があるようです。落ち着きをもたらす効果があるので、この**インフォシューティカ**

ルは夜に飲むのが最善なのですが、多くの人がこれを摂取中に、意義深い夢を見たとか、明晰な洞察を得たと報告しています。この**インフォシューティカル**に関する**NES**の研究成果と照らし合わせると、こうした報告にも納得がいきます。この**インフォシューティカル**は、心の準備ができたときに、気づいていない感情の問題や心配事を意識に昇らせることができるのです。自己認識と意識を刺激すると言ってもいいでしょう。また、この**インフォシューティカル**は〝快感〟**インフォシューティカル**とも呼ばれています。これ以上、説明はいらないでしょう！

スター⑨ショック-聴覚処理

この**スター**は、主にショックとトラウマによって生じた**生体エネルギー的**ブロックを取り除くことと関係しています。こうしたショックやトラウマは、細胞、筋肉、神経に影響を与えるエネルギー的記憶システムを経由して、体にインプリントされます。そして、こうしたショックは低周波数の波をかき乱すことになりますが、**ドライバー**はこの低周波の波からパワーを得ているのです。**ドライバー**が歪むと、**ソースエネルギー**を蓄積、使用できなくなっていき、全体的な機能が低下します。**NES**の**マッチング**テストで確かめられる範囲においてですが、主に聴覚を経由して知覚されたショックは、体に特別な影響を与えることが、**生体エネルギー学**ではわかっています。ですから、ピーターは、こうした聴覚ショックの問題に働きかけるものとして、**ES⑨ショック-聴覚処理・インフォシューティカル**を開発しました。しかし、この**インフォシューティカル**は、聴覚の機能的または構造的な問題に対して働きかけるものではありません。

ショックやトラウマについて、音に関連した側面だけが心に刻まれることが、ときにあります。たとえば、心的外傷後ストレス症候群に苦しむ兵士は、戦場を後にしてから数十年後であっても、トラックから銃声のようなバックファイヤーの音がすれば慌てて隠れようとするかもしれません。**生体エネルギー的**にも感情的にも、こういう元兵士はいまだに命の危険を感じており、特定の音が、恐怖の反応の引き金となるのです。子供の頃に長期間にわたって、言葉による深刻な虐待を受けていた人も、同じような反応を示すことがあるでしょう。権威のある人物が声を荒げたりすると、そういう人はパニックに陥るかもしれません。ひどい交通事故に巻き込まれたことがある場合、クラッシュ音ばかりが思い出されるというのも、よくあることです。これらのエピソードは皆、聴覚ショックの例です。

ES❾ショック－聴覚処理・インフォシューティカルは、音を処理する脳の主要な領域である側頭葉や、ブローカ野のような特定の音や言語を認識する脳の領域における、**生体エネルギー的**な歪みに対して働きかけるように作られています。

スター❿ストレス－視覚処理

この**スター**は、一般的に視覚や、情報の視覚的処理と関連したショックやトラウマを取り扱います。交通事故のような非常に強いストレスを生じる出来事に関して、その音だけが記憶に残ることがあるように、視覚的側面だけに焦点が当たることもあります。たとえば、車があなたの目の前に突っ込んでくる映像や、自分の体が車のフロントガラスやダッシュボードに投げ出される映像のショックが心に残るのです。**ES❿ストレス－視覚処理・インフォシューティカル**は、視覚的トラウマから生じた**生体エネルギー的**問題を取り扱うものです。また、そういうトラウマ的出来事に伴う感情は、しばしば無意識的なものですが、この**インフォシューティカル**はそういう感情も取り扱います。しかし、解剖学的な視覚の問題は取り扱いません。そうではなくて、視覚皮質、視床、運動ニューロン（運動野は含まれません）に関連したショックの**生体エネルギー的**機能を取り扱うのです。また、大脳皮質の視覚情報処理を行う部分とも関係しています。聴覚的ショックも視覚的ショックも、それが深刻なものの場合、**ビッグ・ボディウェーブ**に大きなダメージを与えることがあります。もっとも極端な場合、やがて、フィールド崩壊につながってしまうのです。

スター⓫男性エネルギー

このスターは、その名にもかかわらず、機能的な意味での男性の性的能力とは関係ありません。そうではなく、このスターは、男性であることに関する感情的問題を取り扱います。男性であることに伴う文化的、感情的、心理的重荷など、すべてを取り扱うのです。ジェンダーという意味でだけでなく、アイデンティティの基盤としての男性性に働きかけます。**ES⓫男性エネルギー・インフォシューティカル**は、ピーターが言うところの〝男性的カリスマ〟を**生体エネルギー的**に強化し、ポジティブな効果をもたらします。これは、**生体エネルギー的**に言えば、主に感情レベルで働き、自信、意志の力、社会における居心地の良さ、幸福感などに関するブロックを取り除くのを助けます。

この**インフォシューティカル**は、内分泌腺の物理的側面に直接、働きかけるものではありません。その代わり、内分泌腺と**ED❶ソース**の間のコミュニケーションのつながりを強化するのを助けます。また、内分泌腺への循環を**生体エネルギー的**に刺激すると考えられますが、ホルモンは、性とアイデンティティにまつわる**生体エネルギー的**ストーリーのほんの一部でしかありません。

スター⓬女性エネルギー

この**スター**は、男性エネルギーを扱う**ES⓫男性エネルギー**の女性版です。**ES⓫男性エネルギー・インフォシューティカル**の**生体エネルギー的**効果について先ほど述べたことを、女性というジェンダー、社会的アイデンティティに置き換えて考えれば、すべてこの**インフォシューティカル**に当てはまります。しかし、女性フィールドに**生体エネルギー的**な影響を与えるのはより難しいと、ピーターも言っています。なぜなら、身体的レベル、**生体エネルギー的**レベルの両方において、女性が毎月経験している月経サイクルや一連の複雑なホルモンの分泌によって、女性フィールドはより複雑にできているからです。**ES⑫女性エネルギー・インフォシューティカル**は、不規則または機能不全の月経サイクルを**生体エネルギー的**レベルで統制する効果がありますが、これらの問題を修正することを目的としたものではありません。この**インフォシューティカル**は、内分泌系よりもむしろ、血液の供給を増すことと関係しており、機能面よりも、心と体の統合を助けることを目的としています。

男性性もしくは女性性の**スター・インフォシューティカル**を用いると、肉体的・**生体エネルギー的**解毒を促進できるものと思われます。なぜなら、内分泌腺は毒素を貯め込むことがあり、各内分泌腺がもっと効率的に働くようになると、毒素をより容易に排泄できるようになるからです。ピーターの**マッチング**実験でも、錫と鉛が特に性的機能に害をもたらすことが示されています。

スター⑬炭素－酸素－水素(C－O－H)

炭素(C)、酸素(O)、水素(H)は、体の化学的生理機能のさまざまな局面において主要な元素であり、**ES⑬炭素・酸素・水素**は、これらの元素にフォーカスを当てたものです。炭水化物と糖の代謝は、体のエネルギー消費を統制しますが、そのプロセスにおいて、これらの3元素がそれぞれ果たす役割は、相対的な健康状態にとってもっとも重要な機能の一部です。これらの元素は、体が脂肪を消費する仕組みにも影響を与えるので、**ES⑬炭素・酸素・水素**は、エネルギー生産全般と関係があります。クエン酸回路(クレブス回路)とも密接に関連がありますが、これは多くの病気と関係があります。ピーターの**マッチング**実験で、この**スター**は、体のエネルギー生産プロセスに関係する重要な元素や化合物の多くとつながりがあることがわかっています。たとえば、この**スター**は、体の脂肪の消費を促進するリポトロピンというホルモンや、細胞が化学的エネルギーを獲得して使用するために主要な働きをするヌクレオチドであるＡＴＰ（アデノシン三リン酸）、チロキシン、甲状腺ホルモンの必須ミネラル、そして炭水化物、タンパク質、脂肪の代謝に欠かせない化合物であるピルビン酸とも会話します。

ＥＳ⑬炭素・酸素・水素は、体が**生体エネルギー的**レベルで毒素を排出する能力に影響を与え、細胞の代謝を助けます。このため、この**スター**は、肝臓と膵臓に関係があります。これらの臓器は、毒素の処理だけではなく、糖と脂肪の代謝においても主要な役割を果たします。さらに、この**スター**は、**ボディフィールド**を介して、筋肉における乳酸の生産と、特に腎石など、結石の形成に関連したカルシウムの代謝に関係があります。

興味深いことに、変形性関節症の原因は、**生体エネルギー的**レベルにおける炭水化物代謝の機能不全かもしれないということが、**ＮＥＳ**の**マッチング**実験でわかりました。対症療法の従事者たちは、関節炎の原因が不明であることを認め、遺伝的要因によるものか、あるいは、けがや病気の結果として、関節の軟骨が衰えることによるのではないかと推測しています。また、特に肥満した人に当てはまりますが、関節は時の経過とともに消耗するので、老化が主な原因ではないかとも考えられています。しかし、**ＮＥＳ**では地道に実験を行い、炭水化物の代謝機能が低下したことによってもたらされる**生体エネルギー的**な結果として、関節炎が生じることを示す手がかりを得ました。**ボディフィールド**とは複雑につながり合うエネルギーと情報のネットワークであり、関節炎のような慢性的病気には多くのプロセスが関係していると、**ＮＥＳ**では考えます。しかし、私たちの研究の結果、多くの最前線の分野において、さらに探求する価値のある手がかりが得られました。関節炎は、一般的に非常によく見られる問題ですから、さらなる研究が望まれます。

ＥＳ⑬炭素・酸素・水素・インフォシューティカルは糖の代謝に**生体エネルギー的**影響を及ぼすので、血糖が不安定な人や、膵臓、肝臓の病気がある人に使用する場合は注意が必要です。先にも説明しましたが、私たちは**ボディフィールド**のエネルギーと情報だけを取り扱っています。しかし、たとえエネルギーと情報レベルのみであっても、**ＮＥＳ**プラクティショナーが、病気になっている臓器を直接刺激することはめったにありません。**NES**の治療計画は、スキャンの結果に従い、**ボディフィールド**の順番通りに行われますが、ストレスを抱えた臓器がある場合(対症療法やほかの診察で病気だと診断された場合)、順番を変えることがあります。たとえ**生体エネルギー的**レベルでも、ストレスを抱えた臓器をさらに刺激するのは避けるべきなのです。**NES**では、ストレスを抱えた臓器に関連した臓器をサポートすることで、臓器同士のつながりを介して、問題の臓器が正しい機能を取り戻すのを助けることができます。これが、健康に対する**生体エネルギー的**アプローチの有利な点です。適切に用いられれば、**ES⑬炭素・酸素・水素・インフォシューティカル**は、体中の細胞代謝を整えることができます。そして、その結果、多くの種類の問題が自然に軽減されていくのです。

スター⑭細胞代謝

このスターは細胞代謝という名ですが、その基本的な**生体エネルギー的**効果は、全般的な細胞の解毒です。**生体エネルギー的**視点から見ても、対症療法から見ても、ほとんどの病気は、細胞の機能がうまくいかなくなることから生じます。ほとんどの薬は、細胞をターゲットにしているのです。しかし、細胞の機能はとても複雑なので、細胞のある特定の側面だけをターゲットにするのは不可能ではないにしても、困難なのです。これが、多くの薬にたくさんの副作用がある理由です。**ES⑭細胞代謝・インフォシューティカル**は、細胞がより効果的、効率的に働けるよう、細胞が環境有害物を排出し、毒素の影響に抵抗するのを、**生体エネルギー的**に助けます。それから、この**スター**は、さまざまな環境有害物の多岐にわたる有害な影響とエネルギー的につながっています。有害物は一般的に、染料、車の排気ガス、殺菌剤、ある種の農薬などに含まれていますが、それだけには限りません。ＰＣＰ（ペンタクロロフェノール）、ＰＣＢ（ポリ塩化ビフェニル）、酢酸ビニル、塩化物、ダイオキシン、メチル水銀、メチルスズ、硝酸塩を含み、**スター**が**生体エネルギー的**に関連している特定の化合物です。また、**スター**は、人工的に作られた電磁場（**eスモッグ**）に慢性的にさらされることで生じた電磁フィールドの損傷に対処することがあります。どんな解毒プロセスにも長い時間がかかります。それは、高度テクノロジー社会に生きる私たちにとって、環境有害物や電磁汚染に曝露されないよう制御することは非常に困難であるからです。

スター⑮重金属

ES⑭細胞代謝と同様、この**スター**も**生体エネルギー的**に解毒に関係しています。重金属は、私たちのほとんどにとって特別な問題です。というのも、私たちは高度に産業化された地域に住んでおり、大量の毒素にさらされているからです。**ES⑮重金属・インフォシューティカル**は**ボディフィールド**に働きかけ、細胞代謝や全般的な生理機能、なかでも重金属による**生体エネルギー的**な影響——特に循環系や神経系の臓器の中に残った鉛、水銀、カドミウム塩によるもの——を修正します。環境有害物の解毒はすべてそうですが、このプロセスには何か月もかかります。そして、環境有害物にさらされずにいることはほぼ不可能なので、長期にわたって定期的に働きかける必要があります。

NES症例8 マークの場合——自閉症

自然療法医でカイロプラクターのリネット・フリーデンがマークの治療を始めたのは、彼が7歳の時で、それから1年が経っていました。病院で自閉症とか、注意欠陥障害と診断されたことは一度もありませんでしたが、マークは、そうした症状をとても多く示していました。

マークのお母さんは、次のように語ります。

「マークは予定日よりも23日早く産まれました。体重が減ったり、胃の内容物がほんの少ししかないのに吐いたり、絶え間なく泣き続けるなど困った健康問題がたくさんありました。マークは生後6週間で、上部消化器官の画像検査を受け、奇形は見つかりませんでしたが、胃食道逆流症だと言われました。それでマークは3種類の薬をとることになり、1日に4回摂取しなければなりませんでした。常に耳と鼻の感染症にかかっているようだったので、抗生物質もしばしば摂取していました。また、仰向けにしてはいけない、ぜったい横にして寝かせないように言われました。マークを膝の上で、上下に揺らしてあやすこともできません。基本的に45度の角度で抱っこして、顔を見つめるしかないのです。マークは上半身の筋肉を鍛えたり、平衡感覚やバランスを養ったりする機会がありませんでした……。マークは一度もハイハイをしませんでした。2、3か月ほど座った状態でお尻歩きをしていたと思ったら、13か月目で歩き出しました。

2歳のとき、マークは扁桃腺とアデノイドの摘出手術を受け、これで胃食道逆流症は少し良くなったように見えました。マークは3歳になるまで話しませんでしたが、その頃もまだ、ウーウー唸ったり、指をさしたりして、手ぶりで話すことがほとんどでした。

マークは常に病気をしていたので、ワクチンも受けられませんでした。しかし、あるとき、熱が出ていないときを狙って、ワクチンを投与してもらいました。その後まもなく、私は変化に気づきました。マークは触られたり、抱っこされたりするのを嫌がるようになったのです。大きな音が苦手で、すぐに驚き、部屋に一人で長い時間、座っていました。外に出してやると、今度は、中に戻ろうとしませんでした。一つのおもちゃやテレビ番組に集中すると、それから引き離すことができませんでした。

マークが4歳の頃、幼稚園前クラスに入れましたが、常に病気だったので、1年間ちゃんと通うことができませんでした。そして、彼の行動面や社会スキルも悪化していきました。そこで私たちは、彼を自宅で教育することにしました……マークの健康面と行動面を治療できないか、探し始めたのです。胃食道逆流症の薬の摂取はすべてやめましたが、抗生物質と鼻の薬はまだ摂取していました。

私は以前、カイロプラクティックの施術を受けるためにフリーデン先生のクリニックに行ったことがあり、またいくつか問題があったので、先生のところに再び行きました。私の父が**NES**の治療を受けていたので、マークの健康と**NES**について先生に相談して、マークも診てもらうことにしました。先生は、トータル・ボディ・モディフィケーションを用いて、グルテン不耐性であることがわかったので栄養問題についてもアドバイスを下さいました。私たちはすぐにマークのグルテン除去食を始めました。また、**NES**スキャンも受けて、**インフォシューティカル**の摂取も開始しました。

マークの健康と行動に、著しい変化があらわれました。**NES**を始めて1年がたち、6年生から7年生（小学6年～中学1年）の本を読み始めていて、他の科目もすべて順調で、乗馬やギターのレッスンも受けています。まだ失読症と聴覚処理の問題をいくらか抱えていますが、以前とはまったく違います。マークは社交的で、どこに行っても友達を作れます。もう抗生物質を使う必要もなく、ついに体重も増えてきました。これはすべて**NES**とトータル・ボディ・モディフィケーションのおかげだと思います」

総論❖癒しの新しい方向性

本書では、生物学と医学の世界に今、あらわれつつある新たなパラダイムの概観を述べてきました。これは、体を量子的なプロセスとして理解し、探求していこうとするパラダイムです。

ニュートリ・エナジェティックス・システム（NES）が描いているのは、真の意味で統合的な幸福へのアプローチとしての**生体エネルギー学**であり、そして、私たちはそれを実践しています。私たちは、私たちが物質以上の存在であり、エネルギーと情報の存在であるという事実を裏付けようとしているのです。私たちは自然界の根本にある広大な関係性のネットワークと統合的につながり合っています。私たちの体は、生化学反応をはるかに超えた影響を受けます。そして、肉体的な病気であろうと、感情的な病気であろうと、私たちが病気を癒す力は、単に症状を緩和するだけではなくて、それ以上の働きが関わっているのです。

病気の根本原因は細胞以下のレベルにあります。そこでは、量子波――すなわち力（フォース）、フィールド（場）、エネルギーと情報――が、生理的機能を理解する上での取扱説明書となります。このレベルにおいて私たちは、自分と環境が分離したものではないこと、私たちの思考と信念が健康に影響を与えること、そして、私たち自身が命の条件の共同創造者であるということに気づくのです。

この新しいパラダイムは、いまだ最前線の科学であると考えられています。世界中で行われているこの探求の素晴らしさを示すために、そして、私たちの**クォンタム・ボディフィールド・モデル**を裏付けるために、いくらでも研究例を挙げることができますが、限られた紙面上、それもできません。ですから、本書において、私たちは、物理学と生理学の統合を試みるのみですが、よほど初歩的なレベルで取り組んでいるのでもない限り、このような試みは一個人や一つの会社が成し遂げられることではありません。健康であるとはどういうことなのか、どうしたら自分の健康をよりよくすることができるのか。読者の皆さんが本書を読むことで、これらの問いに対する答えを、より広い視点から理解できるようになったことを願います。量子医学は、予防医学として、肉体が病気になる前に**ボディフィールド**を修正するという形で用いられるのが最善です。**NES**の臨床例から何か言えることがあるとすれば、それは、**生体エネルギー的**な健康へのアプローチは有効であるということです。完璧なヘルスケア・システムと言うものはありませんが、何千人もの人が**NESインフォシューティカル**を使って、計り知れないほど健康と幸福が改善したのは事実です。多くの人が、対症療法では治療できない慢性病から解放されたのです。

私たちはまた、本書が最先端の科学者たちの意欲をかき立てて、生物学とヘルスケアにおけるこの魅力的で新しい方向性の探求に加わってくれることを願います。このフィールドには想像を超えるような豊かな可能性があります。私たち**NES**は、ヘルスケアのパラダイムを変えることに身を捧げる人々が集まった若い会社ですが、大きな理念を持っています。**クォンタム・ヘルス・ケア（量子的健康のケア）**の可能性について、私たちは、野心に燃えているというより、向こう見ずと言っていいほどのヴィジョンを描いています。私たちは、学術界から拒絶されることを恐れていないし、馬鹿にされることすら恐れていません。政治的な利害関係やお役所主義によって道を阻まれる可能性にひるんだりもしません。私たちの目的は、皆さんが健康と幸せに直接つながる道を見つけられるよう、自然な形でサポートすることです。

クォンタム・ヘルスとは、本質的に自然な健康です。しかし、これは、従来型の医療ケアを退けるということではありません。手術は必要ですし、急性の症状や緊急の場合は対症療法が役に立ちます。従来型の医療の発達によって、とりわけ公衆衛生の分野で、現代の世界は計り知れぬほど進歩しました。しかし、どんなに創造力をたくましくしても、従来型の生物学や医学だけがすべてだと言うことはできません。20世紀の初め、微生物学の誕生によって、医学に革命が起きたように、21世紀を迎えた今、物理学が医学に革命を起こしています。そして、**NES**はその最前線にいるのです。

ほとんど毎週のように、ピーターは**マッチング**実験によって、**ボディフィールド**に関する何か新しい情報を発見しています。驚くべき情報がもたらされることもしばしばです。私たちはこれからも探求と実験により、答えを探し続けていきます。謎を解き明かして、**ボディフィールド**が肉体の主要なコントロールシステムとして働く仕組みをもっと深く理解していくのです。**NES**臨床システムと**インフォシューティカル**による治療結果の研究や臨床的研究が、今、盛んに進められています。また、ミロ・ウルフやフリッツ＝アルバート・ポップ、リン・マクタガートのようなさまざまな研究者や先見性のある人々を訪ねて対話することで、新たな扉が開き、新しいアイデアが刺激されます。ピーターの場合、アイデアが次々と湧いてくるので、彼自身、それについていけないほどですが、ピーターはいつでも他者とのコラボレーションや対話を歓迎しています。こうした出会いはこれからも続き、**NES**システムをさらに向上させていくでしょう。

ピーターの努力により、理論が深められていき、ハリーは、会社の事業の将来を見通して展望を築くビジョナリーとして、理論を現実化していきます。私たちは野心に燃えて、皆さんがより健康で幸せになるのをお手伝いするバイオ技術とツールの開発を計画中です。本書が皆さんのお手元に届くころには間違いなく、そのうちのいくつかがアイデアから現実へと姿を変えているでしょう。栄養素やビタミンに、コード化された**ボディフィールド**の情報を注入する技術を開発することも、計画中です。これが実現すれば、体にとって物理的に必要なものを摂取できるだけでなく、もっと効率的、直接的に体が栄養素を利用できるようになります。体がそれらを適切に処理できないのに、ビタミンB複合体やカルシウムのサプリメントを摂取しても意味がありません。体がより効率的に栄養素を利用できるように、栄養素と機能的な量子情報を組み合わせれば、ビタミンやサプリメントの効果も増すでしょう。

私たちの計画の中には、環境にパワーを与えるような情報をインプリントする家庭用機器の開発も含まれています。あなたの仕事場、ベッドルームや秘密の隠れ家に**ソースエネルギー**をインプリントすることができたら、素晴らしいと思いませんか。病院や子供部屋にもインプリントできたら、もっと素晴らしいでしょう。それに、お風呂の水に、パワー回復効果のある**ソースエネルギー**や**ES❽チル**、**感情ストレスリリース**の情報を注ぎ込むことができたら、どんなにいいでしょう。**NES**や、ウィリアム・ティラー（1929年～）などの研究により、空間に情報をインプリントすることが可能だとわかっています。情報は環境内に一定期間とどまり、そこに入ってきた人たちに影響を与えるのです。これまでにも述べてきたように、私たちは世界から分離してはいません。私たちの体は、その最奥部分、もっとも基本的な量子的コアの部分で、常に外部の環境と相互交流しています。あなたの環境を真の意味で癒しをもたらす空間にすることが可能になる日が、すぐにやってくるでしょう。

　このような奇跡的なことを、**NES**はいくつも実現していきます。しかし、私たちのもっとも重要な目的は、あなたの――そしてすべての一般の人々の――健康と幸福に対する考え方を変えていくことです。健康とは、ある日、それを失ったときに初めて思い出すもので、誰か他の人に修理してもらわなければならないものであるという考え方が変わって、健康とは、日常的に取り組むものであり、自分自身が意識的に影響を与えて、生き生きとした完全な状態にしていくものであると誰もが考えるようになるのは、時間の問題でしょう。新しいヘルスケアのパラダイムは、ホリスティック（全的）で意識的な健康へのアプローチによって定義されます。**NES**は、この量子生物学の新たな世紀の先駆けとして、最前線に立っています。私たちはこの小さな最前線のスポットから、あなたも、あなた自身の完全な**生体エネルギー的**健康へと向かう旅路を始めるようにと、呼びかけているのです。

日本語版刊行に寄せて

意識情報フィールド研究所代表理事　寺岡　里紗

本書の英語版の原書が発刊されたのは今から15年前の２００８年である。

長い歳月をかけてようやく、ヒューマン・ボディフィールド（ＨＢＦ）のメカニズムについての詳細が、日本語に翻訳されたことを心より嬉しく思う。

「なぜ今なのか？」

と考えると、やはりそれも必然であろう。

コロナウイルスのパンデミックが3年続き、「目に見えない恐怖」に心身が疲弊した日本人に必要なのは、物質的な癒しだけでなく、「こころの癒し」と「意識のめざめ」ではないだろうか。

物質的なものの背景には、目に見えないエネルギーとそのメカニズムが存在し、中医学ではそれを「陰陽」で表現し、日本人はそれを「氣」と呼んだ。そして、ピーター・フレーザーは、それをＨＢＦと呼びそのメカニズムを解読した。

本書に書かれているように、気の遠くなるような膨大な数の人体情報のマッチングテストによってあらわれた、生体エネルギー解剖学と言っても良い緻密なボディフィールドのメカニズムが、ピーター・フレーザーによって解き明かされことは、ある意味エネルギー医学の進歩に大きく貢献したと言っても過言ではない。また本書の読者にとっても、人間の「生命」の奥深さを理解し、生きる希望の一助になるであろうことを強く感じている。

私が**NES**に出会ったのは、２００９年なので、原書が発刊された1年後である。その時の私は、日本製の波動測定器と、情報水を使ったエネルギーヒーリングのセラピストとして活動していた。その仲間の1人がある時、

「寺岡さん、アマゾンですごい本を見つけたよ！」

と興奮して教えてくれたのが、この本だった。

当時は、波動測定のメカニズムが解明されておらず、懐疑的意見も多い時代だった。彼は、この本の理論が波動測定で行っているメカニズムをすべて説明していることに驚き、すぐさまロンドンに飛んでトレーニングを受け、**NESシステム**を日本に持ち帰ってきた。

早速私も、彼に分析してもらい、レメディを取り始めた。その時、出されたレメディは忘れもしない**テレイン（ET）⓫ 肝臓フィールド**だった。当時私は、息子の高校の関係で滞在していたニュージーランドから帰国して数ヶ月、生理が止まってしまい困っていた。彼にその事を話したわけではなかったが、レメディをとった翌日から生理がはじまった。

そしてその翌年、私もロンドンに飛び、**NES**プラクティショナーとなった。当時はピーター・フレーザー

も在命で、年に数回、ヨーロッパ各地で開かれる国際会議の彼の講演には、欠かさず参加した。その内容はいつも、日本では全く聞いたこともない最新の情報医学であり、ボディフィールドにおける彼の発見も驚きの連続で、私の興味は増すばかりだった。

同時に、エネルギーヒーリングのセラピストとしても、**NESシステム**を本格的に使い始めることで、対処的なセラピーから、症状にとらわれない統合的なセラピーへシフトしていき、クライアントの数も劇的に増えていった。

２０１２年には**NESシステム**によるセラピーだけでなく、**NES**認定トレーナーとして、セラピストの育成もスタートした。

NESとともに歩んだ14年だが、その間に**NES**のシステムも大きく進化し、バージョンアップされた。ここに追記することで、本書の読者の理解に役立てれば幸いである。

【変更点についての追記内容】

(1) システムの名称の変更
(2) 測定方法
(3) ヒーリングデバイス**NESマイヘルス**(NESmiHealth)
(4) 新レメディの開発と追加
(5) 心理、意識、栄養、環境など広範囲の分析項目の追加
(6) ペットの分析
(7) 日本語によるeラーニングによる通信教育

(1) システムの名称の変更について

●**NESプロフェッショナル・システム　→**
バイオエナジェティクス・ウエルネスシステム(BioEnergetix WellNES System)
略して日本では**BWSシステム**と呼んでいる。

(2) 測定方法

●本書の時代は、**NESシステム**ソフトウエアをパソコンにインストールして使用していたが、現在はオンライン上の**NES**社のクラウドシステムにログインすることで、分析が可能となっている。パソコンにインストールする必要がなく、場所に依存しないので、パソコンのあるところであれば、ログインし分析できるようになったので、とても助かっている。

現在、タブレット、スマートフォンの日本語対応も準備中である。

●本書では、「マウス大のスキャナーに手を載せる」となっているが、現在は、「ボイススキャン」という、声による分析方法が追加されている。こちらも出張などでスキャナーを持ち運びしなくて済むのはとてもありがたい。

また、後述する**マイヘルス**というヒーリングデバイスでも、手によるスキャンができる。

(3) ヒーリングデバイス　NESマイヘルス(NES miHealth)

●**NESシステムの**分析結果で、ヒーリングが必要な最適なレメディが自動的に選択されるが、2011年に**「マイヘルス」**と呼ばれるヒーリングデバイスが加わった。

マイヘルスの利点は、その場で調整が可能なことだ。システムの分析結果に基づいて、その場でエネルギーの滞りを解除するだけでなく、**マイヘルス**単体でも機能する。

筋肉骨格に関係するエネルギーのアンバランスの調整を得意としているため、日々のちょっとした不具合や不調になくてはならない「お助けマン」的存在となっている。整体や理学療法士、カイロプラクティックやボディーワーカーなどに役立っていると聞いている。

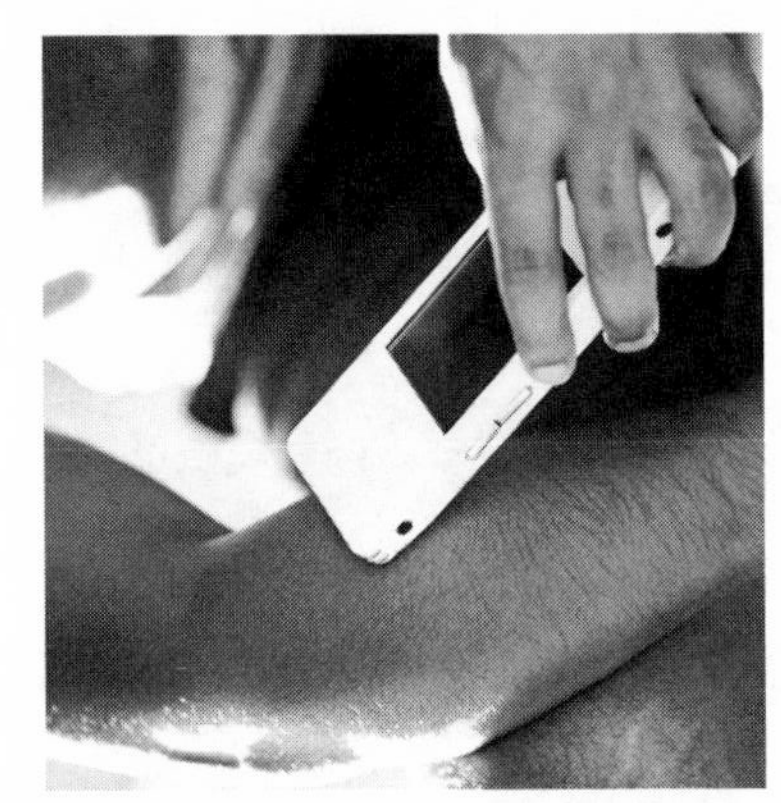

状況に応じた周波数と情報パターンが本体から放射され、接触せずの調整が可能なNESマイヘルス

(4) 新レメディの開発と追加

以下の3つの領域で新しいレメディが開発された。

●**ボディー・マインド(BM)**の5つのレメディ

・脳の4つの部位——脳幹、小脳、大脳白質、大脳皮質——に、特定の感情的トラウマが着床し、関係する臓器に病気が発症しやすいという理論（ジャーマン・ニュー・メディスン）を元にエネルギー的なマッチングによって開発されたレメディ。たとえば「脳幹」であれば「消化機能」に関連する臓器がリンクしており、感情的には「怒りや抑圧感」とマッチしている。過去のトラウマの解放に使われる。

●ブレインパフォーマンスの4つのレメディ

・脳のパフォーマンスを阻害している原因を解除するためのレメディ。

●フィールグッドシリーズ18種類のレメディ

・NESのレメディの入門的なシリーズで一般消費者に向けて開発されたもの。

オンラインショップから誰でも購入が可能。

(5) 栄養、環境、心理、意識スクリーンが大幅に追加されライフスタイルのアドバイスが可能に

●食品、栄養、アレルギー、運動、酸素量、環境からくるストレスや毒素などのエネルギー的なマッチングと分析が充実。

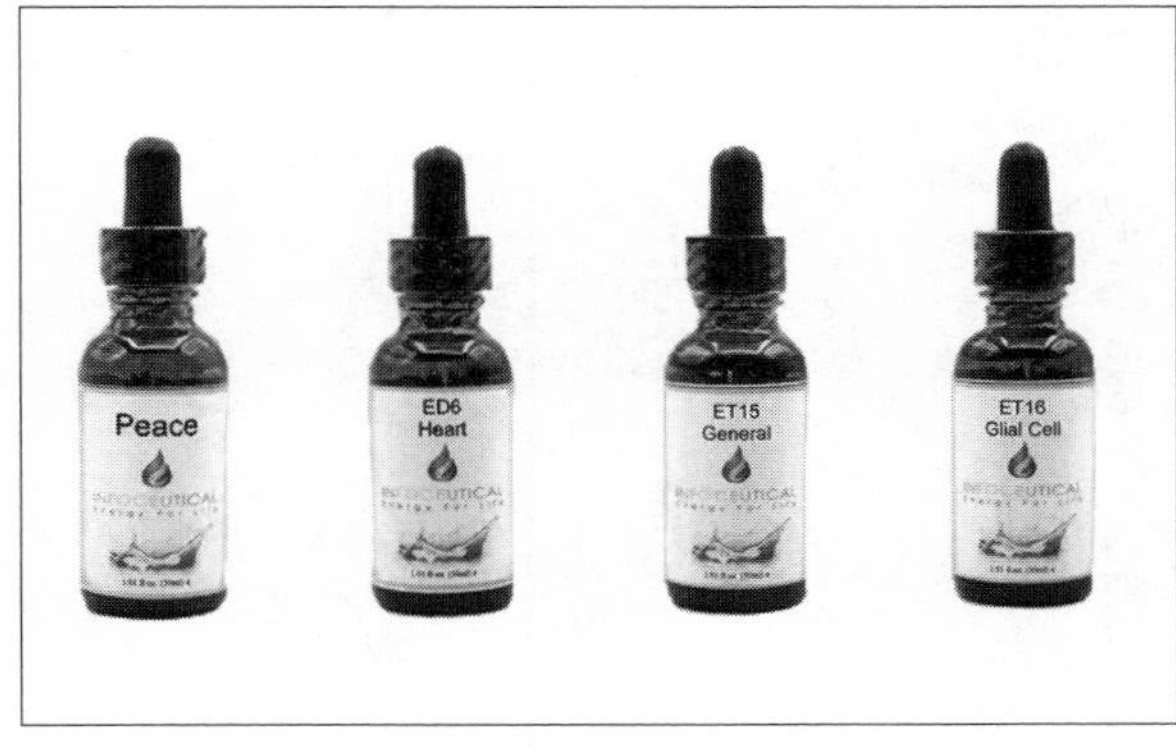

BWSシステムで自動的に選ばれるNES情報レメディ

●ユングの8つのアーキタイプ、顕在意識、潜在意識の状態などが追加され、コーチング、心理カウンセリングなどにも対応。

(6) ペット分析

●犬、猫、馬の分析が可能。

(7) 日本語によるeラーニングによる通信教育

●日本語によるeラーニングが2023年よりスタート。https://cif-institute.org/
これにより米国が発行する**NES**認定だけでなく、日本においての**NES**認定セラピストの認定が取れるようになった。

そしてこの原稿の最終チェックをしているところに、NES社から、情報レメディに関する研究論文がカリフォルニア大学から発表されたとのニュースが飛び込んできた。NESシステムの開発から十数年を経て、ようやく目に見えない情報エネルギーが物質に影響を与えることが証明される時代になったようだ。

最後に、**NESシステム**を日本に最初に導入してくれた、古い友人である宮原幾男さん、そして**NESシステム**を、日本語にローカライズし、一緒に日本普及に尽力した同志である夫・寺岡丈織にも深く感謝する。

また、本書の翻訳の話が持ち上がってから、数年かけて発刊までお付き合いいただいたナチュラルスピリットの今井博揮社長の根気強さにも、心より感謝を述べたい。

２０２３年11月

寺岡　里紗

ＮＥＳ・科学用語および省略表記凡例

編注　原書の用語集にある科学用語およびＮＥＳ理論の固有名詞を本書掲載順に並び替えました。本文中に＊印をつけ、本書における省略表記凡例を付け加えています。®はＮＥＳの登録商標です。

序章

＊量子電磁力学（ＱＥＤ）

物質（量子粒子）と光の相互作用を研究する物理学の分野。一般に、自然の本質について波（またはフィールド＝場）の側面から扱い、量子の領域レベルでは、すべてのものがつながっていることを論証しています。世界は、すべてのものが互いに影響し合う関係性の広大なネットワークです。

＊フォトン（光子）

電磁エネルギーの量子の一つ。光の量子粒子のことで、光は粒子と波の両方の性質を持ちます。

＊ニュートリ・エナジェティックス・システム®（ＮＥＳ®）

ピーター・フレーザーとハリー・マッシーによって開発されたヘルスケア・システム。物理学と生物学を統合し、体が働く仕組みを革命的に解き明かします。ＮＥＳモデルにおいては、肉体の中にあるものはすべてボディフィールド内に対となる情報、エネルギー的片割れを持ちます。肉体のホメオスタシスの喪失は、ボディフィールドのレベルで始まるので、ボディフィールドの歪みを見つけ、修正していくと、体の機能の改善につながり、結果的に健康も改善します。

＊ヒューマン・ボディフィールド（ＨＢＦ）

⬇ボディフィールド

一貫性と知性のある全体を構成するエネルギーと情報のネットワーク。自己を組織化することができ、肉体と相関関係にあります。ＮＥＳにおいて、ボディフィールドとは複雑な空間構造システムであり、関係性と空間共鳴の広大なネットワークです。自己の肉体的側面だけでなく、感情、信念、記憶などといった側面も含み、最終的に肉体の状態を決定します。肉体とボディフィールドは、それぞれ相手に起因して互いに作用し、相互に依存しています。ボディフィールドは、肉体の生理機能をおそらく量子レベルで統制し、細胞より下位のレベルで体が正しく働くのに必要な指示を出しています。ボディフィールドの歪みが修正されないと、病気の症状が出ることがあります。オーラやチャクラや、エネルギーボディをあらわす他の形而上学的なものとは別のものです。

＊エナジェティック・ドライバー®（ドライバーまたはED）

胎児の発達に従い、臓器や臓器系から生じるフィールド。ボディフィールドの発電所です。16の個別のドライバー・フィールドがあり、それらが連携してボディフィールド全体にパワーを与えます。ドライバー・フィールドが弱まると、臓器系そのものが傷つきます。

ドライバー❶ソース
ドライバー❷インプリンター
ドライバー❸細胞
ドライバー❹神経
ドライバー❺循環
ドライバー❻心臓
ドライバー❼肺
ドライバー❽胃
ドライバー❾筋肉
ドライバー❿皮膚
ドライバー⓫肝臓
ドライバー⓬腎臓
ドライバー⓭免疫
ドライバー⓮脾臓‐網
ドライバー⓯膵臓
ドライバー⓰骨

＊エナジェティック・インテグレーター®（インテグレーターまたはEI）

体内の経絡のように、特定の生理機能のプロセスを調整するボディフィールドの情報構造。12のインテグレーターが連携して、何百万もの化学反応プロセスを操縦する情報をコーディネートして、正しい情報が必要な時に体内の適切な場所に届くようにしています。

インテグレーター❶感覚神経／大腸経
インテグレーター❷心臓／肺経
インテグレーター❸粘膜／小腸経
インテグレーター❹神経伝達物質／心経
インテグレーター❺リンパ系／膀胱経
インテグレーター❻腎臓／腎経
インテグレーター❼血液フィールド／胆経
インテグレーター❽微生物／肝経
インテグレーター❾甲状腺／三焦経
インテグレーター❿循環／心包経
インテグレーター⓫骨髄／胃経
インテグレーター⓬ショック／脾経

＊エナジェティック・テレイン®（テレインまたはET）

ウイルスや細菌、微生物などのエネルギー的インプリントが寄生しやすくなる環境を体の組織内に生じさせる生体エネルギー的フィールドの障害。16のテレインがあり、それらは実際の物理的な病原体や微生物に関係があるわけではなく、特定の病原体や微生物のエネルギー的インプリントと関係があります。連鎖の因果関係としては、微生物ではなく、まずフィールドの障害が先に生じます。

＊エナジェティック・スター（スターまたはES）

一つの問題に対処するために複数の情報のチャネルが集まるボディフィールド内のミニ情報ネットワークです（星のような形を仮説として作ります）。15のスターそれぞれが、ボディフィールド内の特定の代謝経路または複数の影響を担って、一つの主要な機能やメカニズムへと収束しています。

スター❶リンパ系免疫と放射線全般
スター❷記憶インプリンター
スター❸神経機能
スター❹三腔
スター❺自己免疫
スター❻循環／脂質
スター❼筋肉／酵素
スター❽チル
スター❾ショック‐聴覚処理
スター❿ストレス‐視覚処理
スター⓫男性エネルギー
スター⓬女性エネルギー
スター⓭炭素・酸素・水素
スター⓮細胞代謝
スター⓯重金属

＊ボディフィールド

⬇ヒューマン・ボディフィールド（HBF）

＊生体エネルギー学

NESにおいては、細胞内レベルで肉体に情報を提供するエネルギーと情報の研究を指します。ボディフィールドに関連する生理学の量子的な側面を含みます。

＊NESプロフェッショナル・システム

ハリー・マッシーとピーター・フレーザーが作ったバイオテクノロジー。NESプラクティショナーはこれを使用して、ボディフィールドの歪みを見つけ、その歪みの度合いを見極め、修正の優先順位を決めます。（編注：現在はBWSシステム。「日本語版刊行に寄せて」参照）

＊インフォシューティカル®

NESにおいては、純水と植物由来の微量ミネラルの混合物であり、ボディフィールドに直接影響を与える情報がコード化されています。この情報は、肉体に必要不可欠な情報の処理と統制の歪みを修正します。

＊ホログラフィック（ホログラム）

写真版にコヒーレント光（レーザー光線など）を照射すると、二次元の画像が三次元に見えるように写真版に表示される画像のこと。一般的には、三次元のものについてすべての部分のあらゆる情報が含まれている場合「ホログラフィックな」といわれます。

＊周波数

ある独立変数に対して測定されたサイクル数、発生数、またはその他の事前に定義された単位の数です。波形の場合、決められた時間内で、その波形が繰り返される回数を指します。電磁スペクトルでそれぞれのタイプのエネルギー（ラジオ波、可視光、ガンマ光線など）は、異なる周波数の範囲におさまります。

＊フォノン（音子）

音や振動エネルギーの量子で、音の粒子のようなものです。固体の硬い結晶格子の中で発生し、固体の熱的・振動的側面を計算するために使用できます。エネルギーという面では、振動エネルギーへの変換による光の吸収にも関連します。フォトンは光の粒子であり、フォノンは音の粒子です。

＊ホメオスタシス

生理学的平衡を維持する身体の能力で、身体自身の自己治癒能力に依存するプロセスです。病気は、ホメオスタシスの喪失であると考えることができます。恒常性。

1章

＊創発

単純な相互作用から、自己組織化能力と一貫性がある新しいパターンが、ダイナミックで複雑なシステムの中に生じること。

＊相転移

システムのエネルギー状態が変わるプロセス。通常、はっきりとした特定のパラメータ（エネルギー準位など）に従って変化します。たとえば、液体の水は特定の温度以下になると相転移して氷になりますが、特定の温度以上になると沸騰して蒸気へ相転移します。

＊震盪

ホメオパシーにおいて、希釈と撹拌を繰り返すことによって、ホメオパシーのレメディ（薬）を作る方法。治療の特性に応じて選ばれた物質の微粒子を水に入れ、実際の物質ではなく、その物質のエネルギー特性のインプリントだけが溶液の中に残るまで希釈と震盪を続けます。

＊標準モデル

もっとも広く受け入れられている高エネルギー粒子物理学の理論。古典的理論や相対性理論などを量子力学と統合し、自然と自然の法則を解明します。まだ重力を統合できないなど多くの欠点があるので、代替理論が提唱されています。しかし、現代科学において今のところもっとも広く検証されている理論であり、実験とテストを通じて非常に正確に裏付けられた予測を行うことができています。

＊重ね合わせ状態

観測などの制約を受けるまでは、量子実体が許容されるすべての性質を持っている状態。形式的には、たとえば実験によって観測されるなどして〝波動関数の収縮〟がおき、波か粒子のどちらかとしてあらわれるまで、素粒子の実体は波動と粒子の両方の性質をもつと説明できます。

＊粒子と波動の二重性

量子力学において、素粒子の実体は波動と粒子の性質を同時に持っていて（量子的な重ね合わせ状態にあるといいます）、観測時に量子実体がどのような姿であらわれるかは、行われた実験の種類に依存するという考え方。

＊量子もつれ

ある種の粒子が互いに結びつく、不思議な量子的特質。たとえ広大な距離で隔てられていても、複数の粒子がもつれ合うと、それらは別個の存在としてではなく、関係し合うシステムとして振る舞います。

＊空間共鳴理論

宇宙物理学者ミロ・ウルフが提唱する量子物理学理論。標準モデルに対して、粒子ではなく波動が宇宙の根本にあり、基礎を成していると主張します。この理論の核心は、宇宙は内向き波と外向き波に満ちているということです。内向き波と外向き波が出会うと、相互作用し、量子空間の共鳴が変化します。さまざまな性質の共鳴が起こり得ますが、それによって、標準モデルにさまざまな種類の粒子があることも説明がつきます。標準モデルの〝粒子の動物園〟には４００以上の粒子が存在しますが、電子と中性子、陽子だけが基本粒子（fundamental particles）であり、それ以外の粒子は皆、さまざまな種類の空間共鳴に過ぎないのです。つまり、この三つの基本粒子を除き、標準モデルの４００以上の粒子は皆、こうした空間共鳴によって引き起こされた現象にすぎません。現在、量子力学につきまとう矛盾のほとんどは、ウルフの理論によって解決できます。また、この理論は、標準モデルの一部としてすでに認められている核心となる原理と方程式から導き出せるものです。

＊量子論における交流解釈

物理学者ジョン・クレイマーによる理論。量子力学の波動関数は、コペンハーゲン解釈が提唱するように数学的事実であるだけでなく物理的事実でもあると、クレイマーは主張します。クレイマーの理論によって、量子力学の複雑な状態ベクトルと、波動関数が収縮して量子的なイベントが巨視的に観測可能になるメカニズムを説明できます。この理論は、標準モデルの粒子が優位な理論に対して、〝先進波〟と〝遅延波〟に基づいて量子の波動をベースに描かれます。

3章

＊バイオフォトン

人間や他の生物から発せられる超微弱な光の基本単位。

＊デコヒーレンス

巨視的システムの量子力学的状態は、その環境から分離できないため、そのシステムの性質を個別に計測することはできないので、量子プロセスは、巨視的レベルでは検知されないという理論。

＊光修復

細胞が、太陽などの紫外線による損傷を修復するメカニズムのこと。

＊微小管

細胞や臓器などの肉体の構造物の中に見られる、中空で細長い管状構造体。**NES理論**においては、微小管は独自のフィールドを作り、エネルギーを集め、貯蔵し、増幅するものと考えられています。⬇腔

5章

＊キャリア

情報を含む、または情報の伝達を助けるもの。たとえば、**インフォシューティカル**のキャリアとは、植物由来の微量ミネラルであり、**ボディフィールド**が歪みを修正するのに使う量子電磁力学(QED)情報がインプリントされています。

＊マッチング

ボディフィールドを作り上げている広大な関係ネットワークの中で二つのアイテムやプロセスが結びつくプロセス。このプロセスは空間の抵抗や誘電率の変化に依存している可能性があります。二つのアイテムがマッチすると、ダイナミックな**ボディフィールド**の中で互いに〝会話〟したり、情報を共有したりできます。

＊フィールド効果

相互につながり合う広大な関係ネットワークの中にある宇宙に、情報フィールドが浸透しているという概念。すべての人や存在、物を結びつけていると考えられるが、その仕組みについては、まだ研究が始まったばかりです。

＊腔（くう）

程度は多かれ少なかれ体の構造体は空洞で、臓器や腺のと同様に、頭蓋腔、胸腔、腹腔のように骨や筋膜によって作られた構造的空洞もあります。NES理論では、腔は、エネルギーを集め、蓄積し、増幅します。⬇微小管

＊ソースエネルギー

NESでは、自らにパワーを与えるために使う、自然のエネルギーや宇宙のエネルギー、おそらくゼロポイント・エネルギーであり、体質や生命力などに似ています。ソースエネルギーが十分にないと、健康を維持したり、回復したりするのは困難です。

6章

＊ビッグ・ボディフィールド

⬇ヒューマン・ボディフィールド(HBF)

＊ビッグ・フィールド

ボディフィールドに影響を与える地球と宇宙のエネルギーから成るエネルギーフィールド。これは、地球のエネルギーフィールドやグリッド(垂直軸・赤道軸・磁極軸)から構成されます。

＊ポラリティ

NESでは、肉体に浸透するわずかに負の電荷を帯びた静電場を指します。体の生理的・エネルギー的活動全般によって部分的に形成され、HBFの形成と機能において、重要な役目を果たします。

8章

＊位相変化

NESにおいては、基準信号に対する波の周期信号の変化を指します。二つ以上の物質波(ド・ブロイ波)がある場合、それらの波がお互いに対してどのように位置しているかを示していると考えられます。二つの波が振幅に関しては同位相(二つの波の山と谷の大きさが同じ)であるが、時間に関しては位相を異にする(片方の波がもう片方より先を進んでいる)などと言うことができます。

＊位相結合適応共鳴理論

主にエドガー・ミッチェルとピーター・マーサーによって提唱された意識と知覚に関する理論。この理論においては、共鳴波の相互作用によって、三次元の巨視的現実(日常的な現実)の意識的知覚行為のすべてが説明できるとされます。非局所量子のホログラムがすべての現実の根本を成しており、対象物から発せられる内向き波が、その対象物の量子的情報を運ぶものとされ、それを知覚する人から発せられる外向き波(注意の波とでも言うべきもの)も存在します。この、知覚する人の外向きの注意の波が、対象物の情報を運ぶ内向き波と出会い、二つの波が

共鳴（本質的には振動がマッチすること）すると、知覚が起きます。NES理論においても、HBFと身体（および、その生理機能と環境との相互作用）のレベルで似たようなことが起きるとされます。関連した物理学理論としてはミロ・ウルフの空間共鳴理論が挙げられます。

9章

＊ジオパシック・ストレス

地球の内部から発せられ、その表面を流れる特定の種類の振動やフィールドの人体に対する否定的な影響で、物理的な影響も、感情的な影響も含まれます。風水のような伝統的な教えでは、洞窟や、ある種の鉱床や地下水路など、さまざまな種類の自然環境から発せられるエネルギーが有害だと考えられています。

＊磁気の紙ふぶき

分子の結合と切断、特に水素結合が形成され、切断される場合、もしくはその他の生化学プロセスによって生じた磁気のようなエネルギーの小さな細片。NES理論においては、HBFを作り、維持するには磁気の紙ふぶきが必要であると考えられています。

10章

＊マスキング

身体がある特定の歪みに取り組むことができない、または取り組む準備がまだできていない場合、たとえ対症療法の診断に基づいて、その歪みがあると予期できたとしても、**ボディフィールド**のスキャンにその歪みがあらわれないことがあります。この現象を**マスキング**と呼びます。順番に従って、**ボディフィールド**の修正を続けていくと、**マスキング**されていた歪みがあらわれます。**テレイン**は、特に**マスキング**されやすいとされます。

12章

＊eスモッグ

電磁波または電磁汚染。自然のものも、人工的なものも含まれます。**eスモッグ**に過剰にさらされると、**ボディフィールド**が歪む可能性があり、それが免疫系や、体の他の側面に影響を及ぼすことがあります。

13章

＊ビッグ・ボディウェーブ

システムレベルにおける、**ボディフィールド**全体の量子的波形。個々の臓器やさまざまな種類の細胞から生じる小さな下位システムレベルの信号波や、各**ドライバー**、**インテグレーター**などほかの**ボディフィールド**の下位システムから生じる無数の信号波とは対照的です。

さ

し

す

せ

そ

索引

● 参考文献・サイト

・注釈に記載した書籍は省略しました。
・URLは、2023年 9月最終確認

リチャード・モリス"The Edge of science"（邦訳『越境する宇宙論：科学の極限』青土社）

ルー・チルドル、ハワード・マーティン、ドナ・ビーチ"The HeartMath Solution"（HarperSanFrancisco）

リチャード・ガーバー "Vibrational Medicine: The #1 Handbook for Subtle-Energy Therapies"（Bear & Company）

メイワン・ホー "Strong Medicine for Cell Biology: A Review of Gilbert Ling's *Life at the Cell and Below-Cell Level*"（www.i-sis.org.uk/SMFCB.php）

ウィル・ナイト、ニコラ・ジョーンズ"Long-Distance Quantum Teleportation Draws Closer"（ニュー・サイエンティスト誌 2003年 2月 12日）。この記事の元になっている研究は、パン・ジャンウェイ、サラ・ガスペローニ,マルクス・アスペルマイヤーほか"Experimental Realization of Freely Propagating Teleported Quibits"（ネイチャー誌 421巻）

アメリカ国立衛生研究所ヒトゲノム研究所"Teacher's Guide: Understanding Human Genetic Variation"（ncbi.nlm.nih.gov/books/NBK20363/）

キャンディス・パート"The Molecules of Emotion: The Science Behind Mind-Body Medicine"（Simon & Schuster）

K・J・ピエンタ、D. S.コフィー "Cellular Harmonic Information Transfer Through a Tissue "（pubmed.ncbi.nlm.nih.gov/2056936/）

Solar”（ナチュラルハザード誌 26巻 3号 2002年 7月）を参照。シューマン共振と**生体エネルギー学**に関する簡潔な概説はジェームズ L・オシュマン“Energy Medicine 〈1-29〉”参照。

11-3 がんとダウジングの研究に関してはオシュマン“Energy Medicine 〈1-29〉”に簡潔に述べられている。G. F. von ポールによるドイツの医学論文“Earth Currents: Causative Factor for Cancer and Other Diseases”もJ. ラングによって英語に翻訳されている。オシュマン“Energy Medicine”参照。

11-4 ニコラ・ジョーンズ “Feel the Force”（ニュー・サイエンティスト誌 2002年 4月 4日、www.newscientist.com/article/mg17423370.500-feel-the-force.html）参照。

11-5 NESにおけるポラリティは、自然療法医のランドルフ・ストーンが開発したポラリティ・セラピーというエネルギーのバランスをとる療法とは関係ない。

12章　パワーを供給するドライバー

12-1 感覚器官としての心臓、第二の脳としての心臓、記憶や学習・感情のセンターとしての心臓に関する詳しい情報はハートマス研究所のサイト（www.heartmath.org）。トップページから、Research→Research Library→Intuition Researchで閲覧できる二つの論文に目を通すことをお勧めする。ローリン・マクラティ、M・アトキンソン、R・T・ブラッドリー “Electrophysiological Evidence of Intuition:Part1. The Surprising Role of the Heart” “Part2. A System-Wide Process”（Journal of Alternative and Complementary Medicine誌 10巻 1-2号 2004年）

12-2 感情的・肉体的ショックが病気の原因となり得るということに関するさらに詳しい情報は、ライク・ゲールト・ハマー博士の研究を参照（www.newmedicine.ca）。ハマーは、感情的ショックが、がんや多くの急性・慢性の病気の根本原因であることを理論化した。このテーマに関するハマーの英訳には“Summary of the New Medicine”（Amici di Dirk）がある。
また、ロルフィングの創始者イーダ・ロルフ博士の研究（www.rolf.org）も参考になる。ロルフィングとは深部組織マッサージで、筋肉や筋膜システムにインプリントされた感情的ショックを解放することで知られている。ロルフの業績を知るための基本的な文献には、ロルフ“Rolfing and Physical Reality”（Healing Arts Press）がある。これは当初“ Ida Rolf Talks About Rolfing and Physical Reality”（Harper & Row）として出版されたものである。

14章　インテグレーターの詳細

14-1 ウィルヘルム・シュスラー博士（1821-1898）はドイツのホメオパシー医で、ミネラルの欠乏が病気を招く可能性があるという理論を構築した。その身体の欠乏に対処するため、12種類の生化学的組織塩（ティッシュソルト）のホメオパシー・レメディを開発した。

10章　体とボディフィールドの情報の流れ。

10-1　心臓と肺の正常な音と異常な音を医学生向けのサイトで聞くことができる。こういう音を聞くことで、体内でさまざまな音がさまざまな情報をコード化する仕組みを想像しやすくなるだろう。

10-2　エイドリアン・チョーの内耳に関する研究の概要を参照。"Math Clears Up an Inner-Ear Mystery: Spiral Shape Pumps Up the Bass"（サイエンス誌 311巻 5764号 2006年 2月、science.sciencemag.org/content/311/5764/1087.1）

10-3　アフタール・S・アフジャ、ウィリアム・R・ヘンディー "Effects of Red Cell Shape and Orientation on Propagation of Sound in Blood（Medical Physics4巻 1977年 11月、pubmed.ncbi.nlm.nih.gov/927389/）参照。

10-4　体内での心臓の役目に関する賛否両論を検討するには、ラルフ・マリネッリ、ブランコ・フュルスト、ホイテ・ファン・デル・ゼーほか"The Heart Is Not a Pump: A Refutation of the Pressure Propulsion Premise of Heart Function"（Frontier Perspectives誌 5巻 1号 1995年、trigunamedia.com/The%20heart%20is%20not%20a%20pump.pdf）参照。感覚器官としての心臓に関する研究については〈注 12-1〉。

10-5　ある種のスタチンなどコレステロールを下げる薬が記憶を低下させるという副作用については、デュアン・グラベリン"Lipitor: Thief of Memory"（Infinity Publishing）参照。グラベリンは、この本を出版して以来、スタチンを摂取して記憶の低下を経験した何百人もの人から連絡を受けたと報告している。

10-6　心拍数の変動に関してはハートマス財団（現dbaHeartMath Inc：www.heartmath.com）の研究を参照。インターネットで調べれば、多くの大学が、心拍数の変動と健康状態について研究していることがわかる。その一例として、ミーシャ・ランドー "Healthy Heart Keeps Polyrhythmic Beat"（hms.harvard.edu/2002/March8_2002/cardiology.html原書出版当時）を挙げておく。

10-7　キャンディス・パート、ナンシー・マリオット"Everything You Need to Know to Feel Go(o)d "（Hay House）

10-8　クレア・シルヴィアの詳しいエピソードは、クレア・シルヴィア、ウィリアム・ノヴァック"A Change of Heart: A Memoir"（邦訳『記憶する心臓—ある心臓移植患者の手記』角川書店）。

11章　ビッグ・フィールドの影響

11-1　シューマン共振に関する研究のほとんどは、潜水艦との連絡を取るのに極低周波の帯域幅を使用するため、アメリカ海軍によって行われた。こういった信号はイオン層の異常によって障害が起きる。

11-2　ニール・チェリーの研究概観は、チェリー "Cherry on Safe Exposure Levels"および Schumann Resonances, A Plausible Biophysical Mechanism for Human Health Effect of

クリフォードが、物質は空間の振動、波動から生じると提唱した。現代物理学の歴史においてもっとも尊敬されている科学者たちの中でも、物理学者のジョン・ホイーラーとリチャード・ファインマンは、加速電荷による放射を研究していた際、球面波が内向き（先進）波、もしくは外向き（遅延）波を放射していると仮定する計算を行った。しかし、彼らはそれが電磁波であると仮定した。後年、彼らの研究は見直され、彼らが電磁波のベクトルの性質を無視していたことが明らかになった。だから、実際のところ、彼らはスカラー波を計算していたのである。クレイマーの交流解釈はこの分野において、ホイーラーとファインマンの研究から発展したものである。球面スカラー定常波の相互作用から宇宙が生じたとはどういうことか研究している科学者たち（物理学者、宇宙論者、システム理論、カオス理論、シンクの研究者など）が増えている。

8-10 ミロ・ウルフ"Exploring the Physics of the Unknown Universe〈8-2〉"

8-11 空間共鳴の条件に関する完全なリストは、ウルフ"Exploring the Physics of the Unknown Universe〈8-2〉"。

8-12 ミロ・ウルフ"Exploring the Physics of the Unknown Universe〈8-2〉"

8-13 ミロ・ウルフ：同上

8-14 ミロ・ウルフ：同上

8-15 ミロ・ウルフ：同上

8-16 ミロ・ウルフ：同上

8-17 ミロ・ウルフ：同上

8-18 ミロ・ウルフ"The Origin of instantaneous Action in Natural Laws"（mwolff.tripod.com/instant.html）参照。また、この記事の"Spin of the Electron"で、ウルフは次のように書いている。「電子の内向き波(先進波)が外向き波(遅延波)になるため、電子の中心で回転することで、スピンが生じる。電磁波の鏡面反射のように、二つの波の振幅が適切な位相関係を保つには回転が必要である。3D空間の特性である球面回転は、SU（2)群を用いて説明できる。SU(2)では、荷電粒子の内向き波と外向き波は、ディラック・スピノル波動関数の構成要素である。このように、すべての電荷粒子がディラック方程式を満たす……」

8-19 エドガー・ミッチェルについては、ミッチェル"Nature's Mind〈6-3〉"を参照。

8-20 どうして空間にエネルギーがインプリントされ、その記憶が長時間保持されるのかについては、下記の興味深く専門的な考察を参照のこと。ウィリアム・ティラー"Science and Human Transformation〈5-9〉" "Conscious Acts of Creation〈5-9〉"

9章　ヒューマン・ボディフィールド（HBF）の概観

9-1 非局在的ヒーリングの効果が距離とともにどのように減少していくかの統計は、ディーン・ラディン"Entangled Minds〈2-13〉"参照。

しかし、強調しておかなければならないのは、ヒーリング反応が起きない患者もいるということである。これは、ヒーリングが起きていないということではない。これはたんに、ヒーリングプロセスが肉体的な症状として外側にあらわれなかっただけのことである。しかし、ヒーリング反応が起きないと、補完医療を初めて試す患者は困難を経験することがある。つまり、患者は何も感じないので治療がうまくいっていないと考えてしまうのである。特に**ボディフィールド**のエネルギーや情報を取り扱っている場合、そう単純に働くものではない。ヒーリングプロセスは患者によって異なる。効果があるかどうかは、最終的には、患者が総合的にどう感じているか、つまり問題が解決し、患者が再び健康を取り戻したと感じるかどうかによって決まる。しかし、特に慢性的な問題のときは結果が出るのに時間がかかることがある。

8章　NESと物理の最前線

8-1 ミロ・ウルフの理論は、物質の波動構造理論（the wave structure of matter theory）とも呼ばれ、インターネットではこちらの名前が普及している。しかし、ウルフは著書の中で、自分の理論を空間共鳴理論(space resonance theory)と呼んでおり、私たちもそれに従うことにした。

8-2 ミロ・ウルフ“Exploring the Physics of the Unknown Universe: An Adventure's Guide”(Technotran Press)

8-3 ミロ・ウルフ“：同上

8-4 ファインマンとウェインバーグの〝繰り込み〟に関する発言は、どちらもジェームズ・グリック“Genius: The Life and Science of Richard Feynman” (Vintage Books)より引用。

8-5 ワシントン大学教授ジョン・クレイマー “The Transactional Interpretation of Quantum Mechanics” (faculty.washington.edu/jcramer/TI/tiqm_1986.pdf) より引用。クレイマーの理論に関するオリジナルの出版物はクレイマー “An Overview of the Transactional Interpretation of Quantum Mechanics“ (International Journal of Theoretical Physics誌 27巻 227号 1988年)参照。

8-6 点粒子の良い点と悪い点についてのこの項目は、ウルフ“Exploring the Physics of the Unknown Universe〈8- 2〉”参照。

8-7 スティーヴン・ストロガッツ“Sync〈1-8〉”。この本は結合振動子とシンクが自然現象や生物学的現象、さらには人間活動に関する理解をどのように変革するか、概要をよく伝えてくれる。

8-8 ジェフ・ハーゼルハーストによるウルフ関連のサイト(www.spaceandmotion.com/Wolff-Wave-Structure-Matter.htm)の記事からの引用。

8-9 波の振幅がスカラー量であるというウルフの主張に関しては、ウルフ“Exploring the Physics of the Unknown Universe〈8- 2〉”参照。物理学の正統派は通常、スカラー波ではなくスカラー場を取り上げる。ウルフや、たとえば健康分野に適用したオシュマンのような最先端の理論家たちが提唱するスカラー波の概念は、主流の物理学界の中では論争の的になっている。しかし、多くの物理学者たちは、意識的にせよ、無意識にせよ、常にスカラー波に言及している。
波動優勢の宇宙観は、クレイマーやウルフに限ったものではない。19世紀後半にはウィリアム・

もある。空洞量子電気力学という研究分野まである。専門的な説明はセルジオ・ドゥトラ"Cavity Quantum Electrodynamics: The Strange Theory of Light in a Box"(Wiley-InterScience)参照。

6章 カリフォルニアでの共同作業

6-1 アーヴィン・ラズロ"Science and the Akashic Field"(邦訳『叡智の海・宇宙――物質・生命・意識の統合理論をもとめて』日本教文社)

6-2 アーヴィン・ラズロ:同上

6-3 エドガー・ミッチェルのホログラフィックな意識モデルに関する基本的な論文は、ミッチェル"Nature's Mind: The Quantum Hologram"(www.stealthskater.com/Documents/ISSO_5.pdf)参照。位相結合適応共鳴に関して、もっと科学的に詳しく説明した関連記事としては、ピーター・マーサー"A Quantum Mechanical Model of Evolution and Consciousness"(原書発行当時はwww.secamlocal.ex.ac.uk/~mwatkins/zeta/marcer.htm#5に掲載)

6-4 ヒーリング反応は、対症療法の医療従事者に理解れさてもいないし、一般に受け入れられていない。しかし、ヒーリング反応が体の病気に対する抵抗力の主要な指標であるということは、補完医療の療法家の間では広く知られている。このような反応は慢性病を患い、長い間体が弱っていた人には非常によく見られるものである。

古代インドのヒーリング・システムであるアーユルヴェーダ医学、鍼を含む中国伝統医学、マッサージ、薬草、呼吸法、エクササイズ、ハーネマンのホメオパシーのようなより最近のセラピーもすべて、ヒーリングのプロセスやダイナミクスを理解している。こうしたシステムのうちいくつかは何千年も注意深く観察されてきたことにもとづいている。ヒーリング反応とは健康に至るダイナミクスの一つなのである。

ピーターは、こうした伝統的なヒーリングの多くに精通しているので、初期の**インフォシューティカル**を使用していたクライアントが、数日間インフルエンザのようなヒーリング反応が出たと訴えたとき、こういう古代の治療システムを参照することができた。たとえば、中国の賢者たちは、病気が治るとき断続的な熱が出ることがあると書いている。また、ホメオパシーにおいても200年以上、病気の「ぶり返し(retracting)」と呼ばれるプロセスが報告されている。治癒の過程において病気は慢性状態から急性状態に移行すると、ホメオパシーの中心的な教えでは説かれている。インフルエンザのような症状や他の症状は、この移行を示しているのである。

多くの伝統的な補完医療では、体が治癒に向かうと自らを解毒し始めると信じられている。皮膚や肝臓、腎臓、膀胱、腸など、うまくいかなくなった生理的プロセスが再稼働し、より効率的に動き出すのである。ヒーリング反応は、体が自らの自己治癒能力を取り戻したという証拠である。こういうヒーリングプロセスは激しい症状が出ることがあるので、この期間を「ヒーリング・クライシス」と呼ぶ人もいるが、通常、これはクライシス(危機)ではない。病気が自然治癒し、体が正常な状態に戻っているのである。

に加えて、中国伝統医学と鍼治療の専門的知識がないと、最善の診断は下せない。

5-3 初期の研究において、ピーターはその場にいない人たちの血液や唾液、時には髪の毛のサンプルを検査したが、今日では、**NES**は、このようなサンプルを用いた遠隔検査は推奨していない。それには複数の理由があるが、**NESスキャン**を遠隔で行うと、利用者がクリニックにいるときのように正確な結果が出ないというのが、主な理由である。したがって、もし何らかの理由で遠隔検査を行わなければならないときは、せめて、最初の1回のスキャンは直接行うのが最善である。

5-4 ジュリアン・ケニヨンによるピーターの研究に関する論文は"A Method of Cancer Diagnosis Using samples of Saliva Based on Quantum Biology"。（原書発行当時はwww.doveclinic.comに掲載）

5-5 組織サンプルやその他の物質からホメオパシー薬を作る方法については〈注 5-1〉参照。

5-6 この本で紹介している鍼治療や中国伝統医学の経絡システムはごく初歩的な情報である。とても難しいテーマなので、これ以上深く説明することは、この本の趣旨から外れる。現在では、経絡システムに数百の経穴を追加した新しい解釈もある。

5-7 体の電磁気及び量子的エネルギーと健康という観点から結合組織のマトリックスを理解するには、ジェームズ L・オシュマン"Energy Medicine in Therapeutics〈1-29〉"で最新の考察を読むことができる。

5-8 短期間だが、ピーターはビヴァン・リードが率いる研究グループに参加した。リードは、**生体エネルギー学**を使って、がんの診断をする方法を探求していた。ピーターは、主に**ボディフィールド**理論によってこの研究に貢献したが、当時は、まだ完全に理論は完成していなかった。研究チームは、バイオテクノロジー技術を用いてがんの診断においていくつか有望な結果を出したが、データは盲検試験（編注：治験薬の中身を知らされずに行われる試験手法）を始めた組織が占有し一般に公開されることはなかった。グループはやがて解散し、商業的な製品が生み出されることはなかった。

5-9 空間に記憶がある、つまり、空間に情報を刻むことができるという発見を裏付ける研究は、他にもある。たとえば、スタンフォード大学の教授で材料科学者のウィリアム・ティラーは、同じ場所で一定の期間、エネルギー交換実験を行うことで、情報を空間に刻むことができることを示した。機械をその場から取り除いても、機械があったところには残留信号があり、それを液体にインプリントすることができる。ティラーの本は非常に専門的で一般人にはわかりにくいが、興味があれば次の本を参照されたい。ティラー "Science and Human Transformation: Subtle Energies, Intentionality and Consciousness" "Conscious Acts of Creation: The Emergence of a New Physics" (Pavior)

5-10 上皮細胞の方向性に関する興味深い情報に関しては、ギュンター・アルブレヒト・ビューラー "Can Cells See Each Other?"（www.basic.northwestern.edu/g-buehler/film.htm）参照。

5-11 腔、空洞はエネルギーを増幅させる傾向があるので、物理学において重要な意味を持つ。いくつか例を挙げると、光学、暗号学、レーザー、量子コンピューターなどと理論的な関連性

3-21 フレーリッヒの三つの主要な論文を参照。ヘルベルト・フレーリッヒ “Long-Range Coherence and Energy Storage in Biological Systems”（IJクォンタム・ケミストリー誌 2巻 1968年7月）、“The Extraordinary Diaelectrical Properties of Biological Molecules and the Action of Enzymes”（米国科学アカデミー紀要 72巻），“Coherent Electrical Vibrations in Biological Systems and the Cancer Problem”（IEEE Transactions on Microwave Theory and Techniques（T-MTT）誌 26巻）

3-22 感覚器官としての心臓に関するさらなる情報については〈注12-1〉参照。

5章　バーチャル・ボディについて

5-1 ホメオパシーは難しいテーマで、さまざまな分野や流派があるが、基本的に「似たものが似たものを治す」という同種の法則に基づいたヒーリングセラピーである。この理論の一部は、免疫系が異物の侵入を特定してそれに対する抗体を作る働きに基づいている。つまり、ホメオパシーはワクチンに似ている。ワクチンの場合、たとえば免疫系に黄熱病を「味見」させてやると、もし黄熱病に感染してもすでに抗体があるので、脅威を認識し、しっかりと防御することができる。ホメオパシーの療法家は、患者の病歴を詳しく聞き出し、免疫反応の欠如をもたらした状況を特定してホメオパシー薬を与え、患者の免疫系を刺激する。非常に簡略化されてはいるが、これがホメオパシーのメソッドの基本的説明である。

ホメオパシー薬は、植物や鉱物など自然物質の小さな欠片を薄めたものである。通常、水とアルコールを混ぜた液体に物質を入れて震盪させ、それをさらに希釈してまた震盪させる。この手順を何度も何度も繰り返して、液体を薄める。あまりにも希釈されて、薬の中にもともとの物質の分子がまったく残っていないこともある。その物質の**エネルギー的インプリント**だけが残っているのである。ホメオパシーのインプリンティング装置は、この震盪プロセスを経ずに電気的にホメオパシー薬を作ることができる。

5-2 皮膚電位計測システムには数種類あるが、そのほとんどがドイツの医師ヘルムート・シンメルの研究に基づいている。すべてのシステムが似たような仕組みで働くが、基本的に、体の経穴（ツボ）の皮膚電位反応や電磁気の変化を感知するものである。シンメルの機器自体は、医師ラインホルト・フォルの初期の研究に基づいている。フォルは医学、ホメオパシー、鍼治療、電気学を学び、EAV機器（フォル式電気経絡検査）の開発に献身した。

この種の機器の開発において共通して存在する前提は、病気にかかっているとき体の電磁気に変化があらわれるということである。こうした機械は、器官や組織などの電磁気の変化を（通常は皮膚を通じて）検知することで、それに関連した健康問題を見つけることができる。EAVや皮膚電位測定機器を使う療法家たちは、体が問題を病気として表面化させる前に電磁気の状態を測定できるので、潜在的な問題を検査することができるとさえ主張している。しかし、これらの技術に共通した問題は、機械を操作する人が測定の結果に多大な影響を及ぼすということである。正確な診断を下すには、信号から雑音をとりのぞく優れた能力が必要となる。それ直が始まる状態に反して――は、結合水の偏光層によって、最大に水和されているので、柔軟で、エネルギーに満ちている」（'Institute of Science in Society' www.i-sis.org.uk/）。
リンの理論に関するさらなる情報は、彼の著書"Life at the Cell and Below-Cell Level〈1-32〉"や彼の多くの論文が掲載されているサイト（www.gilbertling.org）、エリック・アームストロング"How Cells Really Work : The Ling Hypothesis"（treelight.com/health/nutrition/how-cells-really-work-the-ling-hypothesis/）参照。

3-12　ブルース・リプトン"Biology of Belief〈1-2〉"

3-13　ブルース・リプトン：同上。エピジェネティクスと、遺伝子を調節する際タンパク質が果たす役目に関するリプトンのさらなる意見は同書参照。

3-14　W・R・アディ"A Growing Scientific Consensus on the Cell and Molecular Biology Mediating — Interactions with Environmental Electromagnetic Fields"（上野照剛編"Biological Effects of Magnetic and Electromagnetic Fields" Plenum Press）

3-15　ジェームズ L・オシュマン"Energy Medicine in Therapeutics and Human Performance〈1-29〉"。3章の主要な情報源として、この本に感謝の意をあらわしたい。

3-16　意識の（微小管と量子トンネルというプロセスを介した）量子的側面に関するもっともよく知られた理論は、ロジャー・ペンローズとスチュワート・ハメロフによるOrch-OR（統合された客観的収縮理論）である。スウェーデンの宇宙論研究者マックス・テグマークは、この理論に激しく反論したが、ハメロフは、テグマークのコメントは多数の誤った憶測に基づいていると主張している。激しい議論がやり取りされているが、この研究によって、多くの研究者が刺激を受け、意識の量子的性質の探求に真剣に乗り出している。

3-17　ロバート・O・ベッカーの神経周囲系に関する研究はジェームズ L・オシュマン"Energy Medicine in Therapeutics〈1-29〉"、"Energy Medicine: The Scientific Basis"（邦訳『エネルギー医学の原理：その科学的根拠』エンタプライズ）に説明されている。ベッカーの著書"The Body Electric: Electromagnetism and the Foundation of Life"（William Morrow）と"Cross Currents: The Perils of Electropollution, The Promise of Electromedicine"（邦訳『クロス・カレント：電磁波・複合被曝の恐怖』新森書房）はベストセラーとして人気を博し、体の電磁的性質と、電磁気に過剰にさらされることで健康に及ぶ危険を広く世に知らしめた。

3-18　免疫細胞のニューロンのような働きに関するさらなる情報は、Daniel M. Davis"Intrigue at the Immune Synapse"（サイエンティフィック・アメリカン誌 294巻 2号 2006年 2月）を参照。このセクションの引用はすべて、この記事から採用した。

3-19　セント=ジェルジ・アルベルトの研究の概観を知るには、ジェームズ L・オシュマン"Energy Medicine in Therapeutics〈1-29〉"、"Energy Medicine: The Scientific Basis〈3-17〉"参照。

3-20　K・J・ピエンタとD・S・コフィの研究に関しては、ジェームズ L・オシュマン"Energy Medicine in Therapeutics〈1-29〉"に説明されている。元の論文は、K・J・ピエンタ、D・S・コフィ"Cellular Harmonic Information Transfer Through a Tissue Tensegrity-Matrix System"（メディカル・ハイパーサシス誌 3巻 4 1991年）。

Effects, Critical Phenomena, and Qualia"（International journal of Computing Anticipatory Systems誌 13巻 2002年）参照。カール・プリブラムはホログラフィー原理を意識にあてはめた先駆者であり、現在、多くの研究者が彼の業績を引き継ぎ、発展させている。マイケル・タルボット"The Holographic Universe "（邦訳『投影された宇宙――ホログラフィック・ユニヴァースへの招待』春秋社）は、巨大なホログラムとしての宇宙について、一般読者向けに書かれた最初の本の中の1冊である。より最近の科学的考察に関しては、ヤコブ・D・ベッケンシュタイン"Information in the Holographic Universe〈1-5〉"を参照。

3-3 最近、行われた物質波（ド・ブロイ波）の実験により、古典的物理学の世界と量子物理学の世界の間に動かしがたい明確な境界線があるわけではないことが示された。マーカス・アルント他"Probing the Limits of the Quantum World〈2-15〉"でも報告されている。

3-4 マーク・ブキャナン "Beyond Reality〈1-4〉"

3-5 ディーン・ラディンの研究と、他者の研究についてのリポートに関しては、ディーン・ラディン"Entangled Minds〈2-13〉"。

3-6 ディーン・ラディン"Entangled Minds〈2-13〉"

3-7 ブルース・リプトン"Biology of Belief〈1-2〉"

3-8 フリッツ-アルバート・ポップの研究に関しては、リン・マクタガート"Field〈1-31〉"で一般人向けに説明されている。バイオフォトンや生物物理学の他の側面について専門的・科学的に知りたい場合は、メイワン・ホー、フリッツ-アルバート・ポップ、ウーリッヒ・ヴァルンケ"Bioelectrodynamics and Biocommunication"（World Scientific）、フリッツ-アルバート・ポップ、レフ・ベローゾフ共編"Integrative Biophysics: Biophotonics"（Kluwer Academic Publishers）参照。

3-9 リン・マクタガート"Field〈1-31〉"

3-10 C.チェ、W.M.ウ、M.B.リー他"Biophoton Emission from the Hands"（Journal of the Korean Physical Society誌 41巻 2号 2002年 8月）

3-11 ギルバート・リン"Life at the Cell and Below-Cell Level〈1-32〉"を評して、メイワン・ホー博士はサイトInstitute of Science in Societyで次のように書いている。

「リンによれば、細胞膜は存在するが、しかし、それは、細胞に出入りする流れの防壁ではない。あまりにも長い間、細胞は、自由溶液の中の『酵素の入れ物』に過ぎず、膜が消えれば、すぐに崩壊してしまうと信じられてきた。しかし、細胞膜はそれ自体、それが包んでいるバルク相に似た相を構成するリンゴの皮のようなものである。つまり、細胞膜の主な構成要素もたんぱく質であり、細胞質のたんぱく質と同じように振る舞い、優先的にK^+とNa^+を静止状態で結合する。膜電位は局所表面電位だが、活動電位は、結合水の放出や、Na^+とタンパク質側の鎖のカルボン酸群に結合されたKa^+の一時的交換を含む、状態の変化を反映しているに過ぎない…リンが、ATPや多くの関連水とともに、『静止』しつつ生きている状態として示した全体像は、私と同僚が細胞と組織の中に発見した液晶状態と酷似している…これは、私がリンはおおむね正しいのではないかと思う、もうひとつの理由である。生きた状態――ATPが枯渇し、死後硬下向きにスピンする。ペアとして固有の関係性を持つ粒子同士は、どんな状況下でも、お互いに対して反対でなければならないのである。だから、一つが変化すると、もう片方も変化するので、変更を引き起こすためのメッセージは必要ない(科学者は哲学者でないと誰が言ったのだろう!)。しかし、最近の実験では、量子もつれを通じて情報が伝達される可能性があることがわかってきた。たとえば、アミール・D・アクゼル"Entanglement: The Greatest Mystery in Physics"（邦訳『量子のからみあう宇宙：天才物理学者を悩ませた素粒子の奔放な振る舞い』早川書房）の中で、チャールズ・ベネットが行った実験が取り上げられている。また、Will KnightとNicola Jonesによるインターネットニュース記事"Long-Distance Quantum Teleportation Draws Closer"（ニュー・サイエンティスト誌 2003年 2月 12日）と、Michael Brooks"The Weirdest Link"（同誌 2004年 3月 27日）も参照。インターネットで検索すれば（たとえば、scholar.google.com/経由で）、量子もつれにおける情報テレポートに関する最近の実験の記事をもっと見ることができる。さらに、超心理学の研究結果も見逃せない。二人の人間の間、または一人の人間と対象物の間での量子もつれ状態と情報の伝達が実証されたのである。ディーン・ラディン"Entangled Minds: Extrasensory Experiences in a Quantum Reality"（邦訳『量子の宇宙でからみあう心たち――超能力研究最前線』徳間書店）

2-14 バッキーボールとは、バックミンスターフラーレン分子（$C_{60}F_{48}$）の略称で、1985年、ライス大学の研究者たちによって発見された。彼らは、この生体分子が測地線の形に似ているため、ジオデシックドーム（測地線ドーム）を開発した建築家のバックミンスター・フラーにちなんで名付けた。

2-15 マーカス・アルント、クラウス・ホルンベルガー、アントン・ツァイリンガー "Probing the Limits of the Quantum World"（フィジックスワールド誌 18巻 2005年 3月）

2-16 シャリアール・S・アフシャール"Sharp Complementary Wave and Particle Behaviours in the Same Welcher Wag Experiment"（Proceedings of SPIE 5866巻 2005年 7月、www.irims.org/quant-ph/030503）。アフシャールの実験の概要とその意義をわかりやすく説明したものには、Marcus Chown"Quantum Rebel"（ニュー・サイエンティスト誌 2004年 7月 24日、www.NewScientist.com/channel/fundamentals/quantum-world/mg18324575.300）がある。

2-17 デイビッド・グロス"Physics' Greatest EndEAVour Is Grinding to a Halt"（ニュー・サイエンティスト誌 2005年 12月 10日）

3章　体の中の知性

3-1 松野孝一郎、Raymond C Paton "Is There a Biology of Quantum Information?"（バイオシステムズ誌 55巻 2000年）

3-2 ホログラムは、1940年代後半、ハンガリーの物理学者デニス・ガボールによって発明された。ガボールはこの業績により、1971年にノーベル物理学賞を受賞している。意識研究におけるホログラフィーの意味に関しては、ピーター・マーサー、エドガー・ミッチェル、ウォルター・シェンプによる共著"Self-reference, the Dimensionality and Scale of Quantum Mechanical

2-6 ディーパック・チョプラが"Quantum Healing〈1-17〉" の中で述べた大胆な考えは、のちにラリー・ドッシーが言う第3世代医療と関係づけられ、ドッシーや他の開拓精神あふれる医療関係者に信奉されることとなった。チョプラがこの本で述べた大胆な考えは、ヒーリングにおける非局在性や、健康の量子的側面といったコンセプトを一般大衆に紹介するのに役立った。

2-7 量子物理学の歴史についてわかりやすく書かれた本としては、ロバート・ギルモア"Alice in Quantumland: An Allegory of Quantum Physics"（邦訳『量子の国のアリス──量子力学をめぐる不思議な物語!』オーム社）、ケネス・W・フォード"The Quantum World〈1-23〉"をお勧めする。量子論の説明や、テクノロジーから宇宙論まで多岐にわたる量子論の応用に関しては、トニー・ヘイ、パトリック・ウォーターズ"The New Quantum Universe"（邦訳『新・目で楽しむ量子力学の本──古典から量子論・量子工学・量子情報へ』丸善）をお勧めする。

2-8 スイスのジェノヴァにあるCERN（欧州原子核研究機構）の大型ハドロン衝突型加速器が、2007年に後半に稼働し始めた。この加速器や建設計画中の他の加速器が、ひも理論の一部を立証するためのエネルギーを作り出せるかもしれない。

2-9 エネルギーという観点から見ると、原子核の周りを回っている電子のような粒子は、特定のエネルギー準位、もしくは特定の量のエネルギーしかとれないということを指摘しておいたほうがいいだろう。電子が原子核の周りを回る軌道は〝電子殻（でんしかく）(shell)〟と呼ばれる。電子はある特定の殻にのみ存在するが、フォトンを放出、吸収することで、一つの殻から他の殻へと移動できる。しかし、ここでも量子は不思議だ。電子は一つのエネルギー準位（殻）から他の準位へ、その間にあるエネルギー状態や空間を横切ることがなく移動するのである。電子はある状態にあったかと思うと、別の状態にある。つまり、ある一つのポイント、エネルギー準位から消え、別のポイント、準位に再びあらわれるのである。ある最近の量子物理モデルが唱えているように、電子を粒子ではなく、フィールド（場）として考えれば、これはそう奇妙なことではない。電子の存在が許容されるエネルギー準位（殻）は、場の中の密度のようなもので、電子が現在いる場所を示しているのである。

2-10 ゴードン・ケイン"The Dawn of Physics Beyond the Standard Model"（サイエンティフィック・アメリカン誌 2006年 1月特別号 "The Frontiers of Physics"）。日本語要約「標準モデルを超えて　新しい物理学の夜明け」（日経サイエンス 2003年 9月号）

2-11 ゴードン・ケイン"The Dawn of Physics Beyond the Standard Mode〈2-10〉"

2-12 ゴードン・ケイン：同上

2-13 科学者たちは最近まで、量子もつれのシステムにおいて（意味のあるメッセージのような）情報を交換することは決してできないと考えていた。情報を交換するには、光速より早く信号を伝達しなければならず、それは自然の法則に反するからである。標準的な量子もつれ実験において、粒子はスピンのような固有の性質を通じてつながっている。一つの粒子のスピンが変われば、もつれ合っているもう片方の粒子もそれに応じて変わらなければならない。スピンのような固有の相関因子は、実際の物理的表現を持たないので、それらに影響を与えるために情報伝達を必要としない。二つのもつれ合った量子の片方が上向きにスピンしていれば、もう片方は

1-26 ケヴィン・デイヴィーズ“Cracking the Genome 〈1-18〉”

1-27 イアン・スチュアート“Nature’s Numbers: Discovering Order and Pattern in the Universe”（邦訳『自然の中に隠された数学』草思社）

1-28 ロバート・B・ラフリン“A Different Universe”（邦訳 『物理学の未来』日経BP社）。自然界における創発的、自己組織化の行動の例はスチュアート・カウフマン“At Home in the Universe: The Search for the Laws of Self-Organization and Complexity”参照（邦訳 『自己組織化と進化の論理：宇宙を貫く複雑系の法則』筑摩書房）。

1-29 ジェームズ L・オシュマン“Energy Medicine in Therapeutics and Human Performance”（邦訳『エネルギー療法と潜在能力』エンタプライズ）

1-30 生体水の量子的性質に関する考察と、それに伴う引用はロバート・マシューズ“Water：The quantum elixir”参照（ニュー・サイエンティスト誌 2006年 4月 8日号）。

1-31 水と記憶に関しては、故ジャック・バンヴェニスト博士や江本勝の研究が参考になる。バンヴェニストに比べると猛烈さに欠けるが、江本氏の研究も同じくらい興味深いものである。バンヴェニストは自身の研究に関して多くの論文を科学雑誌に発表しているが、リン・マクタガート“The Field: The Quest for the Secret Force of the Universe”（邦訳『フィールド響き合う生命・意識・宇宙』河出書房新社）に、一般人にもわかりやすく博士の研究がまとめてある。江本の研究に関しては、本人による『水は答えを知っている──その結晶にこめられたメッセージ』（サンマーク文庫）がある。ディビッド・セインによって英語にも翻訳された（“Hidden Messages in Water”Beyond Words Pub）。他にも数冊出版されている。

1-32 ギルバート・リン“Life at the Cell and Below-Cell Level”（Pacific Press）

1-33 ビル・ブライソンン“Short History of Nearly Everything 〈1-9〉”

1-34 ジョン・グリビン“Schrö dinger’s Kittens and the Search for Reality”（Little, Brown and Company）

1-35 マギー・マハール“Money-Driven Medicine : The Real Reason Health Care Costs So Much”（HarperCollins）

1-36 ギルバート・リン“Life at the Cell and Below-Cell Level 〈1-32〉”

2章 ミクロの世界とマクロの世界

2-1 フランクリン・M・ハロルド “The Way of the Cell 〈1-11〉”

2-2 ラリー・ドッシー ”Reinventing Medicine〈1-1〉”

2-3 メフメット・オズ“Healing from the Heart: A Leading Surgeon Combines Eastern and Western Traditions to Create the Medicine of the Future”（Plume）

2-4 マイケル・ウェイン“Quantum-Integral Medicine: Towards a New Science of Healing and Human Potential（iThink Books）

2-5 アミット・ゴスワミ”The Quantum Docto 〈1-3〉”

て、科学者のスティーブ・マックに尋ねて得られたもの。細胞のサイズを言葉で表現しようとすると、情報に大きな幅がある。たとえば、サイエンスウォッチの編集者クリストファー・キングは、オンライン百科事典「エンカルタ」（編注：2009年に閉鎖）の“Cell（Biology）”の項で、平均的な大きさの人間の細胞1万個が待ち針の頭におさまると言っていた。しかし、1997年のアメリカPBSテレビのインタビューで、サイエンスライターのボイス・レンズバーガーは、200個の細胞を1列に並べると、この“ｉ”という文字の点の部分におさまると言っている。

1-13 ビル・ブライソン“Short History of Nearly Everything〈1-9〉”

1-14 フランクリン・M・ハロルド“ “The Way of the Cel〈1-11〉”

1-15 P・W・アトキンズ“Molecules”（邦訳『分子と人間』東京化学同人）

1-16 P・W・アトキンズ：同上

1-17 ディーパック・チョプラ“Quantum Healing”（邦訳『クォンタム・ヒーリング——心身医学の最前線を探る』春秋社）

1-18 ケヴィン・デイヴィーズ“Cracking the Genome: Inside the Race to Unlock Human DNA”（邦訳『ゲノムを支配する者は誰か：クレイグ・ベンターとヒトゲノム解読競争』日本経済新聞社）

1-19 言語学理論がどのようにジャンクDNAの研究に適用されてきたかについては、F. Flam“Hints of a Language in Junk DNA”（サイエンス誌 266巻 5189号 1994年 11月 25日）

1-20 結腸がんに関する統計は、デイヴィッド・E・ダンカン“Gene Test Report Card”（ディスカバー誌 2005年 10月）より引用。

1-21 アメリカ国立衛生研究所ナショナル・ゲノム・プロジェクト

1-22 ケヴィン・デイヴィーズ“Cracking the Genome〈1-18〉”。がんと双子の研究はもともとニューイングランド・ジャーナル・オブ・メディシン誌で報告されたもの。

1-23 ケネス・W・フォード“The Quantum World: Quantum Physics for Everyone”（邦訳『不思議な量子：奇妙なルールと粒子たち』日本評論社）

1-24 典型的な原子の大きさは、約 10^{-8}センチメートルということで、大方の意見が一致している。しかし、科学者たちはまだ、原子や基本的な量子粒子の大きさを正確には測定していないことを指摘しておく。原子に関する問題は、いろいろな種類があるので大きさが微妙に違うということ、さらに重大なのは、どの原子にも正式な境界線がないということである。基本粒子（たとえば電子）など量子物体に関する問題は、決して直接計測できないということである。その特性や性質はすべて、さまざまなテストや実験による間接的な測定値から推測される。科学、特に物理学において、ほとんどの量はメートル法を使い、標準的な科学的表記法で記される。1センチメートルは約 0.39インチ、3分の 1インチ強で、1メートルは約 3.28フィートである。上付きの数字は、数値を書き出すときの（0の数）、10のべき指数を示す。たとえば、1000は 10^3と書き記すことができる。10億は 10^9である。1未満の非常に小さい数の場合、上付き数字は負の数になり、0の数というよりは、小数点以下の桁を示す。（10^{-8}は 0.00000001と書き記される。編注：10億分の1）

1-25 ケネス・W・フォード“The Quantum World〈1-23〉”

注釈

・日本語版にあたり、同じ文献が複数ある場合は初出の注番号を〈　〉に記載し、邦訳書籍が確認できたものは書名を掲載しました。なお参考文献内のページ数は省略しました。
・URLは、2023年 9月最終確認

1章　体という宇宙

1-1 この多発性硬化症に関するエピソードは、ラリー・ドッシー "Reinventing Medicine: Beyond Mind-Body to a New Era of Healing" (HarperSanFrancisco)参照。

1-2 脳物質が減少した学生の事例は、水頭症の患者に関するイギリスの神経学者ジョン・ローバーの研究として、多くのサイトやブルース・リプトン"The Biology of Belief: Unleashing the Power of Consciousness, Matter and Miracles" (邦訳『「思考」のすごい力』PHP研究所) でとりあげられている。

1-3 全身性エリテマトーデスの少女の事例は、アミット・ゴスワミ"The Quantum Doctor : A Physicist's Guide to Health and Healing" (Hampton Roads)参照。

1-4 マーク・ブキャナン "Beyond Reality: Watching Information at Play in the Quantum World Is Throwing Physicists into a Flat Spin"(ニュー・サイエンティスト誌 1998年3月14日号)

1-5 ヤコブ・D・ベッケンシュタイン"Information in the Holographic Universe" (サイエンティフィック・アメリカン誌 2007年 4月特別号)

1-6 情報に関するツァイリンガーのコメントについては、ブキャナン"Beyond Reality 〈1-4〉"を参照。

1-7 システムと非システムの概念に関するもっと詳しい情報は、ゲイリー・シュワルツとリンダ・ルセック"The Living Energy Universe" (Hampton Roads) 参照。彼らの理論によると、宇宙全体はもちろんのこと、その他の多くの自然なシステムにも記憶が内在している。

1-8 シンクの入門書としては、スティーヴン・ストロガッツ"Sync: The Emerging Science of Spontaneous Order" (邦訳『SYNC: なぜ自然はシンクロしたがるのか』早川書房)参照。

1-9 ビル・ブライソン"A Short History of Nearly Everything" (邦訳『人類が知っていることすべての短い歴史(上下巻)』新潮文庫) 参照。もちろん実際の体の中の細胞の数を正しく知ることはできない。また、総数を推定するための方法によって違う結果が出る。50兆から 100兆の間というのが生物学者たちの一致した見方である。

1-10 1兆秒(10^{12}秒)を普通の時間で計算。1年を 60秒× 60分× 24時間 × 365.25日で 3.16 × 10^7秒とすると、1兆秒は 10^{12}秒÷(3.16× 10^7秒) で 3万 1546年。(編注:数値は原書のまま。1年を 365.25日で単純計算すると 3万 1688年)

1-11 体に関するさまざまなエピソードは、ビル・ブライソン"Short History of Nearly Everything 〈1-9〉"、E.P.ウィドマイアー "The Stuff of Life: Profiles of the Molecules That Make Us Tick" (Henry Holt & Company)、フランクリン・M・ハロルド "The Way of the Cell: Molecules, Organisms and the Order of Life (Oxford University Press) 参照。

1-12 約 2.5センチメートル(1インチ)のスペースに何個の細胞がおさまるかという例は、共著者のジョアン・パリーシー・ウィルコックスが、MadSci network (www.madsci.org) というサイトを通し

◆監　修

寺岡 里紗　Risa Teraoka

大阪芸術大学卒。エネルギー医学インスティテュート代表理事。意識情報フィールド研究所代表理事。NES 認定トレーナー、TimeWaver 認定トレーナー。次世代の医療、ヘルスケア、ヒーリングなどあらゆる領域の基本概念となる「エネルギーと情報」をベースとした「インフォメーショナル・メディスン（情報医学）」を日本に初めて紹介し、その啓蒙活動を行う。現代のテクノロジーを駆使したエネルギー測定器やヒーリングマシン、エネルギー医学、情報医学の正しい知識の普及と教育を目指して、セミナー開催など活動中。著書『TimeWaver』（ヒカルランド）、翻訳監修『レゾナンス・エフェクト』（ナチュラルスピリット）

【関連サイト】

◎ドキュメンタリー映画「The Living Matrix」

https://www.neshealth.com/the-living-matrix

中国伝統医学（TCM）からNESまでさまざまな伝統やヒーリングを取り上げ、補完医療ケアを探求する旅路へと誘う映画。生物学者たちが直面しているミステリー、がんの自然寛解の例などにみられる体の自己治癒能力、体の中の知性に関する理論について学ぶことができ、21 世紀の医療が生化学を超えて、健康の生体エネルギー的・量子的側面に働きかけていくべきか、代替療法最前線の科学者や理想家たちが議論を広げている。（日本語版 DVD「リビング・マトリックス」日本コロムビア）

◎カリフォルニア大学の情報レメディに関する研究論文

https://www.neshealth.com/2022-university-research

◎NES Health 日本総代理店

https://www.neshealth.jp

個別相談会申し込み、NES Health ご購入ガイドを掲載。上記研究論文日本語版の問い合わせも受付。㈱カウデザイン

◎ 一般社団法人　CIF 意識情報フィールド研究所

https://cif-institute.org/

NES 認定セラピストを紹介。

◎一般社団法人　エネルギー医学インスティテュート

https://energymedicine-japan.com/

エネルギー医学の日本での普及を目指す教育プロジェクト

◎厚生労働省「個人輸入において注意すべき医薬品等について」

https://www.mhlw.go.jp/topics/bukyoku/iyaku/kojinyunyu/050609-1.html

◆著　者……………………………………………………………

ピーター・フレーザー　Peter H. Fraser
オーストラリアの生物物理学者。メルボルン大学卒。1982年からヒューマン・ボディフィールド（HBF）エネルギー学を研究。イギリスの国際東洋医学大学（ICOM）でトレーニングし、オーストラリアのビクトリア大学で初の正式な鍼治療の学位取得コースを創設。

ハリー・マッシー　Harry Massey
イギリスの実業家。命にかかわるほどの慢性疲労症候群（CFS）の症状に苦しんだ後、2001年、フレーザーとともにNutri-Energetics Systems, Ltd（NES社）を設立。映画「The Living Matrix」プロデューサー。

ジョアン・パリーシー・ウィルコックス　Joan Parisi Wilcox
フレーザーの研究アシスタント。ペルーのスピリチュアリティーを研究。著書『Ayahusca』(Park Street Press)、『Masters of the Living Energy』(Inner Traditions)

イラスト：メリッサ・ジェームズ、8章のみスティーヴン・ルハール

*

NES Health社
https://www.neshealth.com
アメリカ合衆国フロリダ州タンパ。NESプラクティショナーと一般クライアントの両者に向けて、NESプロフェッショナル・システム（現在はBioEnergetix WellNES〈BWS〉システム）やNES理論、インフォシューティカルについて、統括的な情報を提供。

◆訳　者……………………………………………………………

高橋 たまみ　Tamami Takahashi
大学卒業後、さまざまな職業を経るうちに非二元の教えと出会い、現在は翻訳家として活動中。アメリカにて、自然と共生し、持続可能なライフスタイルを目指している。訳書に『今、目覚める』『自己なき自己 ── ラマカント・マハラジとの対話』（ナチュラルスピリット）など。

ヒューマン・ボディフィールドを解読する

●

2024年2月25日　初版発行

著者／ピーター・フレーザー、ハリー・マッシー
協力／ジョアン・パリーシー・ウィルコックス

監修／寺岡里紗
訳者／高橋たまみ

装幀／山添創平
編集・DTP／来馬里美

発行者／今井博揮
発行所／株式会社 ナチュラルスピリット
〒101-0051 東京都千代田区神田神保町3-2 高橋ビル2階
TEL 03-6450-5938　FAX 03-6450-5978
info@naturalspirit.co.jp
https://www.naturalspirit.co.jp/

印刷所／シナノ印刷株式会社

ISBN978-4-86451-467-5 C0011